Dem Schlaganfall und Herzinfarkt

keine Chance geben!

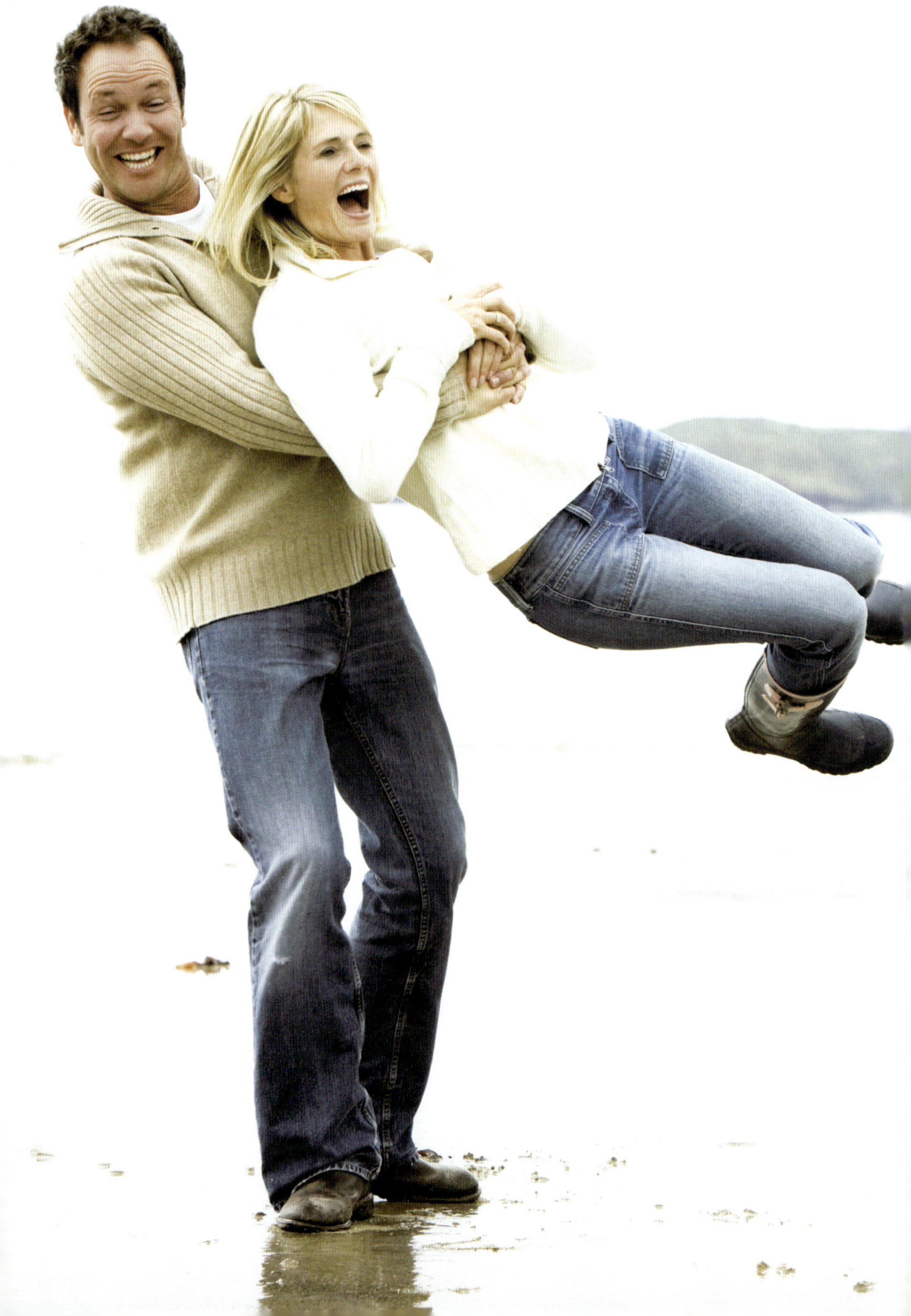

Dem Schlaganfall und Herzinfarkt

keine Chance geben!

Impressum

Titel der englischen Originalausgabe *Conquering Heart Attack & Stroke*

Deutsche Ausgabe
Übersetzung: Birgit Roberts, Hildegard Rudolph, Sabine Tessloff
Fachberater: Dr. Frank-Udo Piechotta-Flemming, Thorsten Dargatz
Producing: AFR text edition, Hamburg

Reader's Digest
Redaktion: Stephanie Winterkorn
Grafik: Gabriele Stammer-Nowack
Bildredaktion: Christina Horut
Prepress: Andreas Engländer

Redaktionsdirektorin: Suzanne Koranyi-Esser
Redaktionsleiterin: Dr. Renate Mangold
Art Director: Susanne Hauser

Produktion
arvato print management: Thomas Kurz
Druckvorstufe: FMG Print

Druck und Binden
Mohn Media, Gütersloh

Die in diesem Buch enthaltenen medizinischen Informationen sind kein Ersatz für eine ärztliche Diagnose und Behandlung. Der Verlag empfiehlt allen Patienten mit Krankheits- bzw. Schmerzsymptomen, sich an einen Arzt zu wenden. Das vorliegende Buch ist sorgfältig erarbeitet worden. Dennoch erfolgen alle Angaben ohne Gewähr. Weder Autoren noch Verlag übernehmen eine Haftung für eventuelle Nachteile oder Schäden, die aus den im Buch enthaltenen praktischen Hinweisen resultieren.

UK 2538/IC

Printed in Germany

ISBN 978-3-89915-777-2

Besuchen Sie uns im Iternet: www.readersdigest.de | www.readersdigest.ch | www.readersdigest.at

Über dieses Buch

Wenn Sie diese Seite lesen, haben Sie bereits den ersten Schritt getan, um sich vor Herzinfarkt und Schlaganfall zu schützen. In *Dem Schlaganfall und Herzinfarkt keine Chance geben!* finden Sie alle Informationen, die Sie brauchen, um zu verstehen, wie Herz-Kreislauf-Krankheiten entstehen und was man zur Vorbeugung tun kann. Sie lernen, Ihr eigenes Risiko und das Ihrer Lieben einzuschätzen; nur wenn man die Risiken kennt, kann man ihnen auch wirksam begegnen.

Dieses Buch wird Ihnen helfen, einfach durchzuführende Maßnahmen zum Schutz von Herz und Gehirn in Ihren Tagesablauf zu integrieren. Sie werden verstehen, weshalb Frühstücken, Lachen, Sonnenschein, dunkle Schokolade, Freundschaft und Rotwein zum Rezept für ein langes, gesundes Leben gehören. An Ihnen liegt es zu entscheiden, welche Maßnahmen am besten zu Ihnen passen – dann werden Sie motiviert sein durchzuhalten. Das ist nicht allzu schwer, weil der Aktionsplan einfach durchzuführen ist und noch dazu Spaß macht.

Wenn Sie gern blättern, werden Sie feststellen, dass jedes Kapitel dieses Buches in sich abgeschlossen ist. Sie können überall dort einsteigen, wo Sie sich schnell über ein Thema, das Sie besonders interessiert, informieren möchten – die Symptome eines Schlaganfalls, die beste Art abzunehmen, Ihre persönlichen Risikofaktoren oder eine herzgesunde Ernährung. Doch auch wenn jedes Kapitel für sich steht – in ihrer Gesamtheit ergeben sie einen Aktionsplan, den Sie auf Ihre eigenen Bedürfnisse zuschneiden können.

Kapitel 1 vermittelt Ihnen das nötige Hintergrundwissen rund um Herzinfarkt und Schlaganfall: Was eine Schädigung der Arterien ist, die den meisten Herzinfarkten und Schlaganfällen vorausgeht, und welche Risikofaktoren es gibt. In Kapitel 2 lesen Sie, wie ein Herzinfarkt oder Schlaganfall abläuft und vor allem, was dann zu tun ist. Die Wirklichkeit ist oft ganz anders, als man es aus dem Fernsehen oder Kino kennt. Es ist schon erstaunlich, wie viele Menschen einen Herzinfarkt oder Schlaganfall nicht erkennen. In diesen Fällen geht wertvolle Zeit verloren, die nötig ist, um Leben zu retten. In Kapitel 3 werden Sie aufgefordert, eine umfassende Selbsteinschätzung vorzunehmen. Dort lernen Sie die Faktoren kennen, die Ihr individuelles Risiko beeinflussen, und sehen, gegen welche Gefahren Sie sich wappnen müssen. Kapitel 4 hilft Ihnen, sich Ihren persönlichen Plan zum Umgang mit diesen Risiken zu entwickeln.

Die folgenden Kapitel legen ihre Schwerpunkte auf Themen wie Ernährung, Körpergewicht, Bewegung, persönliches Umfeld und psychologische Faktoren. Aufgrund Ihrer Selbsteinschätzung werden Sie wissen, welche davon für Sie am wichtigsten sind, und sich vielleicht zunächst mit diesen beschäftigen. Aber lesen Sie danach alle Kapitel, denn die Summe der Informationen wird Sie in die Lage versetzen, sich ein maßgeschneidertes Programm zu erarbeiten, mit dem Sie sich optimal gegen Herzinfarkt und Schlaganfall wappnen können. Im letzten Kapitel erfahren Sie, wie es gelingt, auf Dauer motiviert und bei der Stange zu bleiben, damit Sie ein langes, gesundes Leben genießen können.

Inhalt

Einleitung

Wie gefährlich ein Schlaganfall oder ein Herzinfarkt ist, braucht man wohl niemandem zu sagen. Aber erstaunlich wenigen Menschen ist bewusst, dass sich die Gefahr weitgehend bannen lässt: Laut Weltgesundheitsorganisation (WHO) der UNO könnten mindestens 80 Prozent der vorzeitigen Todesfälle aufgrund von Schlaganfällen und Herzinfarkten mit einfachen Maßnahmen wie einer gesunden Ernährung, regelmäßiger körperlicher Betätigung und Verzicht auf Rauchen verhindert werden. Bei den Erstinfarkten sind es sogar 90 Prozent, die sich mit einem veränderten Lebensstil verhindern ließen, stellte die mit 15 000 Probanden aus 52 Ländern durchgeführte Interheart-Studie fest.

In *Dem Schlaganfall und Herzinfarkt keine Chance geben!* erfahren Sie nun, wie Sie Ihr persönliches Risiko deutlich senken können. Ein Schlaganfall oder ein Herzinfarkt ist meist Folge einer Herz-Kreislauf-Erkrankung, also von Schäden an den empfindlichen Innenwänden der Arterien – das sind die Gefäße, durch die sauerstoff- und nährstoffreiches Blut zu allen Organen, Geweben und Zellen im Körper transportiert wird. Die Gesunderhaltung des Blutgefäßsystems steht also an erster Stelle, wenn man einem Schlaganfall oder Herzinfarkt vorbeugen will.

Für ein gesundes Gefäßsystem ist es entscheidend, Probleme wie Übergewicht, Bluthochdruck und Diabetes Typ 2 in den Griff zu bekommen, die Hauptrisikofaktoren für einen Schlaganfall oder einen Herzinfarkt. Es wird Sie vielleicht überraschen, doch der Aktionsplan von *Dem Schlaganfall und Herzinfarkt keine Chance geben!* kann Sie auch noch vor anderen Risiken schützen: Mit den vorgeschlagenen Maßnahmen hilft er Ihnen, Krankheiten wie Arthritis, Depressionen, Osteoporose und sogar Krebs vorzubeugen und bis ins Alter Sehkraft, Gehör und Zähne zu erhalten. Sie werden außerdem erfahren, wie man sich seine Kraft, Beweglichkeit und Unabhängigkeit bewahrt.

SCHUTZ VOR ZIVILISATIONSKRANKHEITEN

Kardiovaskuläre Erkrankungen gehören zu den gefährlichsten Zivilisationskrankheiten, doch die gleichen Risikofaktoren, die Schlaganfälle und Herzinfarkte verursachen können, liegen auch zahlreichen anderen Erkrankungen wie Diabetes Typ 2 zugrunde. Immer häufiger erklären Wissenschaftler, dass die Ursachen in unserer Lebensweise zu suchen sind. Die hier beschriebenen Strategien zielen genau auf diese Ursachen ab und bieten Ihnen deshalb Schutz. Wenn Sie die schädliche Rolle verstehen, die westliche Ernährung, Bewegungsmangel, Stress und ähnliche Faktoren spielen – alles Dinge, die jeder in seiner Lebensführung ändern kann –, wird der Aktionsplan dieses Buches entscheidend dazu beitragen, dass Ihr Leben gesünder verläuft. Studienergebnisse belegen, dass Menschen, die die hier dargelegten Strategien befolgen, mit geringerer Wahrscheinlichkeit vorzeitig sterben, sei es an einer Herzkrankheit, einem Schlaganfall oder einer anderen Ursache.

WERDEN SIE AKTIV FÜR IHRE GESUNDHEIT

Vielleicht hat Ihr Arzt Ihnen gesagt, dass Sie zu hohen Blutdruck oder einen zu hohen Cholesterinwert haben, und vielleicht hat bereits ein Verwandter einen Herzinfarkt oder einen Schlaganfall erlitten. In einem solchen Fall sind Sie gefährdeter als mancher andere, vor allem, wenn Ihre Lebensführung nicht gut für Ihre Gesundheit ist. Dieses Buch versetzt Sie nun in die Lage, Verantwortung für Ihr Wohlbefinden zu übernehmen, und es ermutigt Sie, etwas für Ihre Gesundheit zu tun. Man kann selbst schweren Krankheitsereignissen wie einem Schlaganfall und einem Herzinfarkt vorbeugen! Wie das möglich ist, erfahren Sie in diesem Buch. Hier erhalten Sie alle Informationen und Ratschläge, die nötig sind, um eine umfassende Strategie zu entwickeln. Auch wenn Sie den Eindruck haben, dass einiges nicht leicht zu verwirklichen ist – z. B. Übergewicht zu verlieren, um den Blutdruck zu senken –, gibt es doch eine Vielzahl von Tipps, Tricks und Vorschlägen, die Ihnen helfen, nicht aufzugeben und Ihre Ziele zu erreichen.

WARNZEICHEN ERKENNEN UND RICHTIG HANDELN

Genauso wichtig wie die Vorbeugung ist das richtige Reagieren, wenn Gefahr im Verzuge ist. Erkennen Sie die Warnzeichen, um das Risiko für die eigene Person und die Ihnen nahestehenden Menschen richtig einzuschätzen. Sehr oft kündigt sich ein Schlaganfall oder ein Herzinfarkt zuvor an, und bereits bei den ersten Symptomen heißt es: handeln! Was im Ernstfall zu tun ist, erfahren Sie in diesem Buch. Lesen Sie auch die bewegenden und ermutigenden Berichte von Menschen, die einen Herzinfarkt oder Schlaganfall überstanden oder durch entschlossenes Eingreifen ein Leben gerettet haben.

Der Aktionsplan in diesem Buch zeigt Ihnen, wie Sie sich selbst helfen können, und zwar nicht nur durch Änderungen in Ihrer Lebensweise. Zur Vorbeugung gehören auch medizinische Maßnahmen. Lassen Sie sich deshalb über die neuesten Tests, medikamentösen Behandlungen und operativen Eingriffe detailliert aufklären.

EIN BUCH GEGEN DIE ANGST

Die Medien bombardieren uns unablässig mit Nachrichten über Gesundheitsthemen. Fernsehen, Zeitungen, das Internet – sie alle sind vollgepackt mit medizinischen Erkenntnissen, Statistiken und Ratschlägen. Das Problem ist, dass meist düster, pessimistisch oder negativ berichtet wird, wenn es um Herz-Kreislauf-Erkrankungen geht. Wir sind alle zu dick, unsere Leibgerichte sind potenziell giftig, Krankheiten wie Diabetes greifen um sich, Herzinfarkte töten, Schlaganfälle führen zu dauerhaften Behinderungen. Alles mögliche soll man aufgeben, stattdessen mehr Ballaststoffe essen und Sport treiben … Es ist deprimierend! Der Gedanke, dass man auch ohne übermenschliche Anstrengungen und ständige Selbstverleugnung etwas gegen die Gefahren von Herz-Kreislauf-Erkrankungen tun kann, kommt in der täglichen Berichterstattung viel zu kurz. Doch Sie werden sehen, dass der Schutz Ihrer Gesundheit einen derartigen Aufwand gar nicht erfordert. Dieses Buch preist nicht die neueste Modediät an, predigt keinen Fitnesswahn oder lobt die gerade aktuellen Wunderkräuter. Vielmehr umfasst die Beratung das weite Feld dessen, was die Fachwelt mittlerweile über kardiovaskuläre Krankheiten weiß, und alle Informationen sind mit medizinischen Fakten und wissenschaftlichen Studien belegt. Hier finden Sie all die wichtigen Details, die Ihr Arzt Ihnen erklären würde, hätte er den ganzen Tag für Sie Zeit. Sie werden erfahren, welche hochmodernen Geräte Spezialisten einsetzen und wie heutzutage die Medizin Ihre Gesundungs- und Überlebenschancen enorm erhöhen kann.

In *Dem Schlaganfall und Herzinfarkt keine Chance geben!* stehen Sie im Mittelpunkt. Der Gedanke, einen Herzinfarkt oder einen Schlaganfall zu erleiden, ist für jeden von uns beängstigend. Deshalb setzt sich dieses Buch zum Ziel, Erklärungen und Informationen zu liefern und Lösungen vorzuschlagen, denn Aufklärung ist das beste Mittel gegen Angst. Die klare Botschaft ist, dass kardiovaskuläre Krankheiten keine zwingende Folge des Älterwerdens sind: Sie lassen sich vermeiden, wenn man die wichtigsten Ursachen kennt und bekämpft. Es nie zu spät, Veränderungen vorzunehmen.

Natürlich gibt es bestimmte Risikofaktoren, die Sie nicht beeinflussen können – Geschlecht, Gene und Familiengeschichte zum Beispiel. Und doch können Sie eine Menge tun. Sollten schlechte Gewohnheiten in der Vergangenheit Schaden an Ihrer Gesundheit angerichtet haben, so zeigt die Forschung, dass sich ein Großteil davon wieder gutmachen lässt, unabhängig vom Alter oder dem derzeitigen Gesundheitszustand. Wie kann man dies erreichen? Vermutlich wissen Sie, dass eine gute Ernährung, eine aktive Lebensführung und der Verzicht auf Nikotin von entscheidender Wichtigkeit für die Gesundheit sind. Das Buch predigt nicht, es arbeitet nicht mit Verboten, sondern mit positiven Anreizen. Es rät Ihnen nicht, sich von braunem Reis und Salat zu ernähren, jede Woche Stunden im Fitnessstudio zu verbringen (es sei denn, Sie wollen es) und nur noch Wasser zu trinken. Aber es legt Ihnen beispielsweise klipp und klar dar, welche gesundheitlichen Vorteile es bringt, wenn Sie mit dem Rauchen aufhören, und zwar vom ersten Tag an. Und es zeigt Ihnen, dass der wahre Erfolg mit einer positiven Grundeinstellung zum Leben erzielt werden kann.

DER SCHLÜSSEL ZUM ERFOLG: FREUDE AM LEBEN

Sie werden entdecken, dass ein gesundes Leben eine Menge Spaß bringen kann. Sie werden verstehen, wieso ein Glas Rotwein zum Abendessen und ein Stück leckere dunkle Schokolade hinterher ein vernünftiger Teil Ihres Aktionsplans sein können. Sie werden lesen, welchen positiven Einfluss Freunde auf Ihre Herzgesundheit haben und warum es so wichtig ist, Kalorien bei Tätigkeiten zu verbrennen, die Freude bereiten, ob beim Singen, Gärtnern oder Schwimmen. Außerdem werden Sie erfahren, wie gut es für Ihre Gesundheit ist, wenn Sie sich eine Komödie ansehen, mit Freunden plaudern oder entspannt in der Sonne sitzen.

Die Botschaft lautet: Sie können jedes Risiko mindern, wenn Sie sich um Ihre Gesundheit auf eine Weise kümmern, die zu Ihrer Person passt. Nur wenn Sie sich mit Ihrer neuen Lebensweise wohlfühlen, werden Sie auch Erfolg haben. Deshalb legt dieses Buch sehr viel Wert darauf, Ihnen zu zeigen, wie man ein maßgeschneidertes Programm für sich selbst erstellt. Es geht darum, das Leben zu genießen, und um die Erkenntnis, dass Sie selbst sich am besten vor Krankheit, Behinderung und vorzeitigem Tod schützen können – während Sie gleichzeitig alles, was die moderne Medizin uns Gutes tun kann, optimal nutzen. Und schließlich haben die Ratschläge in diesem Buch nicht nur das Ziel, Ihnen zu helfen, Krankheiten zu vermeiden und das Leben zu verlängern, sondern sie sollen Ihnen auch Wege aufzeigen, all die gewonnenen gesunden Jahre so heiter wie nur irgend möglich zu verbringen. Also: „Dem Leben nicht nur zusätzliche Jahre geben, sondern den Jahren auch zusätzliches Leben."

Die Redaktion

Aktionsplan SCHRITT 1

Ein Herzinfarkt oder ein Schlaganfall können fast jeden treffen. Doch es gibt eine gute Nachricht: Die meisten Ursachen lassen sich durch gezielte Vorbeugung vermeiden.

In Schritt 1 erfahren Sie, wie es zu den beiden Krankheitsereignissen kommt und wie Sie sich mit etwas Wissen und einigen einfachen Strategien vor den Risiken schützen können.

Den Gegner kennenlernen

Jedes Jahr erleiden Hunderttausende Deutsche einen Herzinfarkt oder einen Schlaganfall. Solche Ereignisse scheinen zwar ohne Vorwarnung einzutreten, sind aber in fast allen Fällen die Folge bereits vorhandener Funktionsstörungen und – wie Sie sehen werden – nicht unvermeidlich, wenn man rechtzeitig vorbeugt oder behandelt.

Kardiovaskuläre Erkrankungen lautet die medizinische Bezeichnung für gesundheitliche Störungen, die das Herz und die Blutgefäße betreffen und die Durchblutung so schwer beeinträchtigen können, dass ein Herzinfarkt oder ein Schlaganfall eintritt. Das Blut fließt ununterbrochen durch den Körper und bringt Billionen Zellen Sauerstoff und Nährstoffe. Im Zentrum dieses wunderbaren Systems liegt das Herz, eine Pumpe, die das Blut durch ein 100 000 Kilometer großes Netzwerk von Blutgefäßen treibt. Selbst wenn Sie ruhen, werden die fünf Liter Blut, die sich in Ihren Gefäßen befinden, einmal pro Minute durch Ihren Körper transportiert.

Aber was passiert, wenn etwas den Blutkreislauf unterbricht? Die Folgen können dramatisch sein, weil lebenswichtige Organe nicht mehr mit Sauerstoff versorgt werden. Der in diesem Buch beschriebene Aktionsplan hilft Ihnen, Risiken entgegenzuwirken, Ihre Gesundheit zu verbessern und Ihre Chancen auf ein langes, aktives und glückliches Leben zu steigern.

TYPISCHE RISIKOFAKTOREN

Viele Faktoren tragen zur Entstehung kardiovaskulärer Erkrankungen bei. Einige, wie Rauchen, Bluthochdruck, Bewegungsmangel und Übergewicht, sind bekannt. Man sollte sich aber auch bewusst sein, dass Stress einen Herzinfarkt oder einen Schlaganfall begünstigen kann, dass Diabetiker ein höheres Risiko tragen oder dass erhöhte Cholesterinwerte im Blut die Arterien verhärten können. Sie verengen sich, sodass einem Herzinfarkt oder einem Schlaganfall Vorschub geleistet wird.

Fragen & Antworten

Mein Onkel hatte mit 50 einen Herzinfarkt. Bin auch ich gefährdet?

Herzkrankheiten in der Familie erhöhen Ihr Risiko statistisch. Je näher der Verwandte, desto höher das Risiko. Erzählen Sie Ihrem Arzt von der familiären Vorbelastung, und lassen Sie regelmäßig Cholesterinwerte und Blutdruck messen. Nutzen Sie die Informationen in diesem Buch. Ihre Veranlagung können Sie nicht ändern, aber ein gesunder Lebensstil wird Ihr Risiko deutlich reduzieren.

NEUE GEFAHREN

Es gibt weitere Faktoren, die mit kardiovaskulären Erkrankungen zusammenhängen und die medizinische Studien erst in den letzten Jahren aufgedeckt haben. Übermäßig viel Bauchfett hat sich als ernstzunehmender Risikofaktor herausgestellt. Auch Schnarchen und Entzündungen des Zahnfleisches gelten als Risiko. Dieses Buch bietet eine Fülle von Ratschlägen, wie diese Faktoren einzuschätzen und zu behandeln sind, sowie jede Menge Tipps, um dauerhafte Veränderungen vorzunehmen, die Sie Ihr Leben lang schützen werden.

ERGREIFEN SIE DIE INITIATIVE

Wenn Sie sich nicht krank fühlen, können Sie sich kaum vorstellen, dass auch Sie in Gefahr sein könnten. Das gilt umso mehr, je jünger Sie sind. Ärzte in Israel haben dies nachgewiesen, als sie die Gesundheitsdaten von mehr als 41 000 jungen Leuten aufnahmen. Zwar wusste jeder Zehnte, dass er familiär vorbelastet war. Dennoch waren die betroffenen Personen nicht eher bereit, Sport zu treiben oder mit dem Rauchen aufzuhören, als diejenigen ohne genetisches Risiko. Obendrein waren sie eher übergewichtig und hatten Störungen wie Bluthochdruck und hohe Blutzuckerwerte.

Die Informationen in diesem Buch werden Ihnen einen entscheidenden taktischen Vorteil bringen. Sie werden sehen, dass Sie viel tun können, um sich selbst zu helfen. Wenn Sie einen Risikofaktor entdecken, z. B. Bluthochdruck, erfahren Sie hier, wie Sie Ihr tägliches Leben ausrichten können, um den aus Bluthochdruck resultierenden Gefahren vorzubeugen.

SIE SIND NICHT ALLEIN

Fast jeden kann es treffen. Doch die meisten von uns können etwas unternehmen, um ihr persönliches Krankheitsrisiko zu senken. Da Wissenschaftler immer mehr über die Entstehung von kardiovaskulären

Weiter auf Seite 16

Wunderbares Transportsystem

Tausende Kilometer legt Ihr Blut auf dem Weg durch Ihren Körper zurück und transportiert dabei Sauerstoff und Nährstoffe. Das Herz spielt dabei eine zentrale Rolle: Es pumpt sauerstoffreiches Blut, das es von der Lunge erhält, in die Arterien, die es an Billionen Zellen verteilen. Außerdem transportiert es „verbrauchtes" Blut durch die Venen zur Lunge zurück, damit es erneut Sauerstoff aufnimmt. Je freier die Arterien, desto besser arbeitet das System.

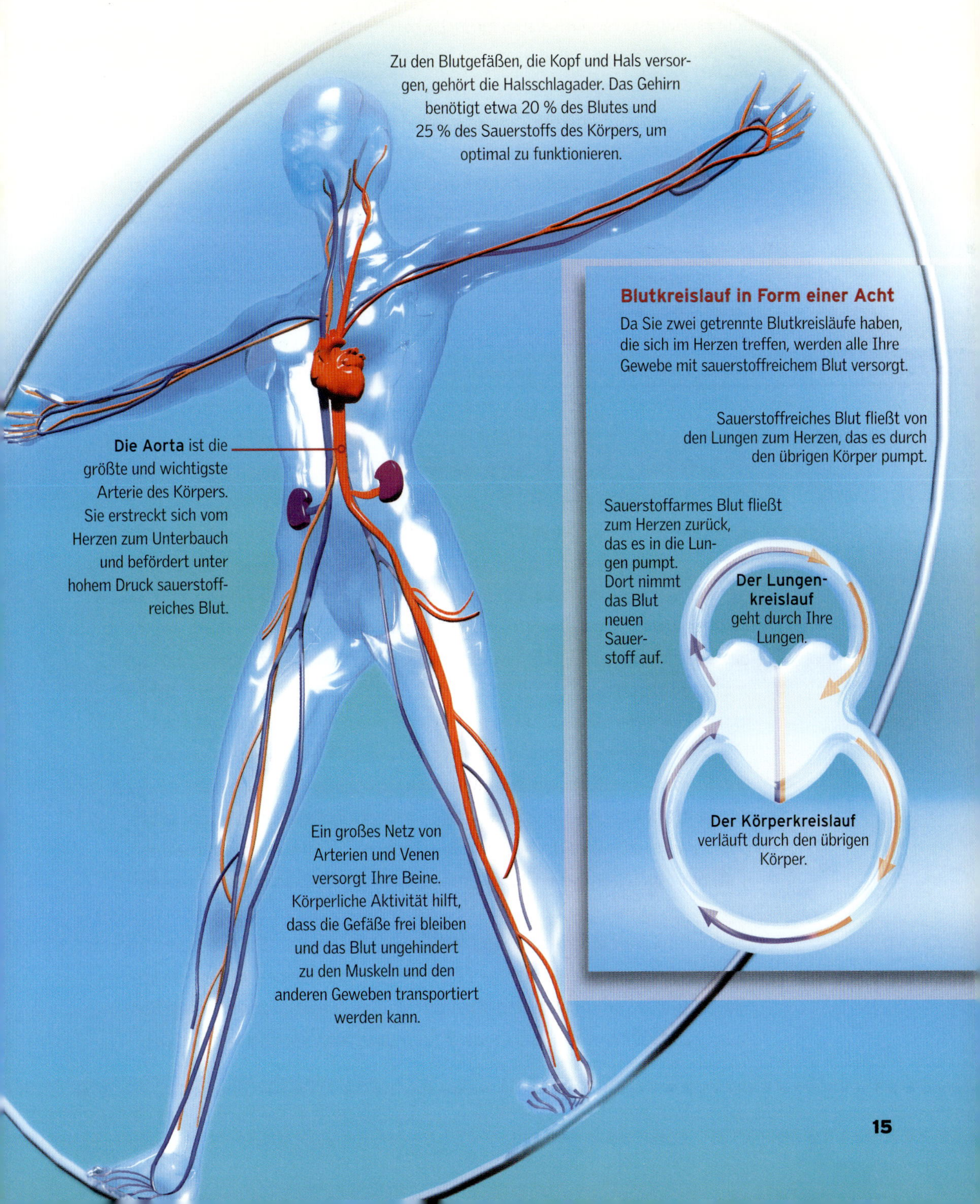

Blutkreislauf in Form einer Acht

Da Sie zwei getrennte Blutkreisläufe haben, die sich im Herzen treffen, werden alle Ihre Gewebe mit sauerstoffreichem Blut versorgt.

Sauerstoffreiches Blut fließt von den Lungen zum Herzen, das es durch den übrigen Körper pumpt.

Sauerstoffarmes Blut fließt zum Herzen zurück, das es in die Lungen pumpt. Dort nimmt das Blut neuen Sauerstoff auf.

Erkrankungen wissen, ist inzwischen klar: Die Art, wie Sie leben, spielt eine wichtige Rolle. Dieses Buch gibt Ihnen Methoden an die Hand, mit denen Sie das Risiko nicht nur reduzieren, sondern auch manche der Schäden, die bereits in Ihren Arterien aufgetreten sind, rückgängig machen können.

AUF DEN LEBENSSTIL KOMMT ES AN

Die medizinische Forschung verweist darauf, dass der Lebensstil eine große Rolle spielt, wenn es darum geht festzustellen, mit welcher Wahrscheinlichkeit ein Mensch eine Herzkrankheit entwickeln wird. Das heißt nicht, dass Sie auf all die Freuden, die das Leben lebenswert machen, verzichten müssen. Es gibt viele kleine Veränderungen, mit deren Hilfe Sie Ihre kardiovaskuläre Gesundheit deutlich verbessern können.

Sie werden feststellen, dass Genüsse wie der Verzehr von Rotwein oder dunkler Schokolade, eine Massage oder mit Freunden zu lachen im Abwehrkampf helfen können. *Dem Schlaganfall und Herzinfarkt keine Chance geben!* will zeigen, wie Sie diese genussvollen Abwehrstrategien in ihr Leben integrieren können. Zugleich verbessern Sie Ihre Gesundheit allgemein.

Was verursacht das Problem?

Um Ihr Herzinfarkt- oder Schlaganfallrisiko zu senken, lohnt es sich zu verstehen, wie und warum es zu einer kardiovaskulären Erkrankung kommt. Sie beginnt mit winzigen Veränderungen in den Arterienwänden. Dabei werden Blutfette – die sogenannten Lipide, die aus Cholesterin, Kalzium und anderen Substanzen bestehen – an den Arterienwänden abgelagert.

Nach und nach verengen die Ablagerungen die Arterien und behindern den Blutstrom. Gleichzeitig können sich die Ablagerungen verhärten. Das macht die Arterienwände dicker und weniger elastisch, sodass sie sich schlechter dehnen und zusammenziehen können, um den Blutstrom zu regulieren. Als Folge können sich Ihre Arterien beim Laufen nicht mehr weiten, um mehr sauerstoffreiches Blut zu den Muskeln zu transportieren. Man gerät schneller außer Atem oder spürt möglicherweise Brustschmerzen.

Der medizinische Ausdruck für diese Arterienverkalkung lautet Arteriosklerose, und was sich an den Arterienwänden festsetzt, nennt man Plaques. Die Bildung von Plaques im Innern der Herzkranzgefäße, die den

Weiter auf Seite 18

Neun Veränderungen, die Ihr Leben retten können

Wo Sie auch leben, wie alt Sie auch sind und welches Geschlecht Sie auch haben – die Ergebnisse einer groß angelegten, 2004 veröffentlichten Studie halten für jeden eine wichtige Botschaft bereit: Viele kardiovaskuläre Erkrankungen sind vermeidbar, weil sie mit unserem Lebensstil zusammenhängen.

Die als Interheart-Studie bezeichnete, weltweit durchgeführte Untersuchung zum Risiko von Herzerkrankungen liefert überzeugende Belege, dass Lebensstiländerungen, die der Einzelne vornimmt, die Gesundheit seiner Arterien verbessern und sein Risiko, einen Herzinfarkt oder Schlaganfall zu erleiden, reduzieren können. Mehr als 15 000 Männer und Frauen aus 52 Ländern nahmen an der Studie teil. Alle hatten einen Herzinfarkt erlitten. Die Teilnehmer wurden zu ihrer Lebensführung, ihrer medizinischen und familiären Vorgeschichte und ihren Lebensumständen befragt. Sie wurden gründlich untersucht, ihr Hüft- und Taillenumfang gemessen, und es wurden Blutproben entnommen. Die Ergebnisse verglich man dann mit denen gesunder Menschen an denselben Wohnorten.

Als die Wissenschaftler die Daten analysierten, kamen sie zu einem erstaunlichen Ergebnis: Nur neun Faktoren sind für 90 Prozent aller erstmals erlittenen Herzinfarkte verantwortlich. Die Studie machte klar, dass zwar die absolute Zahl kardiovaskulärer Erkrankungen von Land zu Land unterschiedlich ist, aber in fast jeder geografischen Region Männer und Frauen jeden Alters und ethnischen Hintergrunds aus den gleichen neun Gründen gefährdet sind.

Auf der Grundlage dieser Forschungen sind Experten überzeugt, dass der Herzinfarkt – die weltweit häufigste Todesursache – weitgehend vermeidbar ist. Die Botschaft von Interheart ist eindeutig: Ändern Sie Ihre Lebensführung, und Sie leben länger.

Die 9 Faktoren von Interheart

Jeder einzelne der neun in der Interheart-Studie identifizierten Risikofaktoren hängt mit einer ungesunden Lebensweise zusammen. Jeden einzelnen kann man durch Änderungen des Lebensstils vermeiden, um das Risiko eines Herzinfarkts und eines Schlaganfalls zu senken.

1. Erhöhte Blutfettwerte
2. Rauchen
3. Bluthochdruck
4. Diabetes
5. Stress
6. Fettleibigkeit, insbesondere Bauchfett
7. Geringer Verzehr von Obst und Gemüse
8. Bewegungsmangel
9. Zu hoher Alkoholkonsum

Expertenwissen
Die Cholesterin-Story

Cholesterin spielt eine wichtige Rolle bei der Gesundheit von Herz und Kreislauf. Es hat im Blut die Form von kleinen Päckchen, Lipoproteine genannt, die aus Lipiden (Fetten) und Protein (Eiweiß) bestehen. Es gibt im Blut zwei Arten – das „schlechte" LDL-Cholesterin (Low-Density Lipoprotein oder Lipoprotein niederer Dichte) und das „gute" HDL-Cholesterin (High-Density Lipoprotein oder Lipoprotein hoher Dichte). Zu viel LDL – oft Folge einer fettreichen Ernährung – erhöht das Risiko einer Arteriosklerose, der Verengung der Arterien. HDL hingegen transportiert das LDL-Cholesterin zur Leber, wo es zu Gallensäure abgebaut wird, und schützt so das Herz.

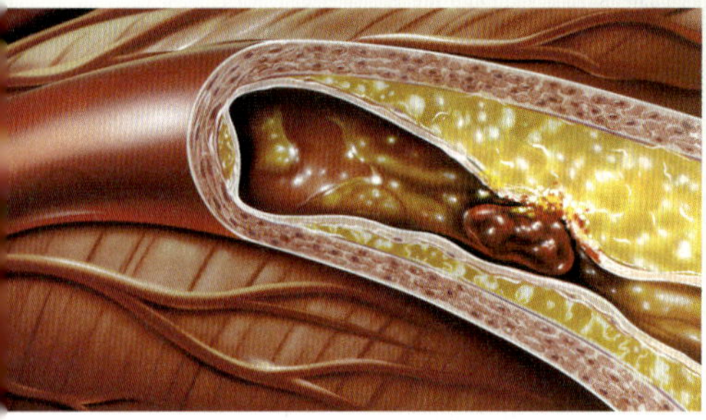

Wenn Sie einen hohen LDL-Cholesterinspiegel haben, können die „Low-Density"-Lipoproteine beginnen, sich an den Arterienwänden festzusetzen. Diese Plaques verengen die Arterien, sodass das Blut weniger leicht hindurchfließen kann, um Sauerstoff und Nährstoffe zu transportieren. An den klebrigen Plaques bleiben weitere LDLs hängen – ein Teufelskreis beginnt.

Herzmuskel mit Blut versorgen, wird als koronare Arterienkrankheit bezeichnet. Die verengten Arterien können nicht genug sauerstoffreiches Blut an den Herzmuskel liefern, um einen höheren Sauerstoffbedarf, etwa beim Sport, zu decken.

ENGE IN DER BRUST

Ein häufiges Symptom einer koronaren Arterienkrankheit ist ein schmerzhaftes Druck- und Engegefühl in der Brust, das als Angina pectoris bezeichnet wird. Auslöser der Schmerzen sind körperliche Anstrengung, intensive Gefühle, etwa Ärger, oder eine schwere Mahlzeit. Angina pectoris ist ein Hinweis, dass Ihr Herz bei erhöhtem Sauerstoffbedarf unterversorgt ist.

Die Symptome ähneln einem Muskelkrampf beim Sport. Das Gefühl von Schwere und Enge in der Brust kann auf Arme, Nacken, Kiefer, Rücken oder Magen ausstrahlen. Das Unwohlsein vergeht meist nach wenigen Minuten und hinterlässt keinen Schaden. Aber es ist ein wichtiges Alarmsignal. Wenn Sie eine solche Erfahrung gemacht haben, suchen Sie Ihren Arzt auf und lassen sich beraten, ob Sie Ihre Lebensweise ändern sollten.

Nehmen die Schmerzen plötzlich zu oder treten sie auf, wenn Sie sich gar nicht angestrengt haben, und lassen trotz Ruhe oder Medikamenten nicht nach, nehmen Sie dringend ärztliche Hilfe in Anspruch. Möglicherweise verstopft ein Blutgerinnsel eine Koronararterie. Ärzte nennen dies „instabile Angina". Sie kann Vorbote eines Herzinfarkts sein.

Der Herzinfarkt

Häufigster Grund für einen Herzinfarkt ist ein Blutgerinnsel, das eine Koronararterie vollständig verschließt und die Blutzufuhr zum Herzen unterbricht.

Es gibt „harte“ und „weiche“ Plaques. Harte Plaques enthalten mehr Kalzium und können relativ groß werden. Die Arterien verengen sich, der Blutstrom wird behindert, Brustschmerzen oder Bluthochdruck sind die Folgen. Weiche Plaques hingegen sind noch gefährlicher. Sie verursachen eine geringere Verengung der Arterien, enthalten aber Lipide und Zellmaterial und können ohne Vorwarnung aufbrechen.

Der Riss führt dazu, dass sich die Lipide in die Arterie ergießen und ein Gerinnsel bilden, das die Blutzufuhr zu einem Teil des Herzmuskels blockiert. Der Riss von weichen Plaques wird für rund 85 Prozent aller Herzinfarkte verantwortlich gemacht. Weiche Plaques sind zudem schwieriger zu entdecken. Standarduntersuchungen, wie die Computertomografie, messen eher Kalkablagerungen, also harte Plaques.

ANDERE URSACHEN

Ein Herzinfarkt kann auch auftreten, wenn eine Arterie sich krampfartig zusammenzieht und vorübergehend den Blutfluss unterbricht. Eine Engstelle in einer Arterie kann einen solchen Krampf auslösen. Er kann auch eine Folge von Drogenmissbrauch (Kokain oder Amphetamine), Rauchen (besonders bei Frauen, die die Pille nehmen), einer Virusinfektion oder Stress sein.

Irrtum X

HERZKRANKE SOLLTEN SICH SCHONEN

Wenn Sie unter Angina pectoris leiden, einen Herzinfarkt hinter sich haben oder eine Herzoperation, sollten Sie keine Angst vor körperlicher Betätigung haben. Im Gegenteil: Regelmäßige Aktivität ist die beste Methode, den Herzmuskel zu stärken. Bewegung hält Blutdruck, Cholesterin, Gewicht und Diabetes Typ 2 unter Kontrolle und mindert das Risiko eines erneuten Anfalls.

Als der britische Forscher Sir Ranulph Fiennes 2003 einen Herzinfarkt erlitten hatte, erhielt er einen doppelten Bypass. Einige Wochen danach stellte er fest, dass er außer Atem geriet, wenn er ein paar Schritte bergauf ging. Er blieb am Ball und wechselte dann vom Gehen zum Joggen. Vier Monate später lief Fiennes sieben Marathons auf sieben Kontinenten in sieben Tagen. Im Mai 2009 bestieg er mit 65 Jahren den Mount Everest.

Das ist außergewöhnlich, aber jeder Mensch mit einer Herzerkrankung kann körperliche Bewegung in sein Leben integrieren, sogar Sport. Am besten beginnt man langsam und steigert sich nach und nach. In Schritt 7 erfahren Sie wie.

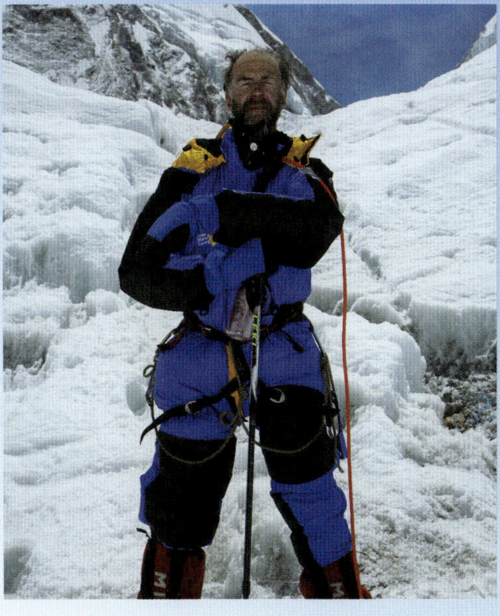

Zu den weniger häufigen Ursachen eines Herzinfarkts zählen:

- Gerinnsel aus Zellmaterial, die zum Herzen treiben und sich in einem Herzkranzgefäß festsetzen. Dies wird Koronarembolie genannt.
- Blutgerinnsel (Thromben), die der Körper als Reaktion auf einen Unfall bildet, oder die – in sehr seltenen Fällen – nach der Einnahme der Antibabypille entstehen.
- Anomalien der Koronararterien, die seit der Geburt vorhanden sind.
- Seltene Erkrankungen wie eine Thrombozytose, eine Gerinnungsstörung des Blutes. Sie kann zur Bildung von Thromben führen.

SCHWÄCHUNG DER GEFÄSSWÄNDE

Arteriosklerose kann noch andere Probleme verursachen. Die Bildung von Plaques kann die Arterienwände schwächen und zu einer Ausbuchtung führen, was als Aneurysma bezeichnet wird. Weil das Blut mit hohem Druck durch die Arterie fließt, kann das Aneurysma im Extremfall reißen.

Eine familiäre Vorbelastung erhöht das Risiko eines Aneurysmas deutlich, ebenso wie Rauchen und Bluthochdruck. Am häufigsten ist ein Aneurysma der Aorta, also der Hauptschlagader, die das Blut vom Herzen hinunter in den Körper leitet. Ein gerissenes Bauchaorten-Aneurysma ist absolut lebensbedrohlich.

Verschlossene Arterien in anderen Teilen des Körpers können Schmerzen auslösen und zu ernsten Störungen wie einem Gangrän führen. Dabei stirbt Gewebe ab, weil es nicht ausreichend oder gar nicht mit Blut versorgt wird.

AUCH KINDER IN GEFAHR

Derartige Probleme betreffen nicht nur ältere Menschen. In neueren Studien wurden Zeichen von fettigen Streifen an der Innenseite von Arterienwänden schon bei Kindern festgestellt – eine Tatsache, die Wissenschaftlern und Ärzten große Sorgen bereitet. Auch die Fähigkeit ihrer Blutgefäße, sich zu erneuern, kann eingeschränkt sein, wie eine Leipziger Studie aus dem Jahr 2010 ergab.

Wichtig

ULTRASCHALL-UNTERSUCHUNG

Aus gutem Grund halten viele Experten Aneurysmen für Zeitbomben im Körper: Es gibt kaum eine Vorwarnung, bevor eine erweiterte Schlagader platzt. Verräterisches Symptom für ein Bauchaorten-Aneurysma ist allenfalls ein pulsierendes Gefühl in der Bauchgegend, das oft von Schmerzen im unteren Rücken begleitet wird.

Ältere Männer haben ein besonders hohes Risiko. „Ein mögliches Aneurysma kann frühzeitig und unkompliziert durch eine einfache und schmerzfreie Ultraschall-Untersuchung beim Hausarzt oder in einer Klinik festgestellt werden", sagt Professor Hans-Henning Eckstein, Direktor des Klinikums rechts der Isar in München. Eine Früherkennung kann Leben retten. Internationale Studien belegen, dass die gezielte Untersuchung von Männern ab 65 die Zahl geplatzter Bauchaorten-Aneurysmen deutlich verringert.

Die Risikofaktoren für Kinder sind die gleichen wie für Erwachsene – zu hohe Blutfettwerte, Bluthochdruck, Übergewicht und Diabetes. Die Hinweise, dass Arteriosklerose sehr früh im Leben beginnen kann, sind überzeugend. Aus diesem Grund bieten Ärzte, Volkshochschulen, Ernährungsberater und Verbraucherzentralen Therapien für übergewichtige Kinder an. Die Kinder lernen dort, wie sie ihre Ernährung umstellen können, und werden zu mehr Bewegung ermuntert. Ärzte, Krankenkassen und die Gesundheitsämter informieren über die Angebote in Ihrer Nähe.

Wichtig

EIN STARKER NÄHRSTOFF

Vitamin C hilft unserem Körper, sich selbst zu reparieren. Das Antioxidans schützt den Körper vor schädlichen Molekülen, die freie Radikale genannt werden und die Arterienwände beschädigen. Eine kleine Studie von Wissenschaftlern des Boston University Medical Center ergab, dass Vitamin C die Arterien von Patienten mit einer Koronarerkrankung weiten kann. Zwei Stunden nach der Einnahme von zwei Gramm Vitamin C waren die Arterien der Patienten geweitet. Bei denjenigen, die ein Placebo (Scheinarzneimittel) erhalten hatten, war das nicht der Fall. Möglicherweise kann Vitamin C tatsächlich einige arterielle Schäden rückgängig machen.

DIE LÖSUNG LIEGT IM ESSEN

Wenn Sie die schädlichen Fette stoppen, die in Ihrem Blut zirkulieren, wird dies dazu beitragen, dass Ihre Arterien sauber und plaquefrei bleiben, egal, wie alt Sie sind. Das bedeutet, dass Sie gesättigte Fette meiden und Ihre LDL-Cholesterinwerte senken sollten (siehe S. 18). Alles über die wirkungsvollsten Ernährungsumstellungen erfahren Sie in Schritt 5.

Teenager werden ermuntert, gesünder zu essen, um sich vor zukünftigen Problemen zu schützen.

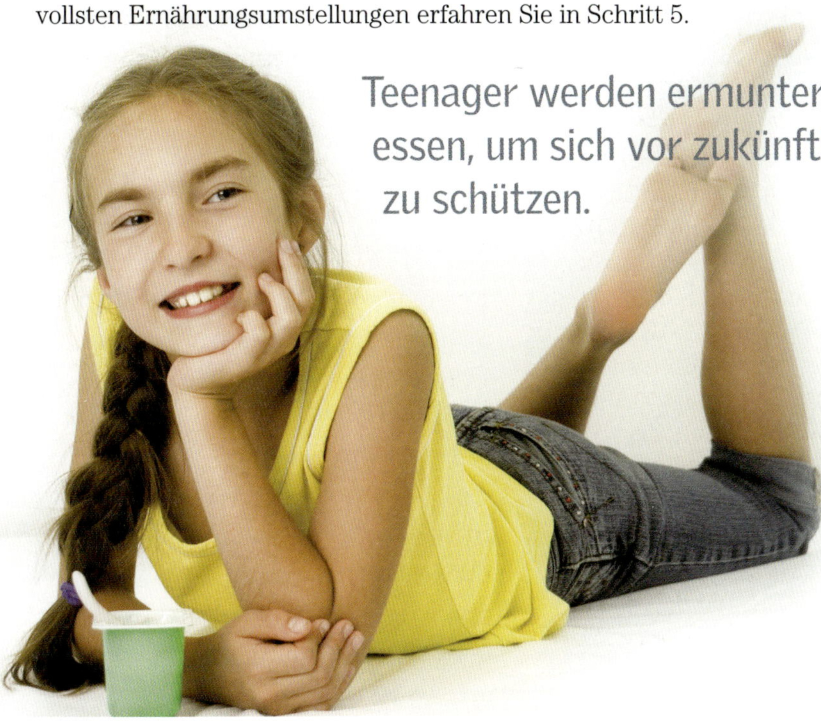

Weiter auf Seite 24

Ihr Körper: Unter Beschuss

Wenn Sie das Wort Entzündung hören, denken Sie vielleicht an eine gerötete, warme, geschwollene Hautfläche – also an eine Stelle, an der Ihr Immunsystem eine heiße und heilende Verteidigung gegen Angreifer aufbaut, wenn sich zum Beispiel eine Schnittwunde infiziert. Unser Immunsystem reagiert ähnlich auf das, was es als Angreifer in unseren Arterien identifiziert. Wissenschaftler finden immer mehr über die Schlüsselrolle heraus, die diese innere „Entzündung" bei dem als Arteriosklerose bezeichneten Prozess spielt.

Wissenschaftler sind nicht mehr überzeugt, dass allein ein hoher Cholesterinspiegel eine Arteriosklerose auslöst – den Vorgang, bei dem fettbeladene Plaques an der Innenwand der Arterien abgelagert werden. Die meisten Experten gehen heute davon aus, dass die arterielle Schädigung durch Entzündungsprozesse ausgelöst und in Gang gehalten wird.

Dabei wandern weiße Blutkörperchen – die Verteidigungsarmee im Immunsystem – zu den weichen Plaqueablagerungen an der Innenseite der Arterienwände. Sie bombardieren diese Ablagerungen mit chemischen Substanzen, was dazu beiträgt, dass sich noch mehr Plaques bilden. Brechen diese auf, bilden sich Gerinnsel, und es kommt zum Herzinfarkt. Hohe Entzündungswerte im Blut können auf ein drei- bis vierfach erhöhtes Herzinfarktrisiko hindeuten.

Die Theorie der Entzündungen passt gut zu Forschungsergebnissen, die belegen, dass viele der Risikofaktoren, wie z. B. hohe Cholesterinwerte, Bluthochdruck, Diabetes und Fettleibigkeit, ebenfalls Entzündungen auslösen.

Achtung!

GEFÄHRLICHE FETTZELLEN

Fettleibigkeit erhöht das Risiko von Entzündungen. In verschiedenen Studien wurde festgestellt, dass die Zahl weißer Blutkörperchen bei Männern, die sich körperlich fit hielten, am niedrigsten waren und bei Fettleibigen am höchsten. Im Durchschnitt war die Anzahl der weißen Blutkörperchen umso höher, je höher der Körperfettanteil war. Fettzellen produzieren also entzündungsfördernde Stoffe. Die Forscher stellten auch fest, dass körperliche Fitness die schädliche Wirkung von Fettleibigkeit zu neutralisieren scheint. Das lässt den Schluss zu, dass Fitness eine große Rolle bei der Bekämpfung von Entzündungen spielt.

ENTZÜNDUNGEN ERKENNEN

Ärzte hoffen, diese neuen Erkenntnisse nutzen zu können, um das Risiko eines Herzinfarkts und Schlaganfalls früher vorauszusagen. Mehrere im Blut gefundene chemische Stoffe fungieren als Entzündungs-„Marker" im Körper. Einer von ihnen, CRP (C-reaktives Protein), steigt an, wenn eine Entzündung vorliegt. Erhöhte CRP-Werte werden auch mit anderen kardiovaskulären Risikofaktoren, wie Rauchen, hoher Cholesterinspiegel und zu viel Bauchfett, in Verbindung gebracht. Andererseits gibt es einen Zusammenhang zwischen dem Verzehr von viel Fisch sowie einem höheren Vitamin-C-Spiegel und niedrigeren CRP-Werten. (Die Rolle der wichtigsten schützenden Nahrungsmittel wird in Schritt 5 besprochen.)

HOCHSENSITIVER CRP-TEST

Es gibt heute eine neue Methode zur Messung von Entzündungsvorgängen, die mit dem Risiko einer Herzerkrankung zusammenhängen. Diese Methode wird als hochsensitiver CRP-Test oder hsCRP-Test bezeichnet. Forschungen haben gezeigt, dass hsCRP-Werte schon Jahre vor dem ersten Herzinfarkt oder einem ischämischen Schlaganfall erhöht sind. Erhöhte Werte können auch auf erneute Herzinfarkte bzw. Schlaganfälle oder Diabetes hinweisen. Um sich ein möglichst genaues Bild zu machen, setzen Kardiologen den hsCRP-Test bereits als Teil eines Kombinationstests ein, mit dem auch die Cholesterinwerte und die als Triglyzeride bezeichneten Blutfette gemessen werden.

Körperliche Fitness schützt die Arterien vor Entzündungen, die Schäden verursachen können.

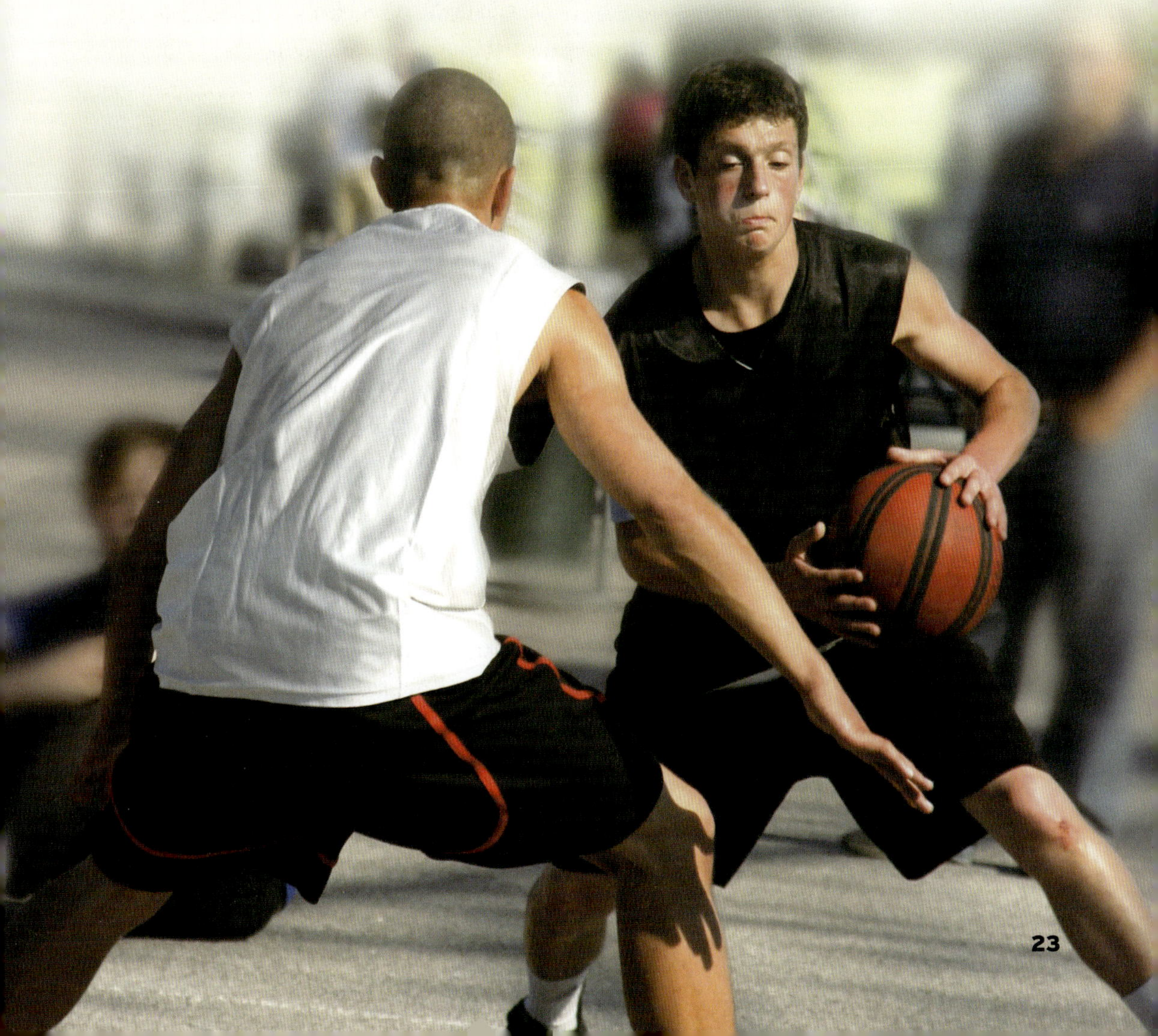

Schlaganfall: Infarkt im Kopf

Arteriosklerose kann alle Arterien Ihres Körpers betreffen. Bilden sich Plaques in den Halsschlagadern, die das Gehirn mit Blut versorgen, verengen sich die Gefäße und der Blutstrom wird vermindert. Man spricht von einer zerebrovaskulären Krankheit oder Hirngefäßerkrankung. Zwar gibt es kein Äquivalent zur Angina pectoris – man bekommt z. B. keine Kopfschmerzen –, aber durch die geringere Blutzufuhr wird das Gehirn mit weniger Sauerstoff und Nährstoffen versorgt.

Dies gilt als einer der Gründe, warum manche älteren Menschen darüber klagen, dass sie nicht mehr so gut denken können – sie werden vergesslicher oder haben Mühe, sich zu konzentrieren und Gedanken zu entwickeln. Dies trifft besonders auf Personen zu, bei denen Bluthochdruck oder eine kardiovaskuläre Erkrankung diagnostiziert wurde.

ZWEI ARTEN VON SCHLAGANFALL

Schlaganfälle sind um einiges komplizierter als Herzinfarkte. Die meisten sind sogenannte ischämische Schlaganfälle und werden von Gerinnseln verursacht. Diese können sich nach einem Aufbrechen von Plaques gebildet haben, wie dies bei der häufigsten Form des Herzinfarkts geschieht (siehe S. 19), oder sie wurden vom Herzen, von einer Halsschlagader oder von einer anderen Körperregion herangespült. Wenn Gerinnsel auf diese Weise Gefäße verschließen, dann spricht man von Embolie, wenn sie sich im Gehirn festsetzen, von einer zerebralen Embolie.

Ungefähr jeder fünfte Schlaganfall ist hingegen auf einen Riss in einer Arterienwand im Gehirn zurückzuführen. Das nennt man eine Hirnblutung oder hämorrhagischen Schlaganfall. Vor allem Menschen mit Bluthochdruck sind betroffen. Die Folgen eines hämorrhagischen Schlaganfalls sind oft schwerwiegender als die eines ischämischen. Die Behandlung der Schlaganfallarten ist sehr unterschiedlich, wie Sie auf Seite 54 erfahren.

Die Auslöser identifizieren

Herzinfarkte und Schlaganfälle sind meist die Folge einer Arteriosklerose, die sich seit Jahrzehnten aufgebaut hat, doch einem plötzlichen Anfall geht oft ein als Auslöser oder Trigger bezeichnetes Ereignis voraus.

Trigger regen das Nervensystem an, den Körper mit Stresshormonen zu überfluten, was Herz und Blutgefäße belastet. Außerdem können sie zu einem plötzlichen Anstieg des Blutdrucks führen oder das Herz schneller schlagen lassen – gelegentlich über den Punkt hinaus, an dem es mit der

Fragen & Antworten

Ich nehme die Antibabypille. Steigt dadurch mein Risiko?

Vermutlich kaum. Anfangs enthielten empfängnisverhütende Pillen hohe Östrogendosen, was das Risiko von Blutgerinnseln erhöhen konnte. Einige Studien gaben an, dass ältere Frauen, die solche hochdosierten Pillen nahmen, ein leicht erhöhtes Risiko für kardiovaskuläre Krankheiten hatten, jedoch nur während der Einnahme. Heute sind die verwendeten Hormondosen viel geringer und scheinen das Herzinfarktrisiko bei jungen Frauen ohne andere Risikofaktoren (wie Rauchen, Diabetes oder Bluthochdruck) nicht zu erhöhen. Beim Schlaganfall beträgt das Risiko einen zusätzlichen Fall pro Jahr auf 24 000 Frauen, die nicht rauchen und einen normalen Blutdruck haben. Die Gefahr, bei einem Autounfall getötet zu werden, ist größer.

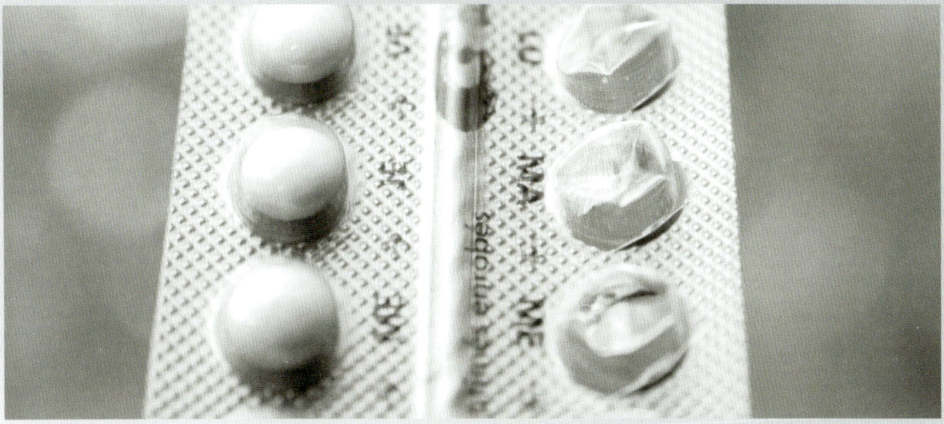

Belastung fertig wird. Trigger verengen Blutgefäße, lassen Blutgerinnsel entstehen oder erhöhen die Schäden an der Innenseite der Arterienwände. Sie sind die Ursache, weshalb ein Gefäß platzt, und sie können den Herzrhythmus so stören, dass das Herz stehen bleibt.

Im Verlauf dieses Buches werden Sie mehr über die Risiken einer Arteriosklerose erfahren und was Sie unternehmen können, um sie aufzuhalten oder sogar rückgängig zu machen. Darüber hinaus werden Sie ausführlich über die Auslöser eines Herzinfarkts oder Schlaganfalls informiert – z. B. starke Emotionen, schweres Essen und bittere Kälte.

Achtung!

DER MINI-SCHLAGANFALL

Eine Transitorische Ischämische Attacke (TIA), auch Mini-Schlaganfall genannt, tritt ein, wenn eine Gehirnarterie vorübergehend blockiert ist. Die Folgen – undeutliche Aussprache oder hängende Gesichtsmuskeln – bilden sich meist nach ein paar Minuten zurück, können aber auch bis zu 24 Stunden andauern.

TIA ist eine vorübergehende Störung, sie sollte aber nie auf die leichte Schulter genommen werden. Ohne Behandlung erleidet einer von vier Menschen mit einem Mini-Schlaganfall innerhalb der folgenden Wochen einen schweren Schlaganfall. Suchen Sie nach einem solchen Mini-Schlaganfall unbedingt den Arzt auf!

Weiter auf Seite 27

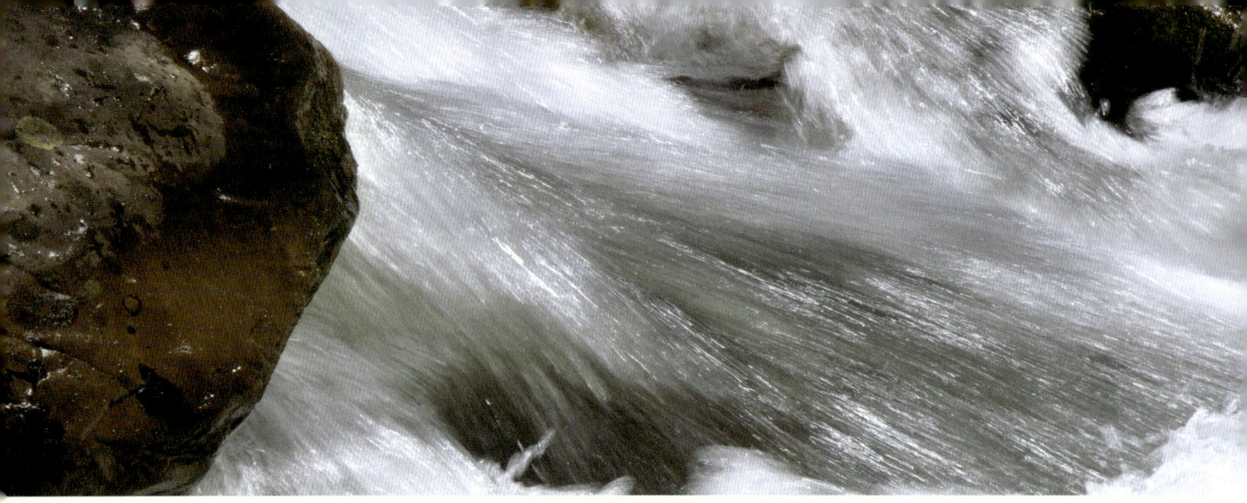

Um sich die Folgen von Bluthochdruck vorzustellen, denken Sie an einen Fluss, der sich durch eine schmale Schlucht zwängt: Das Blut drückt gegen die Arterienwände und beschädigt sie.

Der stille Feind

Wenn Sie einen hohen Blutdruck haben, ist die Wahrscheinlichkeit, dass Sie eine Herzerkrankung oder einen Schlaganfall bekommen, dreimal höher als bei Menschen mit geringeren Werten, und Ihr Risiko, an einer der beiden Krankheiten zu sterben, ist doppelt so hoch.

Blutdruck ist die Kraft, mit der das Blut durch die Arterien fließt und mit der es gegen die Gefäßwände drückt. Es wird zwar Druck gebraucht, um das Blut durch den Körper zu befördern, doch wenn der Druck des pulsierenden Bluts zu hoch ist, verdicken und verhärten sich die Muskeln der Arterien. Das schädigt die innere Arterienwand. Blutzellen und Fettablagerungen sammeln sich an den geschädigten Stellen an und bilden Plaques. Die Arterienverkalkung nimmt rasch zu.

Blutdruck regelmäßig messen

Wann haben Sie zuletzt Ihren Blutdruck messen lassen? Wenn Sie sich nicht erinnern können, machen Sie noch heute einen Termin bei Ihrem Arzt. Jeder Dritte mit Bluthochdruck weiß nicht, dass er daran leidet – es gibt keine echten Symptome. Häufig kommt es zu – vermeidbaren – Schlaganfällen oder Herzinfarkten infolge eines unbehandelten Bluthochdrucks. Es könnten jedes Jahr Tausende von Leben gerettet werden, wenn mehr Menschen ihren Blutdruck regelmäßig messen ließen.

Beim Blutdruckmessen werden zwei Werte ermittelt, ein höherer und ein niedrigerer. Der höhere, obere Wert gibt den systolischen Blutdruck an: Das ist die auf die Arterienwände ausgeübte Kraft, wenn Ihr Herz sich anspannt und Blut in die Arterien pumpt. Der niedere, untere Wert gibt den diastolischen Druck oder die Kraft an, wenn das Herz sich zwischen zwei Schlägen entspannt.

- Der ideale Blutdruck liegt bei 120 zu 80 oder darunter (systolischer/diastolischer Druck).
- Ein dauerhaft bei 140 zu 90 und höher liegender Blutdruck wird als Bluthochdruck bezeichnet und muss, unabhängig vom Alter, behandelt werden.

Blutdruck wird in Millimeter Quecksilbersäule (mmHg) gemessen. Wenn Ihr Blutdruck zu hoch ist, wird eine Senkung um nur 10 mmHg im systolischen Druck und 5 mmHg im diastolischen Druck Ihr Risiko eines Schlaganfalls um 38 Prozent senken und Ihr Herzinfarktrisiko um 16 Prozent.

Ermitteln Sie Ihr persönliches Risiko

Die von der weltweit durchgeführten Interheart-Studie identifizierten neun Risikofaktoren für Herzinfarkt und Schlaganfall (siehe S. 17) zeigen, dass die Lebensführung einen großen Einfluss auf die kardiovaskuläre Gesundheit hat – aber diese neun Punkte geben nicht das vollständige Bild ab.

Änderungen des Lebensstils können sich zwar günstig auf Blutdruck, Cholesterinwerte, Erkrankungen des Zahnfleisches und Fettleibigkeit auswirken, aber es gibt einiges, das Sie nicht ändern können – Ihr Alter, Ihr Geschlecht und Ihre erbliche Veranlagung. Auch Stress, Einsamkeit, mangelnde Interessen außer Haus, Pessimismus und Ärger können Sie – zusammen mit anderen Risiken – verwundbarer machen. Hinzu kommen Umweltfaktoren wie übermäßiger Lärm, Luftverschmutzung, extreme Kälte oder Hitze und schädliche oder gar giftige Chemikalien (z. B. im Haushalt).

Achtung !

AUFREGENDE WELTMEISTERSCHAFT!

Ruhig bleiben! Wenn Sie sich aufregen, weil Ihre Lieblingsmannschaft ein wichtiges Spiel verliert, kann dies einen Herzinfarkt auslösen. Bei der Fußballweltmeisterschaft im Jahr 2006 stieg die Zahl der notärztlich behandelten Herzattacken in Deutschland um das 2,7-fache. Das haben Mediziner von der Universitätsklinik München festgestellt. Die meisten Fälle gab es am Tag des Viertelfinalspiels gegen Argentinien, als die deutsche Mannschaft das Spiel erst nach dem Elfmeterschießen für sich entscheiden konnte.

RECHTZEITIG HANDELN

Ärzte erkennen immer besser, welche Patienten besonders gefährdet sind, einen Herzinfarkt oder Schlaganfall zu erleiden. Deshalb sind sie auch zunehmend in der Lage vorzubeugen. So geben sie oft denjenigen ihrer Patienten, die einen erhöhten Spiegel des auf eine Entzündung hindeutenden Markers CRP (siehe S. 22/23) aufweisen, Statine – cholesterinsenkende Medikamente, die auch Entzündungen vermindern –, und zwar unabhängig vom Cholesterinspiegel dieser Patienten. Denn die Hälfte der Schlaganfälle und Herzinfarkte treten bei Menschen mit einem normalen Cholesterinspiegel auf. In einer Untersuchung von 2557 Personen, die durchschnittlich acht Jahre lang beobachtet wurden, hatten diejenigen mit erhöhten CRP-Werten ein doppelt so hohes Risiko für einen Herzinfarkt oder einen Schlaganfall wie Menschen mit niedrigen Werten.

Ein tieferes Verständnis der durch Plaques in den Arterien verursachten Entzündungen bietet zugleich die Chance einer besseren Vorbeugung.

Maßnahme

IN BEWEGUNG BLEIBEN

Eine angemessene sportliche Betätigung kann viel dazu beitragen, den Veränderungen, die kardiovaskulären Erkrankungen zugrunde liegen, vorzubeugen, entgegenzuwirken oder sie sogar rückgängig zu machen. Körperliche Aktivität kann sich auf Herz-Kreislauf-Probleme, die mit Diabetes und Bluthochdruck zusammenhängen, so günstig auswirken, dass in einigen Fällen Medikamente reduziert oder ganz abgesetzt werden können.

Sport kann auch helfen, einem Schlaganfall vorzubeugen. Das bestätigte indirekt eine Studie über die Auswirkungen von sportlicher Betätigung bei Menschen mit Depressionen im Alter von 55 bis 77 Jahren. Sie wies nach, dass die Betroffenen nach 16 Wochen sportlicher Bewegung ein besseres Gedächtnis und bessere Planungs- und Organisationsfähigkeiten zeigten, denn Bewegung steigert die Sauerstoffsättigung des Blutes im Gehirn und vermindert die Folgen des Alterungsprozesses.

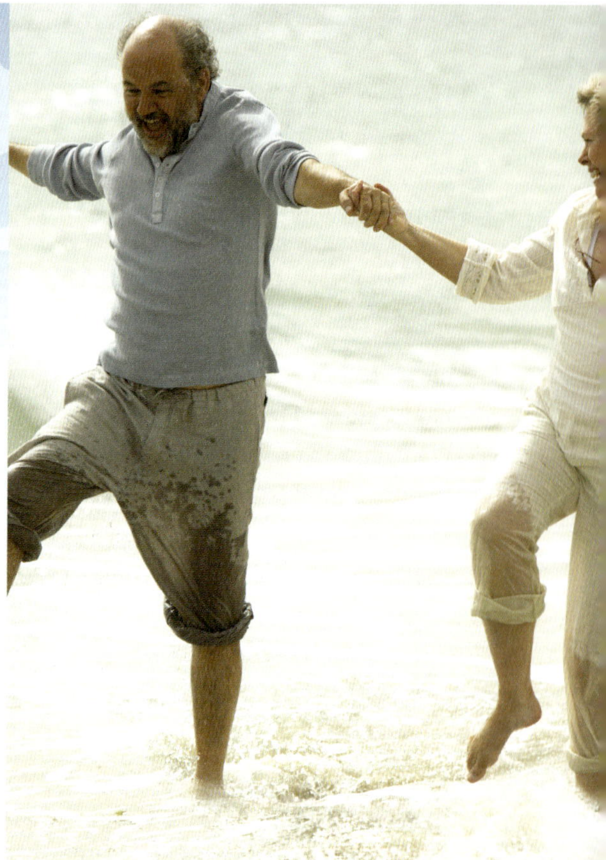

Menschen mit Herzkrankheitsrisiko erhalten oft Statine, denn diese senken den Spiegel des schädlichen LDL-Cholesterins.

Diese wäre speziell darauf ausgerichtet, eine kardiovaskuläre Erkrankung bereits zu blockieren, bevor sie beginnt, oder ihren Fortgang zu unterbrechen. So werden vielen Menschen Statine verschrieben, um ihren LDL-Cholesterinspiegel zu senken; doch Statine wirken auch entzündungshemmend, und es ist erwiesen, dass sie das mit erhöhten CRP-Werten verbundene zusätzliche kardiovaskuläre Risiko senken können.

Die Untersuchungen

Leiden Sie unter Symptomen wie Brustschmerzen oder Atemlosigkeit, die auf ein Herzrisiko hinweisen, schickt Ihr Arzt Sie zu einem Spezialisten. Folgende Untersuchungen können vorgenommen werden:

- **Elektrokardiogramm** (EKG) – eine Darstellung der elektrischen Aktivität Ihres Herzens. Es kann angefertigt werden, während Sie liegen, oder, wenn die Symptome bei Anstrengung auftreten, während Sie auf einem Laufband laufen oder auf einem stationären Fahrrad fahren. Manchmal erfolgt eine Beobachtung der Herzaktivität über 24 Stunden (Langzeit-EKG).

- **Magnetresonanztomografie** (MRT) – ein Scan, bei dem ein sehr starker Magnet verwendet wird, um Schnittbilder des Körperinneren zu erzeugen. So können Ärzte die physische Struktur des Herzens sehen. Auf einer Liege gleiten Sie in den tunnelartigen Scanner. Die Untersuchung ist schmerzlos, aber laut. Deshalb erhalten Sie Ohrstöpsel oder Schallschutz-Kopfhörer.
- **Radionuklid-Scan** – verschiedene Untersuchungen, bei denen winzige Mengen radioaktiver Substanzen in Ihre Blutbahn gespritzt werden. Eine Spezialkamera nimmt diese auf, wenn sie das Herz erreichen. Die Bilder zeigen, wie gut Ihr Herz pumpt. Bei einem dieser Tests, der Myokardialen Perfusionsszintigrafie (MPS), wird eine Isotopen-Injektion verabreicht, nachdem der Patient sich auf einem stationären Fahrrad oder Laufband betätigt hat; dann wird ein Scan angefertigt, um den Blutstrom im Herzmuskel darzustellen.
- **Computertomografie** (CT) – diese Art von Röntgenuntersuchung liefert genaue Schnittbilder vom Körperinneren. Manchmal wird sie eingesetzt, um festzustellen, wie viel Kalzium in den Koronararterien abgelagert wurde, denn harte Plaques bestehen aus Kalzium und Kollagen.
- **Angiografie** – Röntgenbilder, die nach der Injektion eines Kontrastmittels die Herzkranzgefäße darstellen.

Wird bei den Voruntersuchungen eine ernsthafte Erkrankung der Koronararterien festgestellt, wird Ihr Arzt Ihnen möglicherweise eine Operation empfehlen. Man kann die Koronararterien erweitern (Angioplastie, meist durch eine Ballondilatation) oder einen bzw. mehrere Bypässe legen. Mehr über diese Behandlung finden Sie in Schritt 2.

Wichtig

MUNDHYGIENE

Zahnfleischentzündungen erhöhen das Risiko für kardiovaskuläre Krankheiten. Zweimal tägliches Zähneputzen und Reinigen mit Zahnseide halten Ihr Zahnfleisch gesund. Gehen Sie einmal im Jahr zum Zahnarzt und außer der Reihe, wenn Ihr Zahnfleisch blutet. Lassen Sie Zahnbelag entfernen. Eine tägliche Mundspülung reduziert die Bakterien, die eine Zahnfleischentzündung und die Bildung von Zahnbelag verursachen. Siehe Schritt 8 für weitere Einzelheiten.

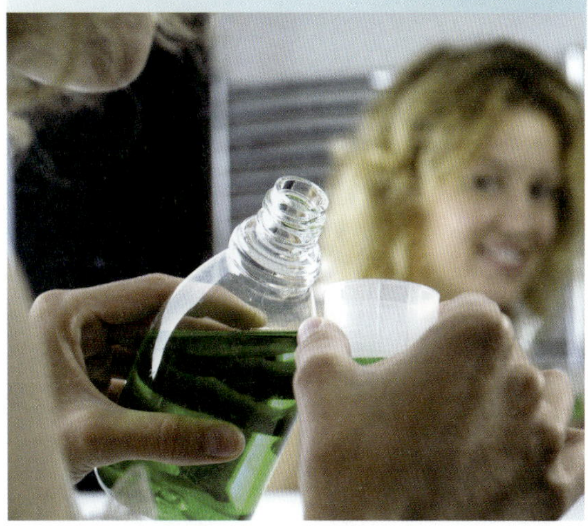

Weiter auf Seite 32

Diabetes: Erhöhte Gefahr

Die Zahl der Diabetiker – Diabetes ist ein Risikofaktor für kardiovaskuläre Erkrankungen – nimmt rasant zu. Experten sehen einen Zusammenhang mit dem immer größer werdenen Anteil der Bevölkerung mit Übergewicht.

Weltweit gibt es etwa 250 Millionen Diabetiker. Für Deutschland gehen Experten von sieben Millionen Menschen mit diagnostiziertem Diabetes aus. Doch auf zwei diagnostizierte Diabetiker kommt ein nicht erkannter Fall – so die Deutsche Diabetes-Stiftung. Leider ist es eine Tatsache, dass Diabetiker mit bis zu achtmal größerer Wahrscheinlichkeit an kardiovaskulären Krankheiten sterben als Nichtdiabetiker.

Es gibt zwei Haupttypen von Diabetes mellitus. Typ 1 entwickelt sich meist in der Kindheit; Typ 2 ist der häufigste Diabetestyp und verantwortlich für den starken Anstieg der Diabetikerzahlen. Bei beiden spielt Insulin eine wichtige Rolle. Das von der Bauchspeicheldrüse erzeugte Hormon ist für die Aufnahme von Glukose (Zucker) – der Hauptenergiequelle des Körpers – in den Zellen nötig. Eine Störung des Zuckerstoffwechsels kann zu abnorm hohen Glukosewerten im Blut führen und den Körper schädigen.

Typ 1 wird durch einen Mangel oder ein Fehlen von Insulin verursacht und macht eine lebenslange Behandlung erforderlich. Typ 2 entwickelt sich meist erst später im Leben, wird heute aber bei immer mehr jüngeren Leuten diagnostiziert. Er entsteht, weil der Körper nicht genug Insulin erzeugt oder die Empfindlichkeit der Körperzellen für Insulin vermindert ist (Insulinresistenz), sodass der Körper Glukose nicht richtig verstoffwechseln kann. Es entwickelt sich ein gefährlicher Teufelskreis: Die Blutzuckerwerte steigen, der Körper produziert Insulin, aber wegen der Glukoseintoleranz wird der Zucker nicht verwertet. Der Blutzuckerspiegel steigt weiter, und in der Folge wird noch mehr Insulin produziert.

Achtung!

RISKANTES BAUCHFETT

Bauchfett setzt Lipide frei, die mit dem Blut zur Leber strömen. Dort können sie sich als Triglyzeride (eine Fettart) ansammeln. Steigt die Triglyzerid-Konzentration, erhöht sich das Risiko für Herz-Kreislauf-Erkrankungen. In der Leber können diese Fette zudem den Zuckerstoffwechsel stören. Forschungen haben ergeben, dass der Zustrom von Lipiden zur Leber nachts am größten ist. Außerdem erhöht Bauchfett das Risiko einer Insulinresistenz, was zum Teil erklärt, warum Menschen mit viel Bauchfett ein erhöhtes Diabetesrisiko haben. Es gibt also viele Gründe, abzunehmen.

DIE RISIKOFAKTOREN

Wenn Sie bereits an einer Insulinresistenz leiden, ist die Gefahr groß, dass Sie in den nächsten zehn Jahren Typ-2-Diabetes entwickeln. Einige der Risiken sind erblich, aber Übergewicht und Mangel an Bewegung verschärfen das Problem.

Experten bezeichnen die Risikofaktoren für Diabetes und kardiovaskuläre Probleme als Stoffwechselsyndrom oder metabolisches Syndrom. Dazu gehören Insulinresistenz, aber auch abdominale Fettleibigkeit, Bluthoch-

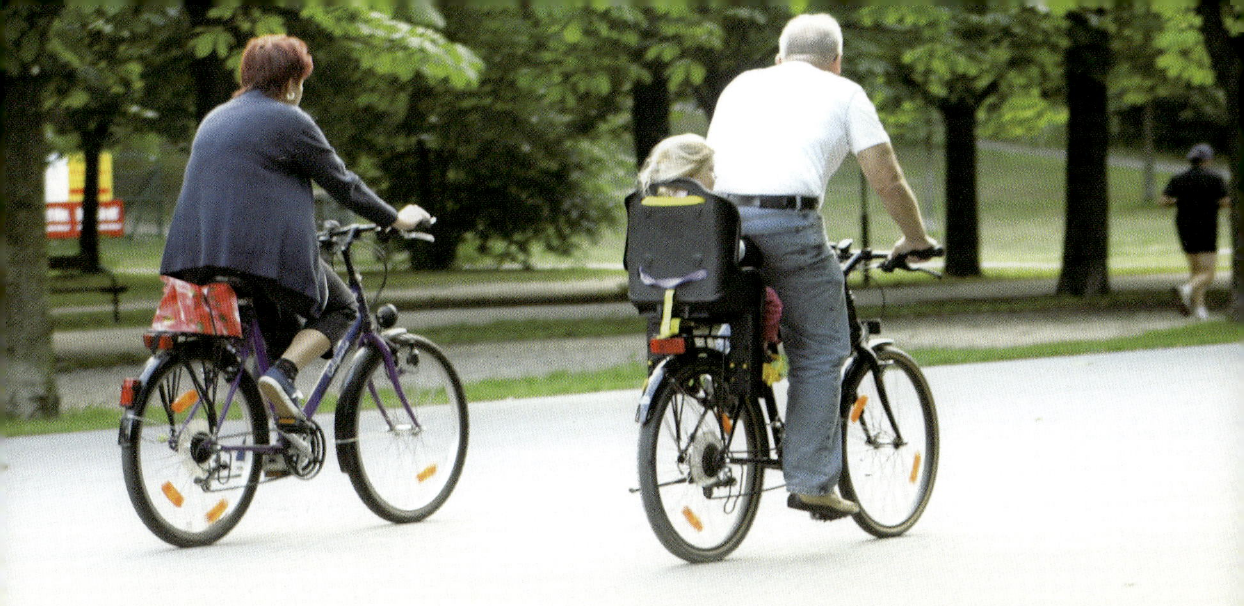

Untersuchungen haben gezeigt, dass fünf bis sieben Prozent Gewichtsreduktion das Risiko, an Diabetes Typ 2 zu erkranken, um 60 Prozent senken kann.

druck, abnormale Blutfettwerte und zu hohe Blutzuckerwerte. Das metabolische Syndrom steht auch mit Entzündungsvorgängen im Körper (siehe S. 22) und einer Tendenz des Blutes, zu schnell zu verklumpen, in Zusammenhang.

DIABETES TYP 2: VORBEUGUNG IST MÖGLICH

Ihr Arzt kann mit zwei einfachen Glukosetests feststellen, ob bei Ihnen eine Glukoseintoleranz vorliegt und damit wahrscheinlich auch eine Insulinresistenz. Wenn das Ergebnis eines der Tests nicht im normalen Bereich liegt, wird Ihr Arzt vermutlich raten, dass Sie Ihren Lebensstil so ändern, wie wir es in diesem Buch empfehlen: Ihre Zufuhr an Kalorien und gesättigten (tierischen) Fetten senken, rotes Fleisch durch mageres Huhn oder Fisch ersetzen sowie mehr Obst und Gemüse essen. Eine gesteigerte körperliche Aktivität – ideal sind 30 bis 40 Minuten zügiges Gehen an mindestens fünf Tagen der Woche – erhöht die Insulinempfindlichkeit der Muskelzellen, sodass sie Glukose besser verstoffwechseln können. Untersuchungen haben gezeigt, dass fünf bis sieben Prozent Gewichtsreduktion das Risiko, an Diabetes Typ 2 zu erkranken, um 60 Prozent senken kann.

Expertenwissen

Eine US-amerikanische Studie mit 60-jährigen und älteren Probanden, die an einer Stoffwechselstörung litten, hat ergeben: Die Mehrheit derjenigen, die ein Programm mit Ernährungs- und Bewegungsratschlägen befolgten, erreichte wieder normale Blutzuckerwerte und verringerte ihre Risikofaktoren für Herzkrankheiten. Durchschnittlich senkten sie ihr Risiko, an Diabetes zu erkranken, um 70 Prozent. Teilnehmer einer Vergleichsgruppe, die ausschließlich Medikamente nahmen, minderten ihr Risiko, an Diabetes zu erkranken, nur um 31 Prozent.

Expertenwissen

Neue Erkenntnisse

Die Entstehung kardiovaskulärer Erkrankungen ist noch nicht eindeutig geklärt. Sie werden von einer Vielzahl von Faktoren verursacht, und Wissenschaftler sind ständig bemüht, die Zusammenhänge besser zu verstehen. Vor allem spielen eine Rolle:

- **Fettzellen** – Sie dienen normalerweise als Energiespeicher und können „Treibstoff" in Form von Fettsäuren bereitstellen, wenn der Körper sie braucht. Fettgewebe produziert auch Hormone, die das Körpergewicht regulieren, etwa das Leptin, welches das Hungergefühl hemmt. Wenn Sie übergewichtig sind, setzt das Fettgewebe Entzündungsstoffe frei. Von diesen wird angenommen, dass sie einige der mit Fettleibigkeit verbundenen Komplikationen fördern, wie Insulinresistenz, Diabetes, Herzinfarkt und Arthritis.
- **Fibrinogen** – Dieses von der Leber gebildete Protein ist wichtig für die Blutgerinnung. Erhöhte Fibrinogenwerte deuten auf Entzündungen hin und werden sowohl bei Menschen mit einer Insulinresistenz gemessen als auch bei solchen, die eine Koronararterienerkrankung, einen Herzinfarkt oder einen Schlaganfall erlitten haben. Fibrinogen fungiert vermutlich nicht nur als Risikomarker, sondern trägt möglicherweise auch zur Entstehung von Arteriosklerose bei.
- **Apolipoprotein B** – Dieses als ApoB bezeichnete Protein spielt eine Schlüsselrolle bei der Bildung von Cholesterin. Es dockt im Blutstrom am „schlechten" LDL-Cholesterin an. Erhöhte ApoB-Werte gehen wohl mit Entzündungsvorgängen einher. ApoB ist ein besserer Indikator für ein kardiovaskuläres Risiko und dafür, wie gut ein Patient auf cholesterinsenkende Medikamente reagiert, als Untersuchungen, bei denen nur die Cholesterinwerte gemessen werden.
- **Homocystein** – Hohe Werte dieses Blutproteins gehen mit einem erhöhten Risiko für Bluthochdruck und Herzinfarkt einher. Man nimmt an, dass Homocystein die Zellen schädigt, die die Herzkranzgefäße auskleiden. Antioxidative Substanzen wie Folsäure, die in rohem Obst und Gemüse sowie in Vollkornbrot vorkommt, können die Homocystein-Werte senken. Aber man ist sich noch nicht sicher, ob damit auch das kardiovaskuläre Risiko reduziert wird.

Wappnen Sie sich

Ärzte wissen heute, dass kardiovaskuläre Erkrankungen weit komplizierter sind, als man einst dachte, und dass eine Vielzahl interagierender Faktoren das individuelle Krankheitsgeschehen beeinflusst. Viel zu oft kommt es erst nachträglich zu einer Diagnose, nämlich wenn bereits ein Herzinfarkt oder ein Schlaganfall eingetreten ist. Man kann Arteriosklerose haben und es nicht wissen. Deshalb ist es so wichtig, die Risikofaktoren zu kennen und zu handeln, bevor ein derartig dramatisches Ereignis eintritt.

EINE STRATEGIE ENTWERFEN

Ihre erste Maßnahme gegen Herzinfarkt und Schlaganfall besteht darin, Ihre persönlichen Risikofaktoren zu ermitteln und eine Gegenstrategie zu entwickeln. Der nächste Schritt besteht darin, die Strategie in die Tat

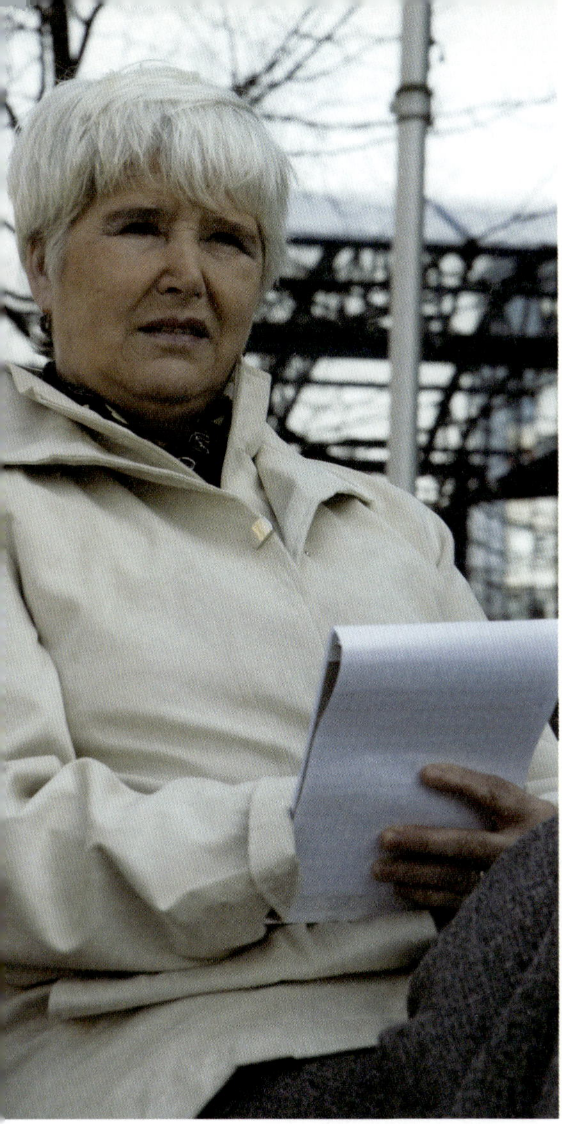

Es ist wichtig, dass Sie Ihre persönlichen Risikofaktoren kennen. Dann können Sie einen Plan machen, um sie auszuschalten – Schritt für Schritt.

Maßnahme

EINEN PLAN MACHEN

Kennzeichnen Sie in Ihrem Kalender einen Tag mit Uhrzeit, wann Sie zum Schwimmen gehen. Kleben Sie an die Kühlschranktür einen Zettel, der Sie daran erinnert, um 3 Uhr nachmittags einen Spaziergang zu machen. Studien zeigen, dass Menschen, die solche Pläne machen, mit dreimal größerer Wahrscheinlichkeit auch danach handeln und ihre Ziele erreichen.

umzusetzen. Sie werden sehen, dass es nicht besonders schwierig ist, ein paar kleine, entscheidende Änderungen vorzunehmen. Dieses Buch gibt einfache Tipps, wie Sie Ihre Gesundheit schützen und dabei auch noch Spaß haben können.

BEGINNEN SIE NOCH HEUTE

Sehen Sie sich noch einmal – jetzt gleich – die in der Interheart-Studie ermittelten neun Faktoren an (siehe S. 17), und notieren Sie sich, wie viele davon auf Sie zutreffen oder zutreffen könnten. Was können Sie in diesem Moment tun, um Ihr Risiko zu senken? Die nächste Zigarette aufgeben? Ein Stück Obst essen? Einen zügigen Spaziergang absolvieren?

Eine der zentralen Botschaften in diesem Buch ist, dass eine Veränderung am leichtesten fällt und am wirkungsvollsten ist, wenn sie in kleinen Schritten erfolgt. Stellen Sie sich dabei vor, Sie machen eine Reise an einen

Wichtig

GLÜCKSGEFÜHLE

Das ist kein Witz, sagen Wissenschaftler. Lachen und Glücksgefühle können helfen, uns vor Herzkrankheiten zu schützen. Forscher fanden heraus, dass sich das Gewebe, das die Innenwände unserer Blutgefäße auskleidet, ausdehnt, wenn wir lachen – eine gesunde Reaktion, die den Blutstrom verstärkt. Bei Stress und negativer Stimmung hingegen ziehen sie sich zusammen.

Musikhören vermehrt ebenfalls den Blutstrom zu den Arterien. Man weiß, dass unser Gehirn, wenn wir Freude empfinden, Endorphine („Glückshormone") ausschüttet, die sich positiv auf unser Gefäßsystem auswirken.

Ort, den Sie gern besuchen möchten. Jeder Schritt, den Sie tun, bringt Sie Ihrem Ziel näher. Jede Phase der Reise kann eine Freude sein, und die Dinge, die Sie unterwegs erfahren, werden immer in Erinnerung bleiben.

ZIELE SETZEN

Dieses Buch bietet Ratschläge und Tipps für tiefgreifende Änderungen des Lebensstils, die Ihr Risiko für Diabetes, kardiovaskuläre Erkrankungen, Herzinfarkt und Schlaganfall verringern können. Aber jeder muss sich eigene Ziele setzen. Wenn Sie z. B. übergewichtig sind, nennen wir Ihnen hier ein paar Ziele, die Sie ins Auge fassen könnten:

- Reduzieren Sie Ihre Kalorienaufnahme, und nehmen Sie weniger gesättigte Fette zu sich. Ersetzen Sie rotes Fleisch durch Huhn und Fisch, und essen Sie nahrhaftes rotes oder grünes Gemüse (siehe Schritt 5).
- Nehmen Sie fünf bis sieben Prozent Ihres Körpergewichts ab; wenn Sie jetzt rund 90 kg wiegen, sind das rund 5 kg.
- Bewegen Sie sich mehr. Ein ideales Maß an körperlicher Ertüchtigung ist ein zügiger 30-Minuten-Spaziergang an fünf Tagen der Woche.

Expertenwissen

Die Polypille – ein Wundermittel?

Was wäre, wenn eine einzige täglich eingenommene Tablette das Auftreten kardiovaskulärer Krankheiten drastisch reduzieren könnte? Das war die Idee der beiden Londoner Professoren Nicholas Wald und Malcolm Law im Jahr 2003. Ihre Pille sollte ein Statin mit blutdrucksenkenden Medikamenten, Aspirin und Folsäure kombinieren, um drei kardiovaskuläre Risikofaktoren gleichzeitig zu reduzieren: das LDL-Cholesterin, Bluthochdruck sowie zu hohe Homocysteinwerte. Tests in Indien mit 2000 Teilnehmern, über die *The Lancet*, die führende britische Medizinzeitschrift, im Jahr 2009 berichtete, waren zwar vielversprechend, doch Experten sind skeptisch, ob der Nutzen wirklich so groß ist. Der Pharmakologe und Ex-Chef der Berliner Charité Detlev Ganten sagte dazu in einem *Spiegel*-Interview ironisch: „Man schluckt diese Pille und muss sich um nichts mehr kümmern, man kann übergewichtig sein und nach Lust und Laune gesundheitlich sündigen, die Pille wird's schon richten."

AKTIV WERDEN

Je mehr Sie über Arteriosklerose wissen – von den Anfängen bis zur kardiovaskulären Erkrankung –, desto größer sind Ihre Chancen, ihr vorzubeugen, sie zu stoppen oder sogar rückgängig zu machen. Wie Sie wissen, kann Schaden häufig verhindert werden, wenn man seinen Lebensstil in relativ kleinen und einfachen Schritten ändert, die für die Gesundheit von entscheidender Wichtigkeit sein können.

Wenn Sie wissen, womit Sie es zu tun haben, und akzeptieren, dass ein solches Krankheitsereignis jeden von uns treffen kann, ist der erste Schritt getan. In Schritt 2 zeigen wir Ihnen, wie Sie einen Notfall erkennen, und erklären, was Sie tun können, um Ihr Leben oder das eines anderen zu retten.

Später werden Sie eine Menge darüber erfahren, wie Sie Ihre eigene Anfälligkeit für kardiovaskuläre Krankheiten richtig einschätzen, sodass Sie einen Plan zur Änderung Ihres Lebensstils aufstellen können. Wenn Sie sich für einen gesünderen Lebensstil entscheiden, haben sie viel dafür getan, Ihr Risiko für einen Herzinfarkt oder einen Schlaganfall zu minimieren.

Irrtum X

KARTOFFELN GELTEN ALS GEMÜSE

Nein, gelten sie nicht – zumindest nicht, was die fünf Portionen Obst und Gemüse angeht, die als tägliches Minimum zum Schutz gegen Herzinfarkt und Schlaganfall empfohlen werden. Kartoffeln schmecken gut und sind gesund (wenn nicht frittiert), aber sie sind stärkehaltige Kohlenhydrate, wie Reis oder Brot.

Die Deutsche Gesellschaft für Ernährung (DGE) empfiehlt, täglich 400 Gramm Gemüse gegart oder roh sowie 250 Gramm Obst zu verzehren. Eine Portion Obst oder Gemüse kann durch ein Glas reinen Fruchtsaft ersetzt werden. Dosen- oder Tiefkühlgemüse, auch getrocknete Früchte zählen dazu. Die Auswertung einer großen europäischen Langzeitstudie (EPIC-Studie) zeigte zudem, dass ein hoher Obst- und Gemüseverzehr einer Gewichtszunahme entgegenwirkt. Ratschläge, wie Sie mehr Obst und Gemüse in Ihren Speiseplan einbauen können, finden Sie in Schritt 5.

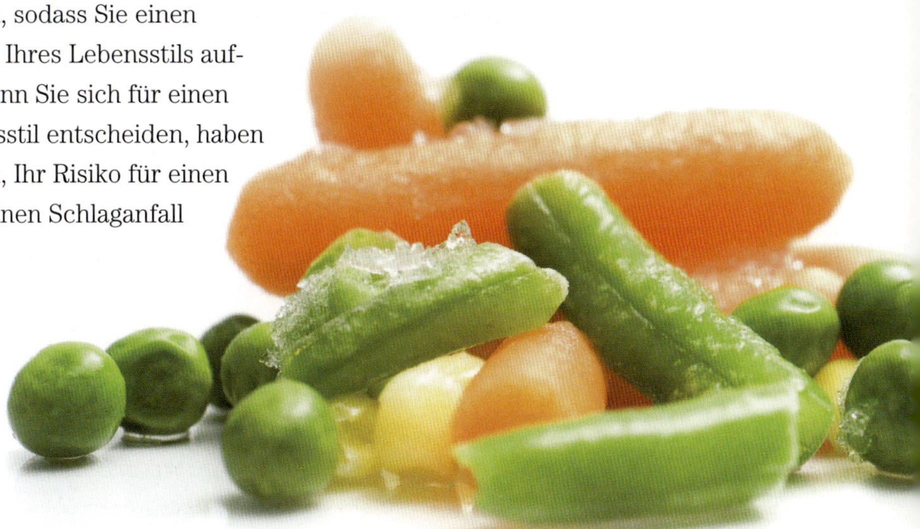

Tiefgefrorenes Gemüse zählt als eines der empfohlenen „fünf pro Tag".

Aktionsplan
SCHRITT 2

Egal wie gut man sich über Herzinfarkt und Schlaganfall informiert hat – tritt das Ereignis tatsächlich ein, so ist dies immer ein fundamentaler Schock und ein Wettlauf mit der Zeit.

Lernen Sie deshalb in Schritt 2 die Alarmsignale kennen, und erfahren Sie, welche Sofortmaßnahmen man ergreifen sollte, um das eigene Leben oder das eines anderen Menschen zu retten.

Auf Alarmsignale achten

Alle zwei Minuten erleidet ein Mensch in Deutschland einen Herzinfarkt, und alle drei Minuten bekommt jemand einen Schlaganfall. Was ist, wenn es eine Person trifft, die Ihnen nahe steht? Oder Sie selbst? Wissen Sie, was dann zu tun ist? Deshalb erfahren Sie in Schritt 2, wie man die ersten Anzeichen erkennt und wie man im Falle eines Falles reagieren muss.

Zahlreiche Studien zeigen, dass viele Menschen die Vorzeichen eines Herzinfarkts nicht kennen und dadurch ihr Leben oder das eines Mitmenschen in Gefahr bringen können, weil sie nicht richtig und nicht unverzüglich handeln. Das gleiche gilt für den Schlaganfall; eine zügige Behandlung kann nicht nur ein Leben retten, sondern auch bleibende Schäden verhindern.

Die folgenden Seiten bieten Informationen, die Ihnen in einem Notfall helfen können, richtig zu entscheiden. Sie erfahren, wie man Alarmsignale erkennt, was man im Ernstfall sofort unternehmen sollte, warum rasche ärztliche Hilfe lebenswichtig ist und welche medizinischen Behandlungsmethoden es gibt – von Medikamenten, die Blutgerinnsel auflösen, bis zu Operationen, die Folgeschäden verhindern oder zumindest abmildern können.

BLOCKIERTE BLUTVERSORGUNG

Wie in Schritt 1 erklärt, haben die meisten Herzinfarkte und Schlaganfälle vergleichbare Ursachen. Der dem Infarkt folgende Schaden ergibt sich in der Regel aus einer Unterbrechung der Blutversorgung. Zellen sterben ab, weil sie nicht mehr ausreichend Sauerstoff und Nährstoffe erhalten.

Geschieht das im Herzen, können Teile des Herzmuskels absterben, weil die Blutzufuhr zu den Muskelzellen nicht mehr gewährleistet ist. Dies schwächt das Herz dauerhaft. Manchmal wird der Herzrhythmus unregelmäßig, oder der Herzschlag endet ganz. Bringt ein Helfer das Herz nicht schnell wieder zum Pumpen, führt die Krise innerhalb weniger Minuten zum Tod.

Weiter auf Seite 39

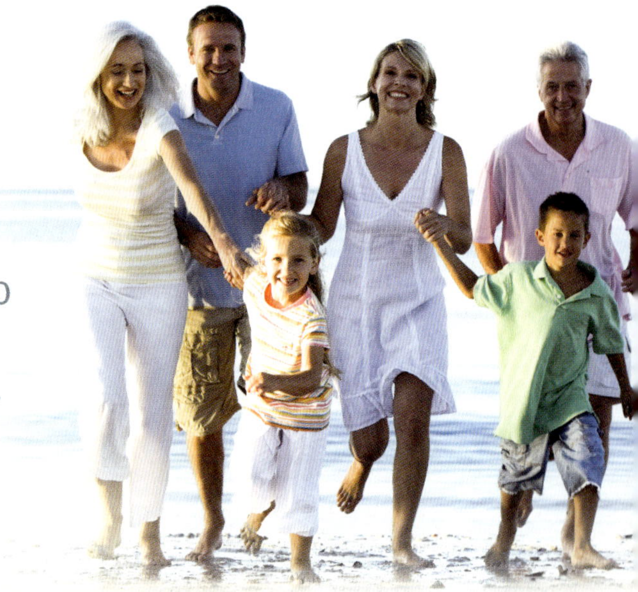

Schlaganfälle sind weitgehend vermeidbar; Ihr Risiko ist jedoch leicht erhöht, wenn bereits ein Familienmitglied betroffen war.

9 Irrtümer über Herzinfarkt und Schlaganfall

Immer wieder behauptet und trotzdem falsch – entdecken Sie, warum:

- **Keine Brustschmerzen? Dann haben Sie auch keinen Herzinfarkt Falsch.** Bei einem Herzinfarkt wird die Blutzufuhr zum Herzmuskel unterbrochen. Das kann starke Brustschmerzen zur Folge haben – muss es aber nicht: Etwa jeder dritte Betroffene, der mit einem Herzinfarkt in ein Krankenhaus eingeliefert wird, hat keine starken Brustschmerzen.
- **Bei einem Herzinfarkt spüren Sie einen plötzlichen, heftigen Schmerz Nicht immer.** Die meisten Herzinfarkte entwickeln sich langsam, mit geringen Schmerzen und Beschwerden. Nur bei manchen Menschen tritt tatsächlich ein plötzlicher, heftiger Schmerz auf.
- **Wenn Sie befürchten, einen Herzinfarkt oder Schlaganfall erlitten zu haben, rufen Sie Ihren Hausarzt an Falsch.** Rufen Sie sofort den Rettungsdienst an: D (Deutschland) 112, A (Österreich) 144, CH (Schweiz) 144 oder 112.
- **Herzinfarkte sind bei Frauen selten Falsch.** Eine Frau stirbt mit viermal größerer Wahrscheinlichkeit an einem Herzinfarkt als an Brustkrebs; nach der Menopause töten Herzinfarkte mehr Frauen als Männer.
- **Schlaganfälle lassen sich nicht vermeiden Falsch.** Schlaganfälle sind weitgehend vermeidbar. Das Rauchen aufhören, Blutdruck senken, Übergewicht abbauen, sich regelmäßig bewegen – all dies reduziert das Risiko deutlich. Eine Studie aus dem Jahr 2009 mit mehr als 20 000 Erwachsenen wies nach, dass Personen, die rauchten, übermäßig tranken, inaktiv waren oder wenig bis kein Obst und Gemüse aßen, ein doppelt so großes Schlaganfallrisiko hatten.
- **Einen Schlaganfall kann man nicht behandeln Falsch.** Sofort ins Krankenhaus! Bei der häufigsten, von einem Blutgerinnsel verursachten Schlaganfallart kann die Behandlung mit Blutgerinnsel auflösenden Medikamenten innerhalb von 4,5 Stunden (je schneller, desto besser) die Gefahr zu sterben oder dauerhaft behindert zu sein, deutlich reduzieren.
- **Schlaganfälle treffen nur ältere Leute Falsch.** Im Gegenteil, über ein Viertel der Schlaganfälle trifft Menschen, die jünger als 65 Jahre sind.
- **Schlaganfälle liegen nicht in der Familie Falsch.** Ihr Risiko ist höher, wenn ein Familienmitglied einen Schlaganfall erlitten hat, vor allem, wenn er oder sie zu hohen Blutdruck hatte.
- **Erholung von einem Schlaganfall ist nur in den ersten Wochen möglich Falsch.** Zwar werden die größten Fortschritte in den ersten Wochen erzielt. Aber selbst Monate, ja Jahre danach sind Verbesserungen möglich, wenn Behandlung und Rehabilitation frühzeitig beginnen.

Bei einem Schlaganfall geschieht Vergleichbares: Hirnzellen sterben ab, weil sie nicht mit Blut versorgt werden, und das Gehirn ist nicht mehr in der Lage, bestimmte Befehle an Körperteile oder Organe zu geben. Wird der Blutstrom nicht schnell wiederhergestellt, beginnen Zellen in dem betroffenen Gehirnareal abzusterben, und der dadurch verursachte Schaden – beispielsweise am Sprachvermögen – kann irreparabel sein.

Sofort handeln

Warum erkennen so viele Menschen, die einen Herzinfarkt erleiden, nicht, was mit ihnen geschieht? Zum einen sind die Symptome nicht eindeutig, zum anderen glauben manche Menschen, vor allem die fitten und aktiven, einfach nicht, dass ein Herzinfarkt sie treffen könnte, und so stirbt einer von drei Herzinfarktpatienten, ehe er das Krankenhaus erreicht. Viele Leben hätten gerettet werden können, hätte der Patient oder jemand in seiner Nähe die Alarmzeichen erkannt, denn rasches Handeln erhöht die Überlebenschancen deutlich. Lesen Sie also auf den folgenden Seiten, welches die häufigsten, aber auch die selteneren Symptome sind, die einen Herzinfarkt oder einen Schlaganfall ankündigen.

Fragen & Antworten

Ich habe Angina pectoris. Wie erkenne ich einen Herzinfarkt?

Die meisten durch Angina pectoris verursachten Schmerzen werden durch Ruhe gemildert. Wenn Sie also Brustschmerzen haben, die beginnen, wenn Sie sitzen, oder sich nicht bessern, wenn Sie mit dem, was Sie gerade tun, aufhören, könnte dies ein Herzinfarkt sein. Sind die Schmerzen heftiger als sonst oder dauern sie länger an als 20 Minuten und halten sie nach der Einnahme Ihrer Medikamente an, sollten Sie einen Rettungswagen rufen; weitere Symptome sind Übelkeit und Schweißausbruch.

WAS IST „TIA"?

Wenn der Verdacht auf einen Schlaganfall besteht, muss der Betroffene unverzüglich ins Krankenhaus, wo die Ärzte untersuchen, wie schwer der Schaden ist und was ihn verursacht hat. Danach entscheiden sie über die richtige Behandlung, um eine dauerhafte Behinderung zu verhindern.

Manchmal verschwinden Schlaganfallsymptome nach ein paar Minuten oder Stunden, ein Ereignis, das sich TIA (transitorische oder vorübergehende ischämische Attacke) nennt; eine TIA muss ebenfalls umgehend medizinisch behandelt werden, denn sie wird von einer vorübergehenden Durchblutungsstörung in einem Teil des Gehirns verursacht. Eine TIA ist ein Vorbote: Ohne Behandlung, schätzt man, erleidet jeder vierte TIA-Patient innerhalb eines Monats einen schweren Schlaganfall. Deshalb sollte man unbedingt gleich nach Auftreten der Symptome einen Arzt aufsuchen.

DER HAUSNOTRUF

Wenn Sie allein leben und befürchten, dass niemand zur Stelle sein könnte, wenn Sie einen Herzinfarkt oder Schlaganfall erleiden, erkundigen Sie sich bei Ihrem Arzt, dem Roten Kreuz oder einem Hilfsdienst wie den Maltesern oder Johannitern nach einem Hausnotrufsystem. Man rüstet Sie dann mit einem „Panikknopf" aus, der z. B. am Handgelenk getragen wird und über den Sie rund um die Uhr mit einer Zentrale verbunden sind. Wenn Sie den Knopf drücken, wird automatisch Hilfe organisiert.

Der Herzinfarkt

Ein Herzinfarkt kann durch gerissene Plaques (siehe S. 19) entstehen, die den Verschluss einer Koronararterie verursacht haben, oder durch ein anderes Ereignis, das die Blutversorgung des Herzmuskels unterbricht. Ein solcher „Myokardinfarkt", abgekürzt MI, weist darauf hin, dass Zellen des Herzmuskels (Myokard) wegen mangelnder Durchblutung (Infarkt) abgestorben sind. Im schlimmsten Fall kommt es zum Herzstillstand. Bei schneller Hilfe kann die Beschädigung des Herzmuskels begrenzt werden. Wird der Blutstrom rechtzeitig wieder hergestellt, ist sogar eine vollständige Erholung möglich. Ist ein Teil des Herzmuskels dauerhaft geschädigt, bleibt Narbengewebe zurück, und es kann zu dauerhafter Kurzatmigkeit kommen.

Achtung!

AUCH OHNE SCHMERZEN IN DER BRUST KANN ES EIN INFARKT SEIN

Menschen erleben einen Herzinfarkt auf unterschiedliche Weise. In einer amerikanischen Vierjahresstudie, die 400 000 Patienten erfasste, hatte jeder Dritte, der mit einem Herzinfarkt ins Krankenhaus eingeliefert wurde, keine Schmerzen in der Brust. Bei Frauen und Diabetikern ist dieses so typische Symptom am seltensten. Die Deutsche Herzstiftung weist darauf hin, dass sich ein Herzinfarkt bei Frauen häufiger mit schwerer Kurzatmigkeit, Übelkeit, Erbrechen oder Beschwerden im Oberbauch bemerkbar macht.

DIE RICHTIGE BEHANDLUNG

Manchmal kann ein Herzinfarkt den Fluss der elektrischen Impulse stören, die den Herzschlag erzeugen und die regelmäßigen Kontraktionen des Herz-

Weiter auf Seite 43

Richtig handeln bei Herzinfarkt

Es ist nicht immer einfach zu sagen, ob jemand gerade einen Herzinfarkt erleidet. Aber Ihr Eingreifen kann Leben retten. Auch wenn Sie sich nicht sicher sind, rufen Sie sofort den Notruf an (D 112, A 144, CH 144 oder 112), und äußern Sie den Verdacht auf Herzinfarkt. Die Fahrer wissen, welche Kliniken auf Herzkrankheiten spezialisiert sind. Rufen Sie den Rettungswagen lieber einmal zu oft als gar nicht oder zu spät.

WENN ES UM SEKUNDEN GEHT

Die Forschung hat gezeigt, dass eine Behandlung innerhalb einer Stunde nach Auftreten der Symptome das Sterberisiko senkt und die Schäden am Herzen begrenzt. Kardiologen sprechen dabei von einem Zeitfenster für die Behandlung, das zwischen 20 Minuten und einer Stunde liegt. Sollten Sie vermuten, dass jemand einen Herzinfarkt erlitten hat, so müssen Sie innerhalb von fünf Minuten den Rettungswagen rufen.

TYPISCHE SYMPTOME:

- Schmerzen im mittleren Brustbereich
- Beklemmungs- und Engegefühl in der Brust – oft für eine Magenverstimmung gehalten
- Schmerzen, die bis in die Arme, den Hals oder den Kiefer ausstrahlen
- Übelkeit, Erbrechen
- Unruhegefühl bis hin zu Todesangst
- Schweißausbrüche, Kältegefühl und feuchtkalte Haut
- Kurzatmigkeit

WENIGER TYPISCHE SYMPTOME:

- Druckgefühl in der Brust
- Allgemeines Unwohlsein, verbunden mit Brustschmerzen
- Brustschmerzen, die in den Rücken und in den Oberbauch ausstrahlen
- Benommenheit, Schwäche- oder Schwindelgefühl, verbunden mit Brustschmerzen
- (Frauen:) Schmerzen im Rücken, Kiefer oder Oberbauch oder unerklärliche Müdigkeit

DIE SYMPTOME SIND NICHT IMMER EINDEUTIG

Die Symptome sind von Patient zu Patient unterschiedlich. Bei Frauen sind sie oft nicht eindeutig. Diabetiker erleiden eher einen „stummen" Infarkt ohne Brustschmerzen; stattdessen leiden sie unter Atemnot, Übelkeit und Schwäche, oder sie verlieren das Bewusstsein.

Gefahr am frühen Morgen

Vielleicht denken Sie, dass Herzinfarkte und Schlaganfälle meist abends auftreten, wenn man ermüdet ist. In Wahrheit kommt es dazu am häufigsten in den frühen Morgenstunden. Herzinfarkte treten 40 Prozent häufiger zwischen 6 Uhr morgens und 12 Uhr mittags auf als zu anderen Tageszeiten. Auch über 45 Prozent der Schlaganfälle ereignen sich in diesen Stunden. Ebenso sind akute Herztode am Morgen um 29 Prozent wahrscheinlicher. Schwere Herzrhythmusstörungen, Tod durch Herzversagen und geplatzte Aortenaneurysmen folgen einem ähnlichen Schema.

Die ersten Stunden nach dem Aufwachen sind gefährlich, weil sich der Spiegel der Stresshormone wie Adrenalin und Cortisol sowie des männlichen Hormons Testosteron am frühen Morgen erhöht, um Körper und Geist auf den Tag vorzubereiten. Die Herzfrequenz und der Blutdruck steigen. Austrocknung über Nacht und eine zunehmende „Klebrigkeit" der Blutplättchen erhöhen die Wahrscheinlichkeit von Blutgerinnseln, während die Wirkung von Medikamenten nachgelassen haben kann.

Stehen Sie langsam auf. Strecken Sie sich ausgiebig, machen Sie ein paar Übungen zum Aufwärmen. Vermeiden Sie plötzliche Anstrengungen, wenn Sie nicht besonders fit sind, vor allem bei sehr kaltem Wetter (auch das kann Herzinfarkt oder Schlaganfall auslösen).

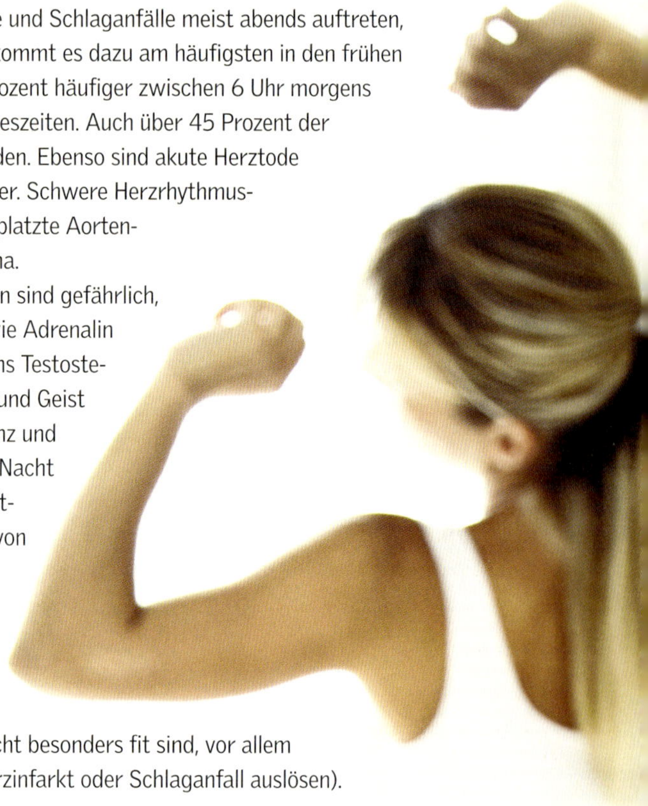

Räkeln Sie sich morgens, stehen Sie langsam auf.

Es ist auch wichtig, sich nicht über Probleme am Arbeitsplatz oder Frust im Verkehr aufzuregen. Sehen Sie sich die Antistress-Techniken in Schritt 9 an. Besprechen Sie mit Ihrem Arzt, ob alle Medikamente, die Sie einnehmen, die Nacht über ausreichen, und achten Sie darauf, dass Sie Ihre letzten Tagesdosen zeitlich entsprechend einnehmen.

Fragen & Antworten

Ich habe Bluthochdruck und gehe morgens gern laufen. Erhöhe ich damit mein Risiko eines Herzinfarkts?

Nicht, wenn Sie regelmäßig sportlich aktiv sind. Nur plötzliche, ungewohnte Anstrengungen sind eine große Gefahr für die Gesundheit. In einer US-amerikanischen Studie mit Patienten, die einen Herzinfarkt erlitten hatten und später an einem Rehabilitationsprogramm teilnahmen, ließ man eine Gruppe um 7.30 Uhr morgens Sport treiben, eine andere um 15 Uhr nachmittags. Es ergab sich kein signifikanter Unterschied in der Komplikationsrate. Die Patienten machten immer erst Stretching- und Aufwärmübungen, bevor sie körperlich aktiv wurden, und gönnten sich danach eine Abkühlphase. Damit befolgten sie eine goldene Regel für jeden, der Sport treibt (siehe Schritt 7).

muskels auslösen, die das Blut durch den Körper treiben. Es entwickeln sich Herzrhythmusstörungen (Arrhythmien).

Arrhythmien treten meist in den ersten drei bis sechs Stunden nach einem Herzinfarkt auf. Manche verlaufen milde, andere können Herzklopfen, Benommenheit, Brustschmerzen, Kurzatmigkeit oder Müdigkeit verursachen. Schwere Arrhythmien können lebensbedrohlich sein – ein weiterer Grund, sofort den Rettungswagen (Notruf: D 112, A 144, CH 144 oder 122) zu rufen. Im Krankenhaus können Arrhythmien behandelt werden. Ist der Herzmuskel allerdings bereits stark geschädigt, kann das Herz nicht mehr kräftig genug pumpen, sodass Atemnot auftritt und sich Flüssigkeit in der Lunge sammelt. Dann ist ein Herzversagen möglich.

Wichtig

ASPIRIN

Die Einnahme einer 300-mg-ASS-Tablette, z. B. Aspirin®, vor dem Eintreffen des Rettungswagens kann helfen, den durch einen Herzinfarkt verursachten Schaden so gering wie möglich zu halten. Acetylsalicylsäure (ASS) verringert die „Klebrigkeit" der Blutplättchen und kann die Ausdehnung eines Blutgerinnsels stoppen.

Aspirin® darf aber nicht bei Verdacht auf einen Schlaganfall genommen werden. Es könnte einen hämorrhagischen – durch eine Hirnblutung verursachten – Schlaganfall verschlimmern.

- Nehmen Sie keine Acetylsalicylsäure, wenn Sie allergisch darauf reagieren oder ein gerinnungshemmendes Medikament einnehmen.
- Hat jemand einen Herzinfarkt erlitten, klären Sie, dass die Person nicht allergisch auf Aspirin® reagiert, und verabreichen Sie erst dann eine Tablette.
- Sind Sie allein, nehmen Sie ASS nur ein, wenn Sie Tabletten in Reichweite haben. Suchen Sie nicht danach – Sie müssen sich ruhig verhalten.

Ein Herzversagen wird anhand der Symptome und unter Einsatz verschiedener Tests in kürzester Zeit diagnostiziert und im Krankenhaus wirkungsvoll mit Medikamenten behandelt, die weiteren Schaden am Herzmuskel verhindern. Manchmal wird eine Bypass-Operation erforderlich, die den ungehinderten Blutfluss wiederherstellt.

Aspirin verringert die „Klebrigkeit" der Thrombozyten. Diese Blutplättchen spielen im Körper eine wichtige Rolle bei der Blutgerinnung.

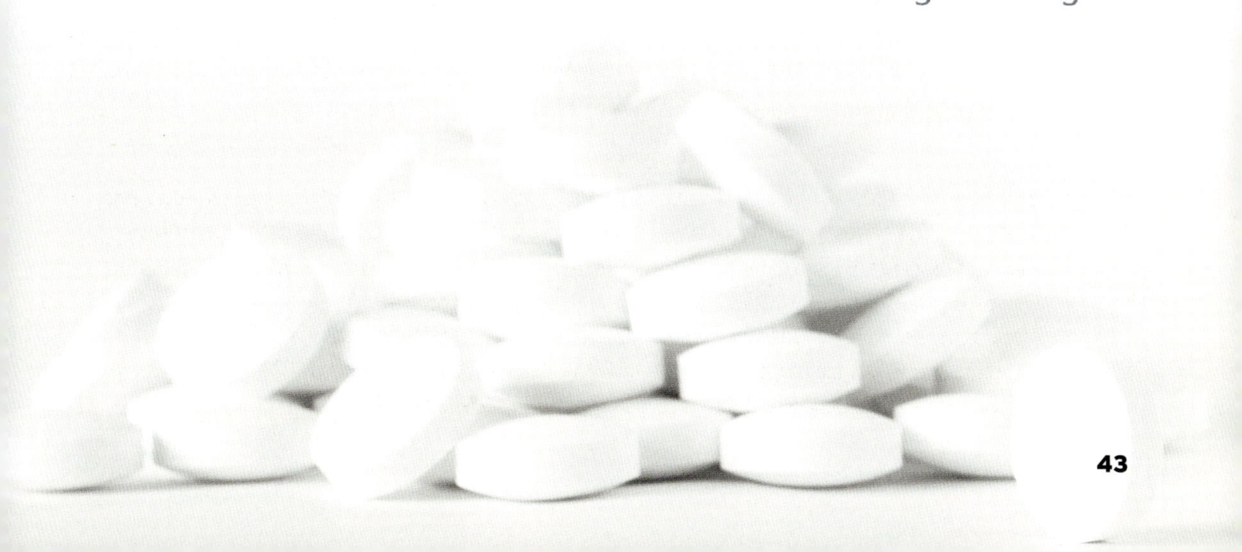

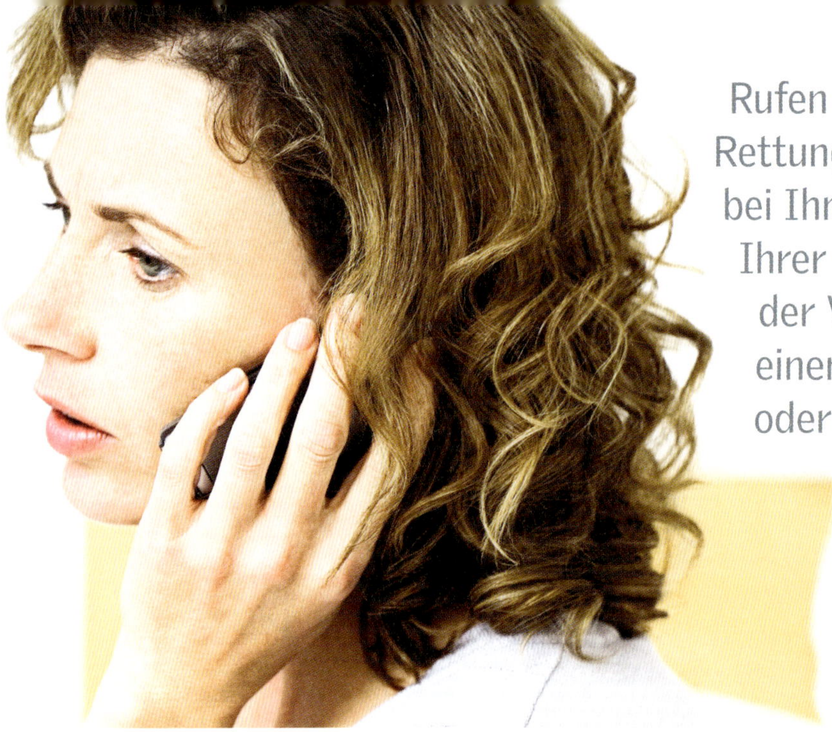

Rufen Sie sofort den Rettungswagen, wenn bei Ihnen oder einem Ihrer Mitmenschen der Verdacht auf einen Herzinfarkt oder Schlaganfall besteht.

Was geschieht bei einem Schlaganfall?

Es gibt zwei Hauptarten von Schlaganfall. Jede erfordert eine spezielle Behandlung, sodass Ärzte so schnell wie möglich feststellen müssen, um welche Art es sich handelt. Die häufigste Art ist ein ischämischer Schlaganfall. Er ähnelt einem Herzinfarkt: Ein Blutpfropf verstopft eine Arterie im Gehirn und unterbricht die Blutversorgung der Hirnzellen, die Funktionen wie Sprache oder Bewegung steuern. Die zweite Art, der hämorrhagische Schlaganfall, tritt ein, wenn eine Arterienwand platzt und eine Hirnblutung auslöst. In beiden Fällen können die Hirnzellen des Patienten nicht mehr ihre normalen Kontrollfunktionen ausüben. Falls nicht unverzüglich eingegriffen wird, sterben Hirnzellen ab, was zu dauerhafter Behinderung führt.

IM INNERN DES GEHIRNS

Schäden an den Verbindungen zwischen Gehirnzellen setzen innerhalb von drei Minuten nach Eintritt des Schlaganfalls ein. Bei einer sofortigen Behandlung zur Wiederherstellung des Blutflusses können jedoch 94 Prozent dieser Verbindungen repariert werden.

Deshalb ist es entscheidend, dass ein Schlaganfallopfer schnellstmöglich in ein Krankenhaus eingeliefert wird. Je eher eine Behandlung erfolgt, desto besser stehen die Chancen auf eine vollständige Genesung.

Weiter auf Seite 47 ➤

Richtig handeln bei Schlaganfall

Wenn Sie vermuten, dass Sie einen Schlaganfall erleiden oder jemand in Ihrer Nähe betroffen ist, fordern Sie per Notruf sofort einen Rettungswagen an. Äußern Sie deutlich Ihren Verdacht auf Schlaganfall. Nennen Sie die Adresse. Der Rettungswagen bringt Sie oder den Betroffenen in das nächste Krankenhaus, möglichst eines mit einer Abteilung für Schlaganfallbehandlung.

HANDELN SIE SCHNELL

Die Folgen eines Schlaganfalls können in fast jedem Körperteil zu spüren sein. Der Betroffene ist vermutlich extrem verwirrt, kann nicht wahrnehmen, was geschieht, und nicht handeln. Oft liegt es bei der Familie, bei Freunden oder dem Pflegepersonal, einen Schlaganfall zu erkennen und schnell Hilfe zu holen.

AUS HEITEREM HIMMEL

Ein Schlaganfall tritt plötzlich auf. US-Mediziner haben einen Test entwickelt, mit dem auch Laien innerhalb kürzester Zeit die drei wichtigsten Schlüsselsymptome erkennen. Diese drei Fragen sollten Sie im Ernstfall schnellstmöglich klären:

Gesicht: Kann der Betroffene lächeln? (Achten Sie auch darauf, ob ein Auge oder ein Mundwinkel hängen.)

Arme: Kann der Betroffene beide Arme heben?

Sprache: Kann der Betroffene deutlich sprechen und verstehen, was Sie sagen?

Ist die Antwort auf eine oder mehr dieser Fragen NEIN:

Notruf anrufen (D 112, A 144, CH 144 oder 112)!

ANDERE MÖGLICHE SYMPTOME:

- Verwirrung oder Verständnisschwierigkeiten
- Schwäche, Lähmung oder Taubheit in einer Körperseite
- Doppeltes oder verwischtes Sehen, Verlust der Sehkraft in der Hälfte des Sehfeldes
- Schwierigkeiten beim Laufen, Verlust von Gleichgewicht und Koordination
- Plötzlich auftretende, extrem quälende Kopfschmerzen

SO WAR ES BEI HELMUT S.

Schnell reagiert

Helmut S. wird immer dankbar dafür sein, dass jemand die Warnsignale seines Schlaganfalls kannte. Weil Martina P. – damals seine Freundin, heute seine Ehefrau – unverzüglich handelte, kam er innerhalb von 40 Minuten ins Krankenhaus, also gut innerhalb der 4,5 Stunden, in denen die Behandlung mit Medikamenten, die das Blutgerinnsel im Gehirn auflösen, am wirkungsvollsten ist.

„Wir waren am Abend zuvor bei Freunden", erzählt Helmut, „und hatten ziemlich viel Wein getrunken. Als ich am nächsten Morgen aufstand, fühlte ich mich, als sei ich noch betrunken. Ich lallte etwas und hatte Kopfschmerzen." Martina fährt fort: „Wir setzten uns an den Frühstückstisch, und er legte seinen Kopf auf meine Schulter. Als er sich wieder aufrichtete, hing eine Seite seines Gesichts herab."

Zum Glück hatte Martina gerade in einer Zeitschrift etwas über die Warnsignale eines Schlaganfalls gelesen. Sie bat Helmut sofort, beide Arme hochzuheben. „Er konnte seinen linken Arm nicht heben. Und er konnte nicht aufstehen, weil sein linkes Bein einknickte."

Martina befürchtete, dass man die Symptome für einen Kater halten würde, wenn sie Helmut in die Notaufnahme brächte. Er war ja auch erst 30 Jahre alt. „Ich hielt es für einen Schlaganfall, aber das konnte man ja kaum glauben." Sie rief die 112 an.

„Das Zeitfenster, in dem ein Schlaganfall erfolgversprechend therapiert werden kann, ist kurz. Deshalb muss unbedingt schnell gehandelt werden."

„Ich schilderte die Symptome, und nach wenigen Minuten war der Rettungswagen da. Wir haben in der Nähe eine Klinik, die auf Schlaganfälle spezialisiert ist. Dahin haben sie ihn gebracht." Helmut wurde mit einem Medikament behandelt, das das Blutgerinnsel auflöste. „Vor dem Schlaganfall hatte Helmut viel Stress gehabt", sagt Martina. Das könnte eine Rolle gespielt haben. „Er machte sich Sorgen um sein Geschäft und arbeitete sehr lange." Seither ist Helmut gezwungen, die Dinge leichter zu nehmen. Doch er hat noch Probleme mit dem Gedächtnis und der Konzentration.

„Bei einem Verdacht auf Schlaganfall dürfen Sie nicht denken, man würde Sie nicht ernstnehmen", ist das Paar überzeugt. „Das Zeitfenster, in dem ein Schlaganfall mit guten Aussichten auf Erfolg therapiert werden kann, ist kurz. Deshalb muss man schnell handeln."

Während Sie auf Hilfe warten

Denken Sie daran, dass die meisten Menschen einen Herzinfarkt oder einen Schlaganfall überleben. Nachdem man den Notruf (D 112, A 144, CH 144 oder 112) gewählt hat, lassen sich die Genesungschancen erhöhen, wenn man genau weiß, was zu tun ist. Ob Sie nun selbst betroffen sind oder ein Mensch in Ihrer Nähe – wichtig ist, dass alle Anwesenden Ruhe bewahren.

WENN SIE SELBST BETROFFEN UND ALLEIN ZU HAUSE SIND

- Öffnen Sie die Haustür, damit jemand in die Wohnung kann.
- Setzen Sie sich hin.
- Legen Sie das Telefon neben sich.
- Essen oder trinken Sie nichts außer einigen Schlückchen Wasser.
- Rufen Sie jemanden, der mit Ihnen wartet.

WIE SIE EINER ANDEREN PERSON HELFEN KÖNNEN

- Bleiben Sie bei dem Betroffenen.
- Helfen Sie ihm oder ihr, sich bequem hinzusetzen oder zu legen.
- Merken Sie sich die Uhrzeit; dies wird für die Ärzte hilfreich sein.
- Beruhigen Sie den Betroffenen; sagen Sie, dass der Rettungswagen unterwegs ist.
- Der Patient darf nichts essen oder trinken außer einigen Schlückchen Wasser. Hat die Person Medikamente bei sich, die er oder sie in einem solchen Fall nehmen soll, verabreichen Sie sie sofort.
- Falls Sie mit dem Betroffenen in seiner Wohnung sind, lassen Sie die Haustür offen.
- Packen Sie sämtliche Medikamente ein, um sie dem Rettungsarzt oder den Sanitätern mit ins Krankenhaus zu geben.
- Übergibt sich der Patient, drehen Sie seinen Kopf zur Seite, damit er nicht erstickt.
- Ist die Person bewusstlos, bringen Sie sie in die stabile Seitenlage (siehe S. 48). Achten Sie auf die Atmung, um zu sehen, ob eine Reanimation nötig ist.

Wichtig

DIE SCHLAGANFALL-ABTEILUNG

Wenn bei Ihnen oder bei jemandem, der Ihnen nahe steht, Verdacht auf einen Mini-Schlaganfall oder Schlaganfall besteht, ist es wichtig, in eine Klinik zu kommen, die über eine auf Schlaganfälle spezialisierte Abteilung verfügt („Stroke Unit"). Dort gibt es ein ausgebildetes Team von Ärzten, Pflegern und Therapeuten, was die Aussichten auf Genesung stark verbessern kann.

Schlaganfälle sind immer Notfälle. Liegt eine Gehirnblutung vor, wird so schnell wie möglich operiert. Ist ein Blutgerinnsel die Ursache, verbessern thrombolytische Medikamente, die innerhalb von vier bis fünf Stunden nach Eintritt der Symptome verabreicht werden, die Chance auf eine volle Genesung beträchtlich. Je eher solche Medikamente gegeben werden, desto besser.

Stabile Seitenlage

Ist der Betroffene bewusstlos, atmet aber, muss er in die stabile Seitenlage gebracht werden. So werden die Atemwege frei gehalten, und der Patient wird vor dem Ersticken bewahrt. Legen Sie den Ihnen zugewandten Arm angewinkelt nach oben, und kreuzen Sie den anderen Arm vor der Brust. Stützen Sie den Kopf ab, und ziehen Sie den Bewusstlosen vorsichtig zu sich hin auf die Seite. Dabei ruht der Kopf auf dem Arm, der unter der Brust liegt. Beugen Sie das obere Bein, damit der Betroffene stabil in der Seitenlage bleibt. Prüfen Sie regelmäßig Puls und Atmung, bis ärztliche Hilfe eintrifft.

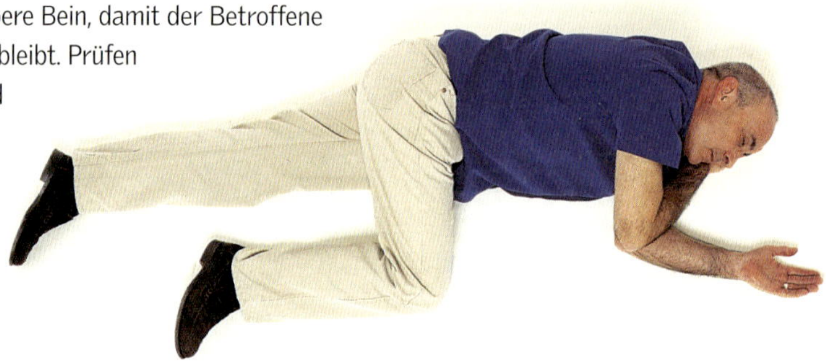

Lebensrettende Kenntnisse

Bricht jemand mit einem Herzinfarkt oder Herzstillstand zusammen, sind seine Überlebenschancen doppelt so hoch, wenn ein Anwesender sofort mit einer Herz-Lungen-Wiederbelebung (HLW) beginnt, damit das Herz weiter schlägt. Setzt das Herz aus, kann der Patient ohnmächtig werden und innerhalb von Minuten sterben. Mit der HLW wird Zeit gewonnen. Den Sanitätern im Rettungswagen gelingt es dann vielleicht, das Herz mittels einer Defibrillation (eines Elektroschocks) wieder zum Schlagen zu bringen.

Zur konventionellen HLW gehören die Herzdruckmassage, damit weiter Blut durch das Herz gepumpt wird, und die Mund-zu-Mund-Beatmung. Die neuen Richtlinien des Europäischen Rats für Wiederbelebung empfehlen Laienhelfern nur die Druckmassage.

HILFE OHNE MUND-ZU-MUND-BEATMUNG

Weniger als eine von drei Personen, die in der Öffentlichkeit einen Herzstillstand erleiden, erhalten Hilfe von einem Laien. Warum ist das so? Einige wissen nicht, was genau sie tun sollen, aber viele werden auch von der Mund-zu-Mund-Beatmung abgeschreckt. Tatsächlich haben neuere Forschungen ergeben, dass die Mund-zu-Mund-Beatmung nicht so wichtig ist, wie man früher dachte. Im Gegenteil: Die für die Beatmung erforderlichen Unterbrechungen der Druckmassage verringern offenbar die Chancen, dass der Herzschlag wieder einsetzt.

Weiter auf Seite 50

HLW, ausschließlich mit Druckmassage

1 Knien Sie sich neben den Betroffenen, und rollen Sie ihn oder sie, falls nötig, auf den Rücken. Fahren Sie mit Ihren Fingern am Rippenbogen entlang, und ertasten Sie das Ende des Brustbeins. Dann legen Sie den Zeigefinger einer Hand auf diesen Punkt. Legen Sie den Handballen der zweiten Hand genau an dieser Stelle auf das Brustbein. Ziehen Sie den Finger hervor, sodass Sie diese Hand frei haben.

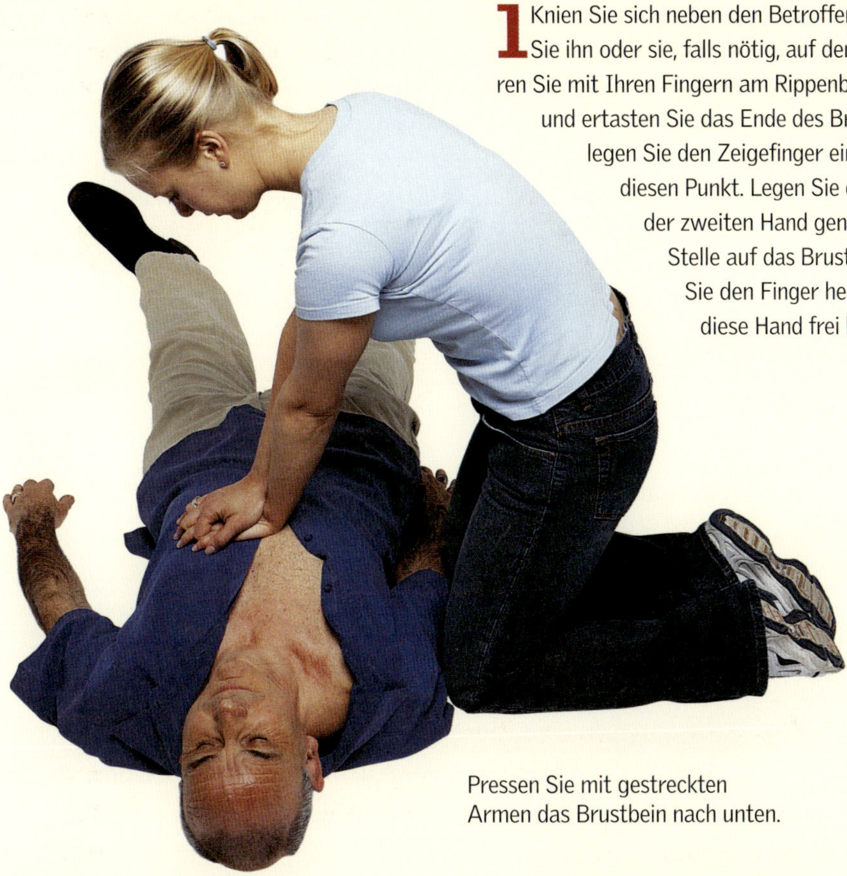

Pressen Sie mit gestreckten Armen das Brustbein nach unten.

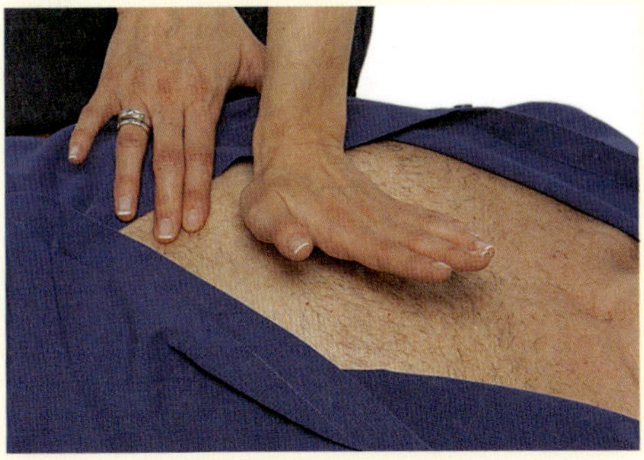

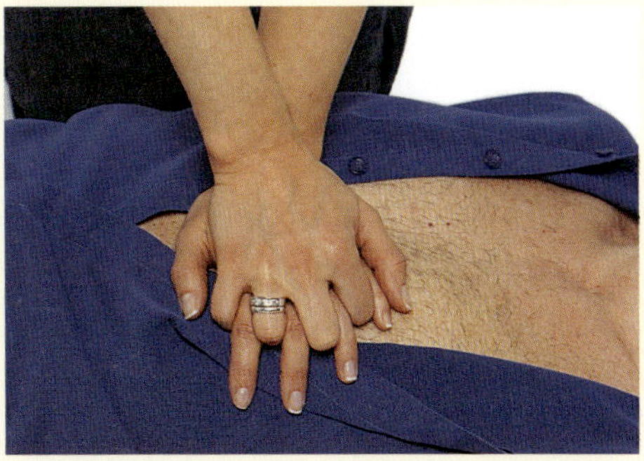

2 Legen Sie Ihre freie Hand auf die erste, und verschränken Sie die Finger Ihrer beiden Hände miteinander. Beugen Sie sich nach vorn, Ihre Schultern über dem Patienten. Strecken Sie die Arme durch, und drücken Sie nach unten. Drücken Sie das Brustbein auf etwa ein Drittel der Brusttiefe ein. Entlasten Sie das Brustbein kurz, ohne Ihre Hände wegzunehmen. Wiederholen Sie die Kompression 100-mal pro Minute, bis der Rettungswagen kommt. Das sollte nach etwa sieben Minuten der Fall sein. Wechseln sie sich, wenn möglich, mit einem anderen Helfer ab.

Expertenwissen

Die Bee Gees: „Staying alive“

Sie wissen nicht, wie schnell Sie die Druckmassage ausführen sollen? Hören Sie sich den Song „Staying Alive" der Bee Gees von 1978 an. Er hat 103 Taktschläge pro Minute, was dem idealen Rhythmus von 100 Brustkompressionen pro Minute bei der Herz-Lungen-Wiederbelebung (HLW) nahe kommt. Forscher spielten den Song 15 Ärzten und Medizinstudenten vor, die HLW an Puppen erlernten, und sagten ihnen, sie sollten das Tempo der Kompressionen diesem Rhythmus anpassen. Fünf Wochen später wurden sie ohne diese Musik getestet und gebeten, sich bei den Kompressionen an den Rhythmus von „Staying Alive" zu halten. Sie erreichten ein Kompressionstempo von 109 bis 113 Schläge pro Minute. Wenn die HLW richtig durchgeführt wird, kann dies die Überlebensrate nach einem Herzinfarkt verdreifachen – vielleicht kann „Staying Alive" dabei helfen.

Ärzte in Tokio untersuchten die Daten von 4068 Personen, die außerhalb eines Krankenhauses einen Herzstillstand erlitten hatten. Sie stellten auch die Zahl derer fest, bei denen Laienhelfer eine HLW angewendet hatten. Dreißig Tage später beurteilten sie die Schwere der Hirnschäden und stellten fest, dass die Zahl derer, die ein „günstiges neurologisches Ergebnis“ hatten, doppelt so hoch war, wenn Laienhelfer Wiederbelebungsmaßnahmen ergriffen hatten.

Maßnahme

HWL ERLERNEN ODER WIEDER ÜBEN

Wiederbelebung ist einfach – wenn man weiß, was zu tun ist. Warum es also nicht erlernen? Viele von uns haben schon einmal einen Erste-Hilfe-Kurs absolviert, zu dem auch Herz-Lungen-Wiederbelebung gehört. Dieses Wissen sollte man regelmäßig auffrischen. Kurse bieten unter anderem an: das Deutsches Rote Kreuz, der Arbeiter-Samariter-Bund, die Johanniter-Unfall-Hilfe, der Malteser Hilfsdienst und die Deutsche Lebensrettungs-Gesellschaft. In Österreich z. B. das Österreichische Rote Kreuz und der Arbeiter-Samariter-Bund, in der Schweiz das Schweizerische Rote Kreuz, das Schweizerische Sanitätskorps und die Schweizerische Lebensrettungsgesellschaft sowie das HELP-Programm der Schweizerischen Herzstiftung. Das Erlernen der Herz-Lungen-Wiederbelebung ist besonders wichtig, wenn Sie mit jemanden zusammenleben, der ein Risiko für kardiovaskuläre Krankheiten hat.

UNERWARTETE ERGEBNISSE

Am meisten erstaunte die Tatsache, dass die ausschließliche Wiederbelebung mit Herzdruckmassage bei den Betroffenen bessere Ergebnisse erbracht hatte als die volle HLW und dass sich die Zahl derer, die ohne Hirnschäden überlebten, doppelt so hoch war. Mund-zu-Mund-Beatmung erwies sich bei keiner der untersuchten Patientengruppen als Vorteil.

Deshalb empfiehlt der Europäische Rat für Wiederbelebung die Druckmassage als wichtigste Erste-Hilfe-Maßnahme und rät, die Mund-zu-Mund-Beatmung Fachkräften zu überlassen.

Weiter auf Seite 52

SO WAR ES BEI KEITH L.

Ein Leben gerettet

Als Keith L., ein 43 Jahre alter Amerikaner, an einer Bushaltestelle auf dem Berliner Ku-Damm zusammenbrach, hatte er Glück im Unglück. Denn dort stand Peter M., ein junger Sportlehrer, der gerade seinen Erste-Hilfe-Kurs aufgefrischt hatte.

„Ich sah, dass ein Mann auf dem Bürgersteig lag", erinnert sich Peter. Als er dort ankam, war Keith bereits von zwei Ersthelfern in die stabile Seitenlage gebracht worden. „Aber seine Lippen waren schon blau angelaufen, und er rang nach Luft." Peter wusste, dass das auf einen Herzstillstand hindeuten kann. Darum rollte er Keith sofort auf den Rücken und begann mit der HLW. Während er die Brustkompressionen ausführte, rief er einem der Ersthelfer zu, er solle mit der Mund-zu-Mund-Beatmung beginnen, und dem anderen, er solle sich um einen Rettungswagen kümmern.

Als dieser fünf Minuten später eintraf, wurde Peter gebeten, die Druckmassage fortzusetzen, während die Sanitäter versuchten, Keiths Herz mit einem Defibrillator und Infusionen von Medikamenten wieder in Gang zu setzen. Ein zweites Rettungsteam traf ein und übernahm die HLW. Nach dem zweiten Stromstoß setzte Keiths Herzschlag wieder ein. Auf dem schnellsten Weg wurde er ins Krankenhaus gefahren, und Peter rechnete nicht damit, je wieder von ihm zu hören.

„Seine Lippen waren schon blau angelaufen, und er rang verzweifelt nach Luft." Keiths Herz war stehen geblieben.

Doch am nächsten Tag erfuhr er, dass Keith und seine Frau versucht hatten, Kontakt zu ihm aufzunehmen. Als Peter Keith im Krankenhaus besuchte, dankte dieser ihm herzlich und sagte: „Jeder nennt mich hier ein Wunder, aber Sie sind Teil dieses Wunders."

Keiths Herz hatte 24 Minuten lang nicht geschlagen. Er machte weiterhin Fortschritte und erholte sich vollständig. Ohne Peters Wiederbelebungsversuche wäre er höchstwahrscheinlich gestorben.

„Ich war total glücklich, als ich sah, dass es ihm gut ging," sagt Peter. „Und ich war dankbar, dass ich ihm dank meiner Ausbildung das Leben retten konnte."

Wichtig

WAS DAS BLUT VERRÄT

Wenn Ärzte Symptome für einen Herzinfarkt vermuten, wissen sie, dass es auf Schnelligkeit ankommt. Als Erstes wird ein EKG (Elektrokardiogramm) gemacht, um die Herzstromkurve zu messen und Herzrhythmusstörungen oder andere Anomalitäten zu entdecken, die auf einen Herzinfarkt hinweisen. Gibt das EKG keinen eindeutigen Aufschluss, werden Blutuntersuchungen vorgenommen, die erkennen lassen, ob der Herzmuskel geschädigt ist. Solche Bluttests werden innerhalb von zwei bis drei Stunden gemacht und bis zu zwölf Stunden nach einem Verdacht auf Herzinfarkt wiederholt.

Außerdem misst man den Spiegel von Troponin, einem Enzym, das ins Blut freigesetzt wird, wenn der Herzmuskel geschädigt ist oder abstirbt. Der zweite Test überprüft die Ergebnisse des ersten. Sind die Tests positiv, erhärtet sich also der Verdacht auf einen Herzinfarkt, entscheiden die Ärzte, welches die beste Behandlung ist. Sind sie negativ, kann der Patient normalerweise nach Hause.

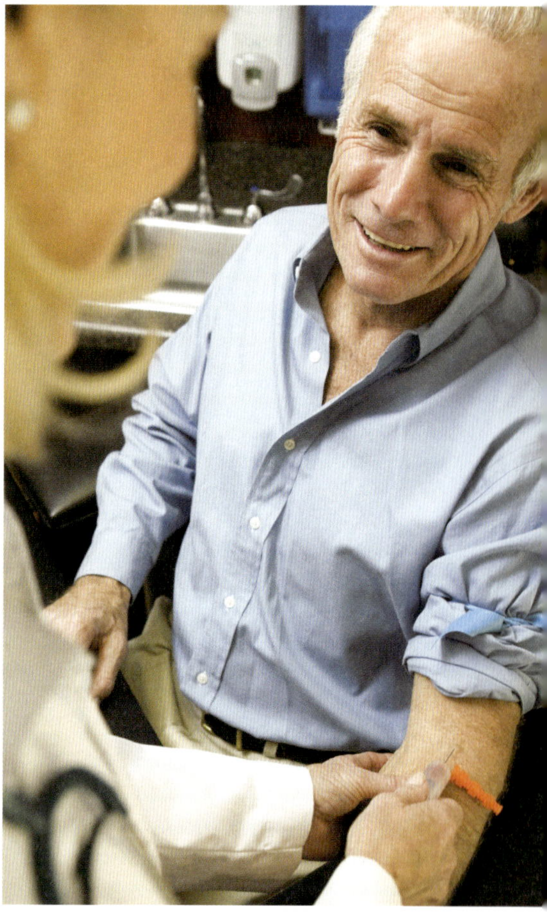

Kliniken retten Leben

Bei der Behandlung eines Herzinfarkts oder Schlaganfalls haben Ärzte drei vordringliche Ziele: Leben retten, Schmerzen lindern und den Herzmuskel oder das Gehirn vor bleibenden Schäden bewahren. Die Besatzung des Rettungswagens gibt während der Fahrt so viele Informationen wie möglich an die Klinik weiter, damit die Behandlung sofort beginnen kann.

Herzinfarkt – die Behandlung

Nachdem der Patient mit Verdacht auf Herzinfarkt auf dem schnellsten Weg ins Krankenhaus eingeliefert wurde, schließt das medizinische Personal ihn als Erstes an einen Herzmonitor an und legt einen venösen Zugang. Dann gibt man ihm Sauerstoff und schmerzlindernde Medikamente, während ein Elektrokardiogramm (EKG) angefertigt wird, aus dem die elektrische Aktivität des Herzens ersichtlich ist. Das medizinische Personal

Lebensrettende Operationen

ANGIOPLASTIE

Erreichen Sie das Krankenhaus innerhalb von drei bis vier Stunden, versuchen die Ärzte vielleicht, Ihre verstopften Koronararterien mechanisch zu öffnen. Das nennt sich Angioplastie und ist das bevorzugte Verfahren, wenn die Zeit reicht. Ein Katheter, ein dünner Schlauch mit einem Ballon an der Spitze, wird in Ihre Leiste eingeführt und bis zur Koronararterie vorgeschoben. Ein Kontrastmittel wird eingespritzt, sodass die Lage des Verschlusses auf einem Röntgen-Video (Angiogramm genannt) sichtbar wird. Der Ballon wird aufgeblasen, um die Arterie zu erweitern. Dann wird der Schlauch wieder herausgezogen. Häufig wird noch ein kleines Drahtgeflecht, ein Stent, implantiert. Er soll die Arterie offen halten. Einige Stents setzen Medikamente frei, damit das Gefäß offen bleibt.

BYPASS-OPERATION

Mit einer Angioplastie lassen sich etwa 90 Prozent der verstopften Arterien wieder öffnen. Sie lindert schnell die Schmerzen und kann den Schaden am Herzmuskel verringern. Wenn jedoch Ihre Hauptarterie verstopft ist, Sie mehrere Verschlüsse haben oder Diabetiker sind, können Ärzte sich für eine sofortige Bypass-Operation entscheiden.

Eine Bypass-Operation wird am offenen Herzen vorgenommen. Von einer anderen Körperstelle wird ein gesundes Blutgefäß entnommen und mit Ihrer Koronararterie an jeder Seite des Verschlusses verbunden. So wird ein freier Durchgang geschaffen, durch den Blut fließen kann. Oft werden in einer Operation mehrere Bypässe gelegt.

nimmt Blut ab, damit es im Labor auf Enzyme untersucht wird, die aus dem beschädigten Herzmuskel freigesetzt werden. All dies geschieht innerhalb von Minuten. Außerdem kann der Patient Acetylsalicylsäure (ASS) oder Heparin verabreicht bekommen; beide hemmen die Blutgerinnung.

Wenn der Verdacht besteht, dass die Symptome auf Krämpfe einer Koronararterie zurückzuführen sind (siehe S. 19), wird man dem Patienten ein Medikament spritzen, das die Krämpfe löst. Ist der Herzrhythmus nicht normal, kann man Medikamente geben, einen Elektroschock vornehmen oder einen Schrittmacher einsetzen, der den Herzschlag steuert.

THROMBOLYTISCHE MEDIKAMENTE

Wenn eine Angioplastie (siehe Kasten oben) nicht sofort möglich ist, erhält der Patient ein Medikament, das den Thrombus (Blutgerinnsel) auflöst, der die Arterie verschließt. So kommt der Blutfluss wieder in Gang.

Solche thrombolytischen Medikamente greifen das Fibrin an, die Substanz im Blut, die das Blutgerinnsel zusammenhält. Je schneller sie verabreicht werden, desto wahrscheinlicher verhindern sie einen bleibenden

Schaden am Herzmuskel. Am wirkungsvollsten sind sie, wenn sie innerhalb der ersten drei bis vier Stunden (vorzugsweise in der ersten Stunde) nach dem Auftreten der Symptome gegeben werden. Danach verringert sich der Nutzen, weil die Zellen abzusterben beginnen.

REVOLUTION IN DER THERAPIE

Thrombolytische oder Blutgerinnsel auflösende Medikamente haben die Behandlung von Herzinfarkten revolutioniert. Die Medikamente öffnen bei ungefähr der Hälfte aller Patienten die Koronararterien wieder, reduzieren Schäden und erhöhen die Chance auf langes Überleben.

Manchmal werden thrombolytische Medikamente schon vom Notarzt im Rettungswagen verabreicht – nachdem ein EKG gemacht wurde, um die Diagnose „Herzinfarkt" abzusichern. Wenn der Patient im Krankenhaus ankommt, wird sein Zustand von Ärzten sorgfältig überwacht, da Blutgerinnsel auflösende Medikamente innere Blutungen auslösen können.

Wichtig

CHRONIKER-PROGRAMME

Wer an einer Herzerkrankung leidet, braucht eine gute Therapie, um einem erneuten Herzinfarkt oder Schlaganfall vorzubeugen. Der Arzt wird deshalb wahrscheinlich die Teilnahme an einer der Rehabilitationsmaßnahmen empfehlen, die von den Krankenkassen als „Chroniker-Programme" angeboten werden. Zu einem solchen Programm gehören ausführliche Informationen über die Krankheit, wie man damit umgeht, wie man den allgemeinen Gesundheitszustand verbessern kann, sowie regelmäßige Untersuchungen, beispielsweise der Leistungsfähigkeit des Herzens.

Untersuchungen und Behandlung erfolgen nach den aktuellsten, wissenschaftlich gesicherten Erkenntnissen. Die Maßnahmen werden meist vom Hausarzt koordiniert. Studien haben gezeigt, dass die Teilnehmer an solchen Chroniker-Programmen eine höhere Lebenserwartung haben.

Voraussetzung für die Teilnahme ist die ärztliche Diagnose einer koronaren Herzkrankheit. Antragsformulare gibt es bei den Krankenkassen oder beim behandelnden Arzt.

Schlaganfall – die Behandlung

Wer einen Schlaganfall erleidet, wird mit dem Rettungswagen in das nächstgelegene Krankenhaus gefahren, möglichst mit einer Abteilung für Schlaganfallbehandlung (Stroke Unit) oder einem spezialisierten Schlaganfall-Team.

Man misst den Blutdruck, macht ein EKG, um eventuelle Herzrhythmusstörungen festzustellen, nimmt Blut ab und untersucht es auf Diabetes, Cholesterin, Blutgerinnungsstörungen und andere Erkrankungen.

Zuallererst prüfen die Ärzte, ob der Schlaganfall durch ein Blutgerinnsel oder eine Hirnblutung ausgelöst wurde. Im Falle einer Hirnblutung wäre es nämlich extrem gefährlich, ein Blutgerinnsel auflösendes Medikament zu verabreichen.

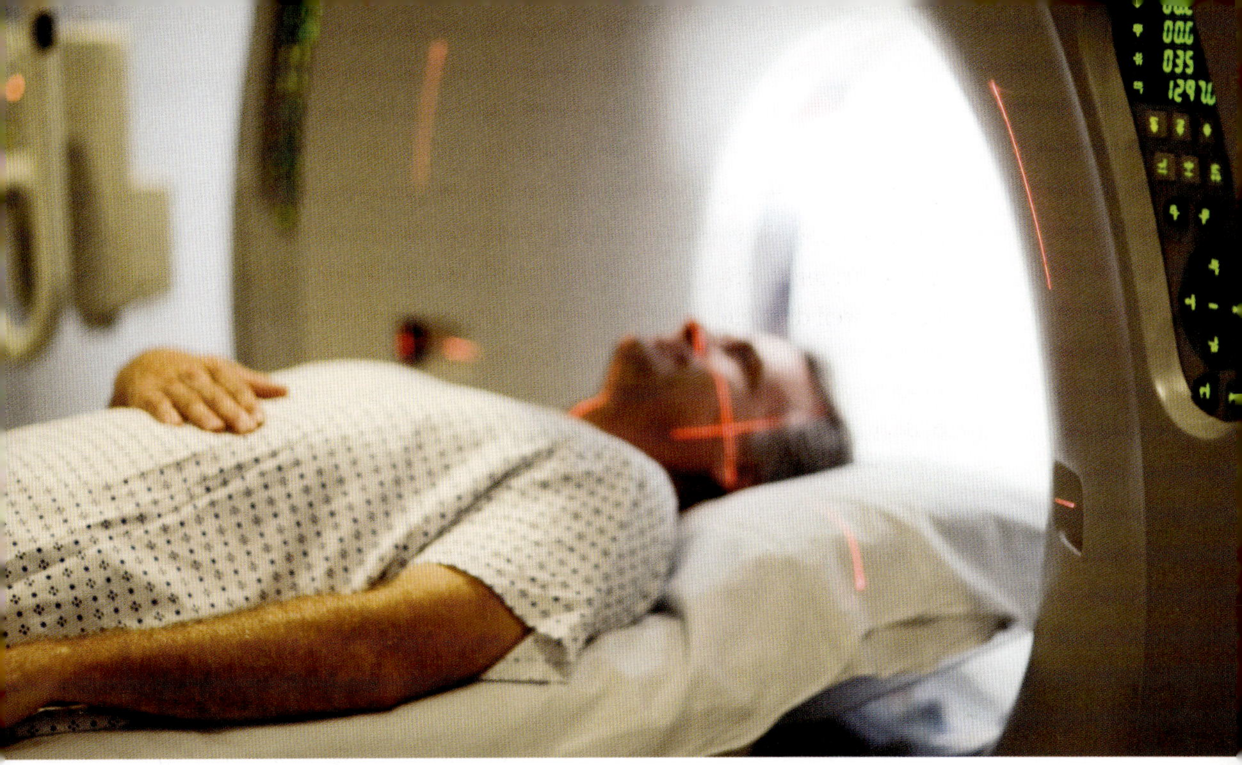

... eine sofortige Diagnose und Therapie ist nötig, um die Chancen auf eine vollständige Genesung zu erhöhen.

Mit einer oder mehreren der folgenden diagnostischen Untersuchungen können Schlaganfälle – ischämisch (von einem Blutgerinnsel verursacht) oder hämorrhagisch (von einer Hirnblutung verursacht) – erkannt werden:

- Computertomografie (CT) – ein Scan, der auf einer Vielzahl von Röntgenaufnahmen basiert. Damit wird ein 3-D-Bild erzeugt, das die Diagnose eines Schlaganfalls bestätigen kann und zeigt, ob dieser durch eine Blutung im Gehirn verursacht wurde.
- Magnetresonanztomografie (MRT) – auch Kernspintomografie genannt. Dabei werden mit einem Magnetfeld und Radiowellen Bilder erzeugt, mit denen sich die genaue Position der Hirnschädigung feststellen lässt.
- Angiografie des Gehirns – eine Röntgenuntersuchung. Vorher wird Kontrastmittel in die das Gehirn versorgenden Arterien injiziert. Die Untersuchung liefert detaillierte Darstellungen der Blutgefäße und macht sichtbar, wo sich der Verschluss oder die Blutung befindet.

DAS GEHIRN MUSS WIEDER VERSORGT WERDEN

Wenn ein Blutgerinnsel den Schlaganfall ausgelöst hat, wird Acetylsalicylsäure (ASS) verabreicht, und es wird damit begonnen, thrombolytische Medikamente zu spritzen, um das Gerinnsel aufzulösen. Damit lässt sich das Risiko einer Behinderung beträchtlich senken, wenn die Behandlung innerhalb von vier bis fünf Stunden nach Eintreten der Symptome beginnt. Bis zu sechs Stunden nach einem Schlaganfall kann ein Medikament, das das Blutgerinnsel auflöst, über einen Katheter direkt zu dem Gefäßverschluss geführt werden. Manchmal wird das Blutgerinnsel auch durch eine hauchdünne Kanüle abgesaugt.

Werden nach einer transitorischen ischämischen Attacke (TIA, siehe S. 39) größere Ablagerungen in der Halsschlagader entdeckt, schlagen die Ärzte möglicherweise die operative Entfernung dieser Plaques vor. Möglicherweise gibt man dem Patienten auch Medikamente, um Blutdruck-, Gerinnungs- und Cholesterinwerte zu senken.

BEHANDLUNG EINER HIRNBLUTUNG

Wenn Patienten nach einem hämorrhagischen Schlaganfall in die Klinik kommen, hat die Hirnblutung meist bereits aufgehört. Um das Risiko weiterer Blutungen zu senken, verabreichen die Ärzte oft blutdrucksenkende Medikamente. Hängt der Schlaganfall mit der Einnahme eines Gerinnungshemmers zusammen, erhält der Patient ein Medikament, das die Wirkung umkehrt. Gelegentlich wird operiert, um das Blut aus dem Gehirn zu entfernen; eine Operation kann sich auch zur Schließung eines Hirnaneurysmas empfehlen, wenn das die Ursache der Blutung war.

Die Erholung kann Monate, sogar Jahre andauern. Das Gehirn ist bemerkenswert. In einigen Studien wurden noch nach 14 Jahren Verbesserungen nachgewiesen.

Der Weg zur Genesung

Wenn sich der Zustand des Patienten stabilisiert hat, beginnt die Rehabilitation. Bei den meisten Patienten dauert es lange, bis sie sich erholen. Die Ärzte werden das Herz intensiv beobachten, um sicher zu gehen, dass sich keine Herzrhythmusstörung oder womöglich ein Herzversagen entwickelt. Man wird weitere Untersuchungen ins Auge fassen, um festzustellen, wie man das Risiko eines erneuten Schlaganfalls senken kann.

REPARATURMECHANISMEN DES GEHIRNS

Eine gewisse Erholung von den Schlaganfallsymptomen findet oft bereits im Krankenhaus statt. Doch die Gesundung kann sich über Monate, ja Jahre hinziehen. Das Gehirn ist ein bemerkenswertes Organ. Nach einem

Schlaganfall erholt es sich, weil geschädigte Gehirnzellen wieder zu arbeiten beginnen. Außerdem übernehmen andere Teile des Gehirns die Aufgaben des geschädigten Bereichs. Einige Studien haben noch nach 14 Jahren Verbesserungen der Hirnfunktion nachgewiesen. Während der Rehabilitationsphase bekommt der Patient im Krankenhaus und zu Hause Unterstützung von Spezialisten aus verschiedenen Heilberufen. Deren Hilfe ist für eine erfolgreiche Wiederherstellung entscheidend.

WIEDER ZU HAUSE

Nach der Entlassung aus der Klinik wird der Patient vermutlich noch eine Zeitlang Medikamente einnehmen müssen, um sich vor weiteren Anfällen zu schützen. Sowohl Herzinfarkt- als auch Schlaganfallpatienten brauchen meist blutdrucksenkende Medikamente, ASS und andere Präparate, die die Entstehung von Blutgerinnseln verhindern. Andere benötigen außerdem Medikamente für Erkrankungen wie Diabetes und Herzrhythmusstörungen. Es ist lebenswichtig, die Anweisungen des Arztes genau zu befolgen und alle Medikamente nach Vorschrift einzunehmen.

BEREIT ZUR REHA

Wer nach einem Herzinfarkt oder einem Schlaganfall aus dem Krankenhaus entlassen wird, erhält von den Ärzten wahrscheinlich die Empfehlung, an einer Reha-Maßnahme teilzunehmen. Sie dauert in der Regel drei Wochen und ist in einer Kurklinik oder ambulant möglich. Zum Angebot gehören Kurse über gesunde Ernährung, Raucherentwöhnung, Entspannungstechniken zum besseren Stressmanagement sowie gezieltes und angepasstes Bewegungstraining. Anträge für die Rehabilitation gibt es bei den Krankenkassen, die auch die Kosten übernehmen.

Die Forschung zeigt, dass Rehabilitationsprogramme nach einem Herzinfarkt die Fünfjahresüberlebensrate um ungefähr 26 Prozent verbessern. Therapeuten können den Betroffenen helfen, Änderungen in ihrer

Wichtig

OPTIMISMUS, DER RETTER

Es gibt überzeugende Hinweise, dass Menschen mit einer optimistischen Grundeinstellung ein geringeres Risiko für Herzinfarkt, Schlaganfall oder den Tod durch eine kardiovaskuläre Krankheit haben als Menschen, die ständig negativ über das Leben denken. Haben Sie bereits einen Herzinfarkt gehabt und blicken dennoch positiv in die Zukunft, haben Sie ein dreimal geringeres Risiko, einen zweiten Herzinfarkt zu erleiden, als Pessimisten.

In einer Studie mit 122 Männern, die einen Herzinfarkt erlitten hatten, waren 21 der 25 „Pessimisten" acht Jahre nach dem Herzinfarkt gestorben, aber nur sechs von 25 „Optimisten".

In einer anderen Studie mit 309 Patienten, die eine Bypass-Operation gehabt hatten, wurden „Optimisten" nur halb so häufig wie „Pessimisten" mit Komplikationen wie Infektionen, Angina pectoris, einem erneuten Herzinfarkt oder der Notwendigkeit eines weiteren chirurgischen Eingriffs wieder ins Krankenhaus eingeliefert.

Maßnahme

SPRECHEN SIE MIT IHREM ARZT

Nehmen Sie die Hilfe Ihres Arztes in Anspruch, um sich gegen weitere kardiovaskuläre Erkrankungen zur Wehr zu setzen. Ihr Arzt ist ohnehin für Ihre medizinische Nachsorge zuständig, wenn Sie aus dem Krankenhaus entlassen werden. Es ist wichtig, dass Sie ihn oder sie für die regelmäßigen Kontrolluntersuchungen aufsuchen. Informieren Sie Ihren Arzt, wenn Sie irgendwelche neuen Symptome verspüren oder Probleme mit den Nebenwirkungen eines Medikaments haben.

Ihr Arzt kann Ihnen helfen, die Adresse eines Physiotherapeuten zu finden, und Sie dorthin überweisen. Er kann Sie auch über eine Herzsportgruppe oder eine Selbsthilfegruppe in der Nähe Ihres Wohnorts informieren. Je nach Bedarf kann Ihr Arzt den Kontakt zu einem Pflegedienst herstellen, dessen Mitarbeiter regelmäßig zu Ihnen kommen, bis es Ihnen wieder besser geht.

Lebensweise vorzunehmen, und sie können sie auch dabei unterstützen, mit den Angstzuständen und Depressionen fertig zu werden, die nach einem Herzinfarkt häufig vorkommen.

Auch nach einem Schlaganfall ist die Rehabilitation entscheidend. Manche Patienten erholen sich ganz, andere behalten Behinderungen zurück und brauchen Hilfe im täglichen Leben. Zum Reha-Team gehören Therapeuten, die Patienten helfen, ihre Fähigkeiten zu trainieren und die Probleme zu bewältigen, die das Laufen, Sprechen, Ankleiden oder Schreiben betreffen.

WIEDER GESUND WERDEN

Ein wesentlicher Teil der Rehabilitation besteht darin, dem Patienten zu helfen, das Risiko für einen erneuten Herzinfarkt oder Schlaganfall zu verringern.

Positiv denken gehört dazu. Wenn Sie betroffen waren, sollten Sie wissen:

- Wenn Sie einen Herzinfarkt überleben, besteht eine 18-prozentige Möglichkeit, dass Sie innerhalb von drei Jahren einen zweiten erleiden – beziehungsweise eine 82-prozentige Chance, dass das nicht passiert!
- Wenn Sie einen Schlaganfall überleben, besteht eine 25-prozentige Möglichkeit, dass Sie innerhalb von fünf Jahren einen zweiten erleiden – beziehungsweise eine 75-prozentige Chance, dass das nicht passiert!

Es gibt Möglichkeiten, Ihr kardiovaskuläres Risiko nach einem Herzinfarkt oder Schlaganfall zu verringern. Hier einige Dinge, die Sie bedenken sollten:

- Wenn Sie nach einem Herzinfarkt mit dem Rauchen aufhören, verringert sich Ihr Risiko eines weiteren Infarkts um 32 Prozent.
- Kontrollieren Sie Ihren Blutdruck. Viele Schlaganfälle könnten vermieden werden, würde der Blutdruck niedrig gehalten.
- Wenn Sie nach einem Herzinfarkt ihre Fitness trainieren, reduziert sich Ihr Risiko, einen zweiten Herzinfarkt zu erleiden, um 78 Prozent.
- Moderates regelmäßiges Training und der Verzehr von fünf Portionen Obst und Gemüse täglich können das Schlaganfallrisiko sowohl bei

Männern als auch bei Frauen um etwa ein Viertel verringern.

- Männer und Frauen, die täglich ein Glas Rotwein trinken, senken ihr Risiko eines zweiten Herzinfarkts um mehr als die Hälfte im Vergleich zu Abstinenzlern. Doch Vorsicht, dass es keinesfalls mehr wird: Übermäßiger Alkoholgenuss ist ein Risikofaktor für Herzinfarkt und Schlaganfall.
- Achtung: Durch Stress im Beruf wird Ihr Risiko, innerhalb von zwei Jahren einen zweiten Herzinfarkt zu bekommen, mehr als verdoppelt.

Mäßiger Rotweingenuss kann Ihr Risiko für einen zweiten Herzinfarkt halbieren – Freunde aber auch ...

Wichtig

GESPRÄCHE UND GESELLIGKEIT

Rückzug hilft nicht. Deshalb: Vergessen Sie nicht, Freunde und Familie in Ihre Genesung einzubeziehen. Deren emotionale Unterstützung kann in einer Zeit, in der Sie sich vielleicht ängstlich oder deprimiert fühlen, von unschätzbarem Wert sein. Es gibt Hinweise, dass dies das Risiko eines weiteren Herzinfarkts senken kann. Das zeigte eine Studie mit 600 Patienten eines britischen Krankenhauses. Im Vergleich zu Menschen ohne starke Bindungen, war das Risiko eines zweiten Anfalls in den folgenden zwölf Monaten bei Patienten, die einen nahen Freund, Partner oder Verwandten hatten, auf den sie sich nach einem Herzinfarkt verlassen konnten, nur halb so hoch.

Überlegen Sie auch, in eine Herz-Selbsthilfegruppe zu gehen. Auf der Internetseite der Deutschen Herzstiftung finden Sie Adressen. Oder werden Sie Mitglied einer der 5000 Herzsportgruppen in Deutschland. Hier lernen Sie andere Betroffene kennen und können unter fachkundiger Anleitung und medizinischer Kontrolle sportliche Aktivitäten ausüben. Die Kosten tragen die Krankenkassen, wenn der Arzt die Teilnahme befürwortet.

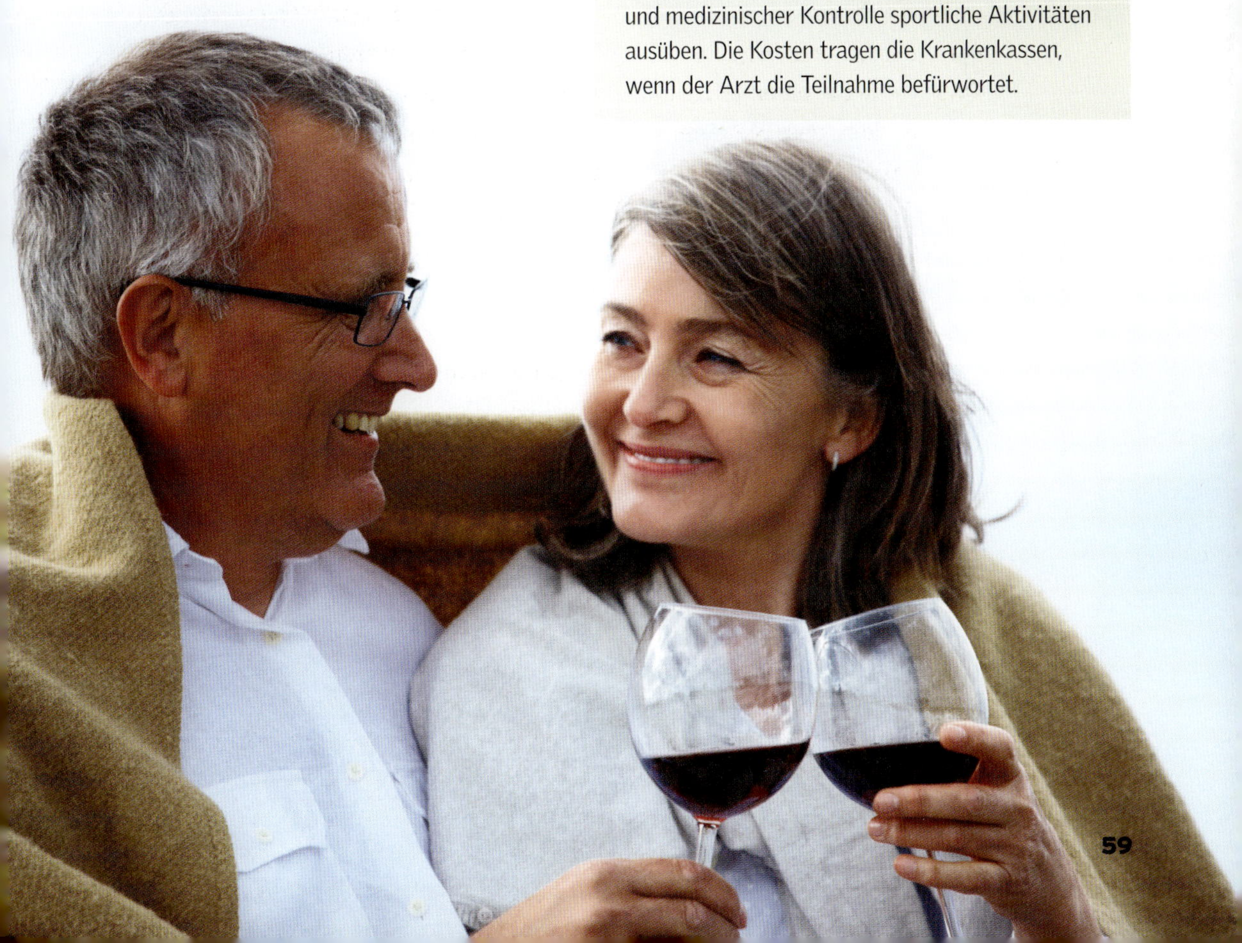

AKTIV WERDEN

Regelmäßiges Bewegungstraining nach einem Herzinfarkt oder einem Schlaganfall ist einer der wichtigsten Helfer bei der Heilung. Wer Bedenken hat, sollte wissen, dass der Arzt körperliches Training nur dem empfehlen wird, der dazu auch in der Lage ist.

Bevor Herzpatienten mit einem Trainingsprogramm beginnen, wird in der Regel ein Echokardiogramm angefertigt, um ihre Herzfunktion zu überprüfen; oft folgt darauf ein Laufband-Test (Belastungs-EKG), damit der Arzt beurteilen kann, ob das Herz des Patienten mit einem gemäßigten Training problemlos zurechtkommt.

Ärzte raten zu regelmäßigem körperlichem Training als beste Möglichkeit, das Herz nach einem Infarkt zu kräftigen. Vor allem zwei Arten werden empfohlen: Fitnesstraining – wie Laufen, Joggen, Radfahren oder Schwimmen – sowie ein vorsichtiges Krafttraining.

AUF LANGE SICHT

Wie in Schritt 1 dargelegt, ist Arteriosklerose eine Krankheit, die den ganzen Körper betrifft. Die Behandlung der Folgen eines Herzinfarkts oder eines Schlaganfalls schafft die Arteriosklerose nicht aus der Welt, und eine Langzeitmedikation kann die

Entscheidend ist, aktiv zu bleiben und sich regelmäßig zu bewegen, damit sich das Herz an ein sanftes Training gewöhnt.

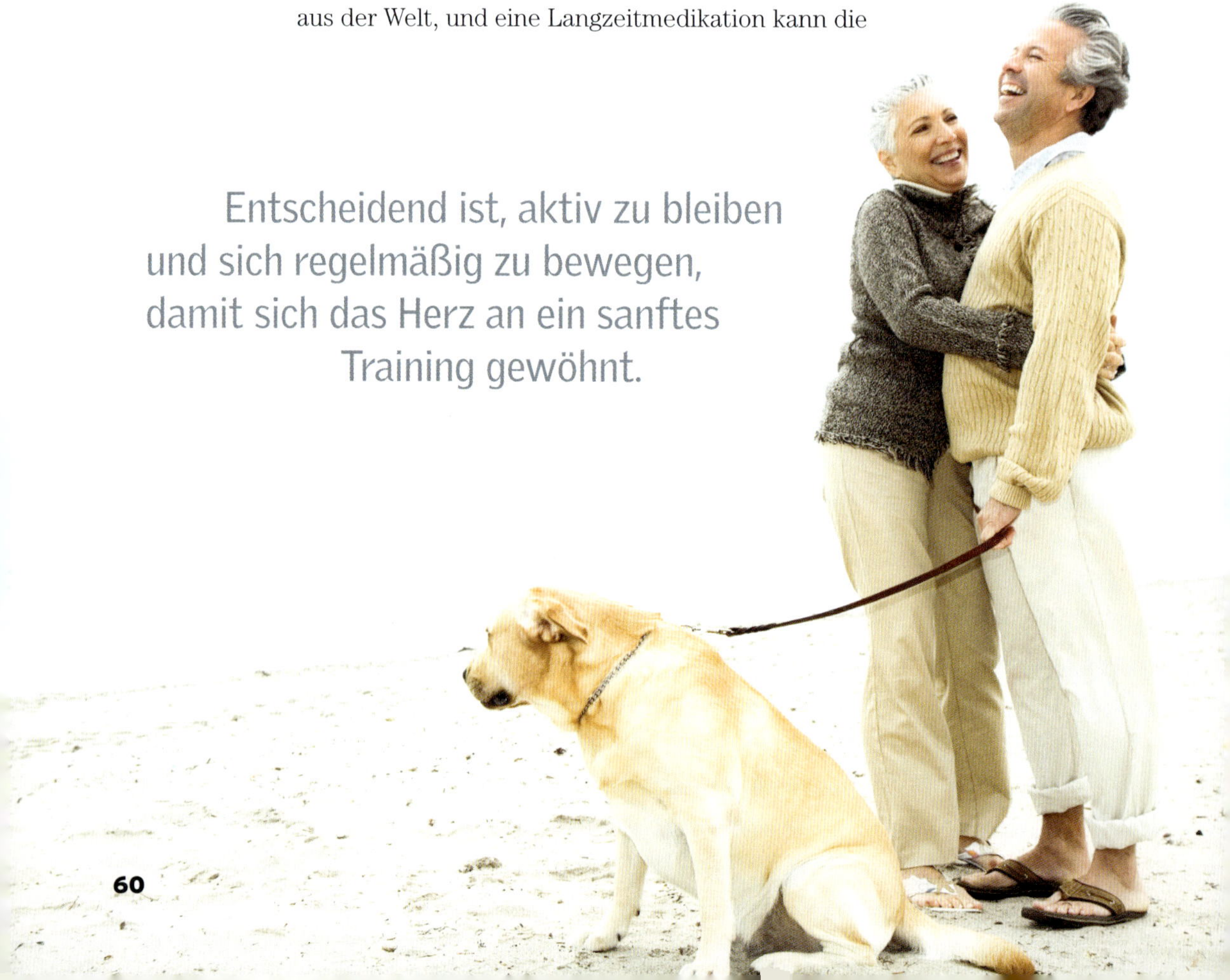

Fragen & Antworten

Ich hatte einen Herzinfarkt. Darf ich wieder Sex haben?

Wenn Sie von Ihrem Arzt grünes Licht für ein gemäßigtes sportliches Training bekommen, dann ist Sex so sicher wie beispielsweise Treppensteigen: Beides bringt Ihren Puls auf etwa 130 Schläge pro Minute (der Ruhepuls liegt durchschnittlich bei 70 Schlägen pro Minute). Weniger als ein Prozent der Herzinfarkte geschehen beim Geschlechtsverkehr, und das Risiko ist für jemanden mit einer Herzinfarkt- oder Angina-pectoris-Vorgeschichte nicht größer als bei jedem anderen.

Die meisten Menschen können zwei bis drei Wochen nach einem Herzinfarkt wieder Sex haben. Aber sprechen Sie mit Ihrem Arzt, falls Sie immer noch Brustschmerzen bekommen, einen sehr hohen Blutdruck oder Herzrhythmusstörungen haben, die sich durch unregelmäßiges Herzklopfen anzeigen. Wer körperlich fit ist, kann ohne erhöhtes Risiko Sex haben.

Entscheidend ist es, dass Sie aktiv bleiben und sich regelmäßig bewegen, damit das Herz sich an ein sanftes Training gewöhnt. Je aktiver Sie sind, desto sicherer wird der Sex.

Probleme nur begrenzen. Deshalb empfehlen Ärzte in der Regel ihren Patienten, bei denen sich ein Herzinfarkt ereignet hat, ihre Lebensführung zu ändern, um das Risiko weiterer Infarkte zu verringern. Die ärztlichen Empfehlungen decken sich mit den Ratschlägen, die Sie in diesem Buch finden: Das Rauchen einstellen, gesund essen, körperlich aktiver sein, Pfunde verlieren, falls Sie übergewichtig sind, Stress vermeiden. Über diese Dinge werden Sie im Verlauf des Buches noch mehr erfahren.

Selbst wenn Sie bereits einen Herzinfarkt oder einen Schlaganfall erlitten haben oder einen „Warnschuss" in Form einer instabilen Angina pectoris oder eines Mini-Schlaganfalls erhalten haben, werden Ihnen die folgenden Ratschläge helfen. Wenn Sie sie beherzigen, können Sie Ihre Heilung vorantreiben und Ihr zukünftiges Risiko mindern.

IHRE ÜBERLEBENSAUSRÜSTUNG

Sie wissen nun, wie Sie die wichtigsten Symptome eines Herzinfarkts und eines Schlaganfalls erkennen und was Sie unternehmen können, um sich oder Nahestehende zu schützen. Was noch wichtiger ist: Sie haben gelernt, dass schnelles Handeln entscheidend ist und Leben retten kann.

Nachdem Sie sich über die Risiken informiert haben, ist es an der Zeit, darüber nachzudenken, was Sie zur Vorbeugung tun können. Schritt 3 gibt Ihnen die Kriterien an die Hand, nach denen Sie Ihren jetzigen Lebensstil kritisch betrachten und herausfinden können, wo er Ihrer Gesundheit schadet. Dann wird es Ihnen möglich sein, Ihr eigenes Risikoprofil zu erarbeiten und damit zu beginnen, eine Reihe von kleinen Änderungen vorzunehmen, die einen positiven Einfluss auf Ihre zukünftige Gesundheit haben werden.

Aktionsplan SCHRITT 3

Für viele von uns genügen einige einfache Dinge, um die Gesundheit unseres Herz-Kreislauf-Systems zu verbessern. Nutzen Sie jetzt die Gelegenheit herauszufinden, ob Ihre Lebensweise ein Risiko für Ihr Herz-Kreislauf-System darstellt – und falls ja, ergreifen Sie die Chance, dies zu ändern.

Das ist nicht schwer, denn in Schritt 3 lernen Sie die Lebensbereiche kennen, in denen bereits kleine Veränderungen eine große Wirkung haben können.

Schätzen Sie Ihr Risiko ein

Auf den folgenden Seiten finden Sie mehrere Fragebögen. Sie helfen Ihnen einzuschätzen, wie sich Ihre Lebensführung auf Ihre Gesundheit auswirkt. Wenn Sie Ihr Risikoprofil verstehen, können Sie besser entscheiden, welche Bereiche Ihres täglichen Lebens Sie ändern sollten, um sich optimal vor einem Herzinfarkt und einem Schlaganfall zu schützen.

WIE ÄRZTE DAS RISIKO BERECHNEN

Da die Vorsorge eine immer größere Bedeutung erhält, wird auch die Rolle des Hausarztes immer wichtiger. Wenn Sie 35 Jahre oder älter sind, wird Ihnen Ihr Arzt vermutlich einen „Check-up 35" vorschlagen, der u. a. dazu dient, Frühsymptome einer Herz-Kreislauf-Erkrankung zu entdecken.

Das Bewertungssystem, mit dem Ärzte das Patientenrisiko einschätzen, berücksichtigt Alter, Geschlecht, systolischen Blutdruck (die höhere Zahl, siehe S. 26), Cholesterinwerte und ob ein Patient raucht. Beim Cholesterin kommt es auf das Verhältnis zwischen Gesamtcholesterin und „gutem" HDL-Cholesterin (siehe S. 18) an; je höher der Anteil des HDL, desto besser. Wenn alle Ergebnisse da sind, erstellt der Arzt Ihr Risikoprofil und informiert Sie über das Ergebnis.

DAS GESAMTBILD IST WICHTIG

Bei der Entscheidung, ob eine medikamentöse Behandlung und/oder eine Überweisung zu einem Kardiologen ratsam ist, berücksichtigt der Hausarzt auch, ob eine familiäre Vorgeschichte mit Herzinfarkt bzw. Schlaganfall oder Anzeichen einer kardiovaskulären Krankheit vorhanden sind – insbesondere Angina pectoris oder eine Erkrankung der peripheren Arterien.

Der Arzt wird auch auf Probleme wie Diabetes oder Fettleibigkeit achten und Gewicht und Größe des Patienten feststellen. Das Ergebnis dieser Messungen ist der Body-Mass-Index oder BMI; nach der auf Seite 66 beschriebenen Methode können Sie Ihren BMI selbst errechnen. Die Formel, mit der

Ärzte das Risiko bestimmen, ist zwar differenzierter, aber es gibt auch im Internet Risikorechner, in die Sie Ihre Daten eingeben und so Ihr Risiko selbst ermitteln können (z. B. www.infarkt-test.de oder www.herzstiftung.de/Herzinfarkt-Risiko-Test.php). Dazu sollten Sie Ihren Blutdruck und Ihre Cholesterinwerte (Gesamtcholesterin und HDL-Cholesterin) kennen. Beim „Check-up 35“ wird beides gemessen.

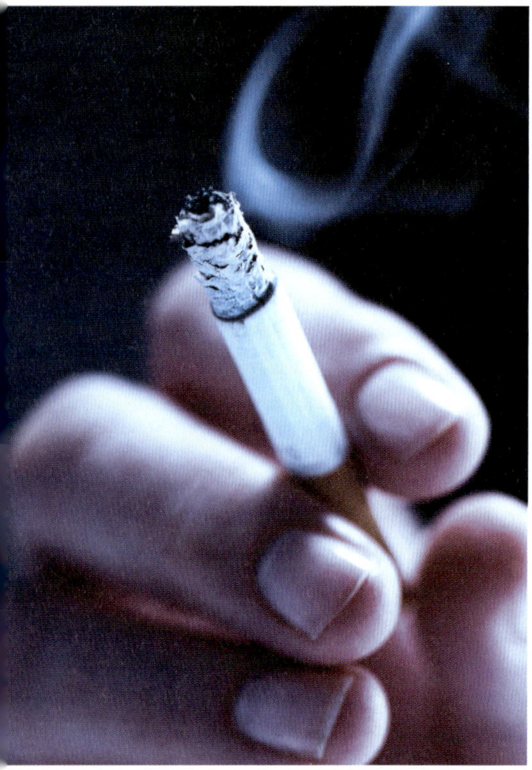

RISIKOVERSTÄRKER

Kommen mehrere Risikofaktoren zusammen, können sich diese gegenseitig verstärken. In solchen Fällen ist die Gefahr einer Gesundheitsschädigung viel größer, als bei einem einfachen Zusammenzählen der Risikofaktoren zu erwarten wäre. Fettleibigkeit, Bluthochdruck und Diabetes erhöhen allesamt das Risiko. Fettleibigkeit zusammen mit einer hohen Salzzufuhr oder übermäßigem Alkoholgenuss lässt die Gefahr für Bluthochdruck steigen. Eine schlechte Ernährung kann zu Fettleibigkeit, Diabetes, Bluthochdruck und hohem Cholesterin beitragen – was alles ebenfalls in das Gesamtrisiko einfließt. Unangenehmer, negativer Stress erhöht das Risiko sowohl direkt als auch durch einen erhöhten Blutdruck. Und je älter ein Mensch ist, desto mehr gefährdet ihn der Bluthochdruck, der durch Stress bei der Arbeit bedingt ist.

... Rauchen erhöht Ihr Risiko drastisch

Gewohnheiten spielen ebenfalls eine Rolle, vor allem das Rauchen, das als besonders schwerwiegend in die Risikoeinschätzung eingeht.

- Wenn Sie ein Mann unter 50 sind, nicht rauchen, normalen Blutdruck und normale Cholesterinwerte haben, liegt Ihr Risiko, in den nächsten zehn Jahren eine kardiovaskuläre Krankheit zu bekommen, unter zehn Prozent. Ändert sich nur ein Faktor, z. B. weil sie rauchen, steigt Ihr Herzinfarkt- oder Schlaganfallrisiko, um 10 bis 20 Prozent.
- Wenn Sie eine Frau im Alter von 50 bis 59 Jahren sind, erhöht Rauchen Ihr Risiko drastisch. Es steigt sogar um 30 Prozent, wenn Sie außerdem unter Bluthochdruck leiden und einen hohen Spiegel an „schlechtem“ LDL-Cholesterin (siehe S. 18) haben.

Fragen & Antworten

Ich bin 67, fit, aktiv und ernähre mich gesund. Bin ich gefährdet?

Viele ältere Menschen, die gesund leben, bleiben von kardiovaskulären Krankheiten verschont. Das gilt vor allem, wenn sie sich richtig ernähren, nicht den ganzen Tag sitzen und nicht dem Stressniveau ausgesetzt sind, das für die „zivilisierte" westliche Welt typisch ist. Doch im Allgemeinen steigt das Risiko in den westlichen oder verwestlichten Kulturen, mit zunehmendem Alter kardiovaskuläre Krankheiten zu entwickeln. Im Lauf der Jahre bekommen wir alle die Folgen gesundheitsschädlicher Faktoren, etwa der Umweltverschmutzung, zu spüren. Je älter Sie sind, desto mehr müssen Sie auf persönliche Risikofaktoren achten, auf die Sie bei der Lektüre dieses Kapitels aufmerksam werden.

DEN GEFAHREN DES MODERNEN LEBENS BEGEGNEN

Niemand kann sich vor allen Risiken schützen, doch wir können ganz offensichtliche Gefahren meiden. Wenn wir zum Beispiel den Verzehr ungesunder Nahrungsmittel auf ein Minimum reduzieren und dafür viel Obst und Gemüse essen, wird sich dies günstig auf die Cholesterinwerte auswirken und eine Normalisierung des Blutdrucks begünstigen. In den Schritten 5 und 6 werden Sie mehr über einfache, aber entscheidende Ernährungsregeln erfahren, indem Sie beispielsweise tierische Fette durch pflanzliche Öle ersetzen und Ihre Kalorienaufnahme unter Kontrolle halten

Luftverschmutzung ist ein Feind kardiovaskulärer Gesundheit. Gönnen Sie sich deshalb reichlich Bewegung an der frischen Luft, und unternehmen Sie Spaziergänge in der Natur oder im Park – das tut Herz und Lunge gut. In Schritt 8 lernen Sie zehn Gefahren kennen, die in unserer Umwelt lauern – darunter Kunststoffe –, und Sie erfahren, wie Sie diese Risiken am besten meiden.

GESUNDES GLEICHGEWICHT

Wenn Sie den Stress bei der Arbeit reduzieren und täglich körperliche Bewegung in Ihren Tageslauf integrieren, erhöht das Ihre Chancen, einem Herzinfarkt oder einem Schlaganfall zu entgehen, auch wenn Sie einen Großteil des Tages sitzend verbringen. In Schritt 7 lernen Sie Fitnessübungen kennen, mit denen Sie vorbeugen können. In Schritt 9 werden die besten Methoden der Stressbewältigung, schlaffördernde Strategien sowie Taktiken vorgestellt, mit Druck besser umzugehen.

Die wenigsten von uns können sich den schädlichen Aspekten des modernen Lebens entziehen. Ziel ist ein gesundes Gleichgewicht. Es gibt ein Risiko-Nutzen-Verhältnis: Sie können entscheiden, welche Risiken akzeptabel sind, welche vermeidbar und welche Sie kompensieren können.

Errechnen Sie Ihr Risiko

Die Informationen und Fragebögen auf den folgenden Seiten sollen Ihnen helfen einzuschätzen, wie gut Sie Ihr Herz und Ihre Arterien in den unterschiedlichen Lebenssituationen schützen.

Wenn Sie die Fragen durcharbeiten, sollten Sie Ihre Punktzahlen und die Risikoeinschätzung in einem Notizbuch festhalten, damit Sie in den kommenden Monaten Ihre Fortschritte kontrollieren können. Seien Sie ehrlich bei den Antworten, und lesen Sie anschließend weiter, denn Schritt 4 bietet Lösungen für jeden Problembereich.

Ihr Körper in Zahlen

EINE WICHTIGE FORMEL: DER BMI

Zahlreiche medizinische Studien bestätigen, dass Menschen, die zu viel Fett, insbesondere Bauchfett, mit sich herumtragen, ein erhöhtes Risiko für einen Herzinfarkt oder einen Schlaganfall haben. Eine der besten Methoden, mit der Sie feststellen können, ob Sie für Ihre Größe zu schwer sind, ist die Errechnung des Body-Mass-Index oder BMI. Die Formel beschreibt das Verhältnis von Körpergewicht zur Körpergröße.

Wie schlank sind Sie?

Die Berechnung Ihres Body-Mass-Index (BMI) ist die beste Methode, um festzustellen, ob Sie für Ihre Größe übergewichtig sind. Nehmen Sie folgende Formel:

BERECHNEN SIE IHREN BMI

1 Notieren Sie Ihr Gewicht in Kilogramm ______

2 Notieren Sie Ihre Größe in Metern, und nehmen Sie das Quadrat davon ______ x ______ = ______ (Größe x Größe)

3 Dividieren Sie Ihr Gewicht durch das Quadrat Ihrer Körpergröße ______ ÷ ______ = BMI ______

Ein BMI zwischen 18,5 und 25 gilt als gesund. Liegt Ihr BMI im Bereich 26–30, werden Sie als übergewichtig eingestuft. Liegt er im Bereich 31–40, sind Sie fettleibig; bei 41 und mehr sind Sie stark fettleibig. Zu beachten: Muskeln wiegen mehr als Fett, darum haben sehr muskulöse Personen einen hohen BMI – ohne die damit verbundenen gesundheitlichen Risiken.

ACHTEN SIE AUF IHRE TAILLE

Auch Ihr Taillenumfang ist entscheidend, denn er verrät, wie viel Fett an Ihrem Bauch sitzt. Nehmen Sie ein Maßband, und notieren Sie Ihren Taillenumfang. Bei Menschen europäischer Herkunft sollte er bei Männern 94 cm und bei Frauen 80 cm nicht überschreiten. Die Zahlen sind für Menschen südasiatischer, chinesischer, japanischer, afrikanischer und südamerikanischer Herkunft, die ein höheres Risiko für kardiovaskuläre Erkrankungen haben, etwas niedriger angesetzt.

Selbst wenn sich Ihr BMI noch im gesunden Bereich bewegt, haben Sie möglicherweise ein höheres Risiko, langfristig Probleme zu entwickeln, wenn Sie zu viel Gewicht in der Bauchgegend mit sich herumtragen. Um das herauszufinden, können Sie Ihr Taille-Hüft-Verhältnis (THV) errechnen. Messen Sie zunächst Ihre Taille an ihrer schmalsten Stelle, wenn Ihr Magen entspannt ist. Messen Sie dann Ihre Hüfte an der dicksten Stelle. Teilen Sie Ihren Taillen- durch den Hüftumfang. So erhalten Sie Ihr THV.

Bei Frauen sollte das THV nicht größer als 0,8 sein, bei Männern nicht über 0,9. Weitere Informationen über die Bedeutung dieser Zahlen und was man tun kann, wenn sie zu hoch sind, finden Sie in Schritt 6.

Achtung!

IHR TAILLENUMFANG

Bauchfett zu reduzieren kann das Risiko für einen Schlaganfall oder einen Mini-Schlaganfall deutlich senken. Forscher untersuchten in einer deutschen Studie 379 Teilnehmer, die einen Schlaganfall oder einen Mini-Schlaganfall erlitten hatten, und verglichen sie mit 758 Personen der gleichen Altersgruppe. Das Ergebnis: Zwischen Risiko und Taillenumfang bestand ein enger Zusammenhang.

Männer mit einem Taillenumfang von mehr als 102 cm und Frauen, deren Taille mehr als 89 cm maß, hatten ein vierfach erhöhtes Risiko im Vergleich zu Personen mit normaler Taille. Auch das Taille-Hüfte-Verhältnis (Taillenumfang geteilt durch Hüftumfang) zählt. Personen mit einem Verhältnis von über 0,97 (Männer) oder 0,84 (Frauen) hatten ein fast achtmal so hohes Schlaganfallrisiko wie solche mit einem Verhältnis von weniger als 0,92 (Männer) und 0,78 (Frauen).

MESSEN SIE IHREN PULS

Sie können Ihre Fitness einschätzen, indem Sie im Ruhezustand Ihren Puls messen. Das zeigte eine Studie mit annähernd 130 000 Frauen, die die Wechseljahre hinter sich hatten, ohne Vorgeschichte mit Herzproblemen. Die Frauen mit dem niedrigsten Ruhepuls (unter 62 Schläge pro Minute) waren deutlich weniger gefährdet, in den folgenden acht Jahren einen Herzinfarkt zu erleiden oder an einer Herzerkrankung zu sterben, als die mit dem höchsten Ruhepuls (mehr als 76 Schläge pro Minute). Ähnliches wurde für Männer nachgewiesen.

Wenn Sie in einem ruhigen Moment Ihren Puls messen möchten, sorgen Sie dafür, dass Sie eine Uhr mit Sekundenzeiger im Blick haben. Legen Sie dann die Spitzen von Zeige-, Mittel- und Ringfinger leicht an

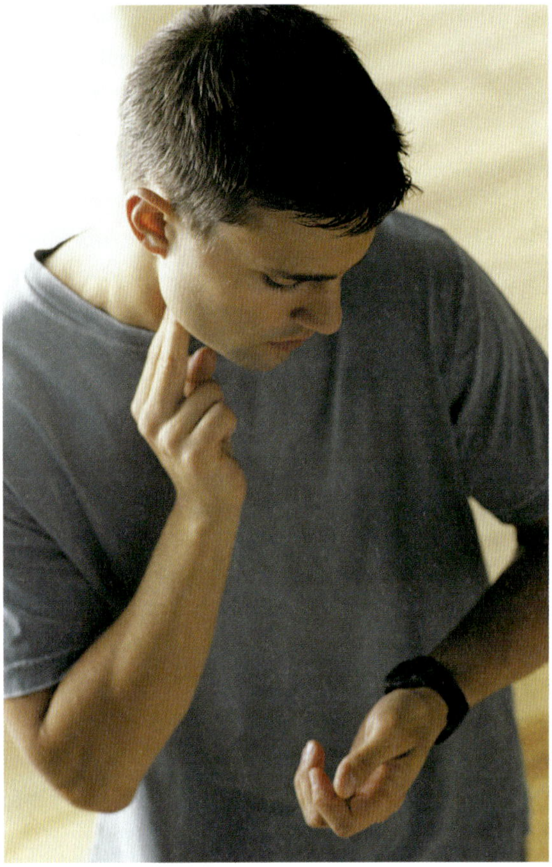

Die Zahl Ihrer Pulsschläge im Ruhezustand ist ein guter Maßstab für Ihre Fitness.

die Innenseite des Handgelenks unterhalb des Daumens, oder legen Sie Zeige- und Mittelfinger in die Vertiefung rechts oder links von der Luftröhre direkt unter dem Kieferknochen in Höhe Ihres Adamsapfels (Foto). Sehen Sie nun auf die Uhr, und zählen Sie 15 Sekunden lang Ihre Herzschläge. Diesen Wert nehmen Sie mal vier, und Sie erhalten Ihren Ruhepuls pro Minute.

Messen Sie Ihren Puls, wenn Sie ruhig und gelassen sind. Ein idealer Zeitpunkt wäre gleich nach dem Aufwachen, es sei denn, der Wecker hat Sie hochgeschreckt. Der durchschnittliche Ruhepuls beträgt 70 Schläge pro Minute. Notieren Sie Ihren Ruhepuls in Ihr Notizbuch – die Frequenz sollte umso mehr sinken, je fitter Sie körperlich werden.

WEITERE WICHTIGE FAKTOREN

Wie bereits erwähnt, treibt Rauchen das kardiovaskuläre Risiko in die Höhe. Das Risiko nimmt mit dem Alter zu und sinkt erst fünf Jahre, nachdem der Betroffene das Rauchen aufgegeben hat. Wenn Sie Raucher sind, führen Sie sich vor Augen, dass Rauchen ein schwerwiegender Risikofaktor ist und dass es klug wäre, damit aufzuhören. In Schritt 8 finden Sie einige Strategien zur Raucherentwöhnung.

Studien haben auch einen signifikanten Zusammenhang zwischen Zahnfleischentzündungen und kardiovaskulären Erkrankungen hergestellt. Achten Sie deshalb auf geschwollenes, rotes oder blutendes Zahnfleisch. Ein höheres Risiko für eine Zahnfleischerkrankung haben Menschen, die rauchen, mit den Zähnen knirschen oder unter Stress stehen. Pflegen Sie Ihre Zähne, und gehen Sie regelmäßig zum Zahnarzt.

SO WAR ES BEI ROBERT C.

Glück gehabt

Robert C., der ein Ingenieurbüro leitet, arbeitete an einer Maschine in einem Steinbruch, als er einen ungewohnten, krampfartigen Schmerz in der Brust verspürte: „Ich fühlte mich schlecht, mein Gesicht war heiß und schweißig", erzählt er, „aber ich wusste nicht, was los war. Die Schmerzen wurden so stark, dass ich nach Hause ging und es auch die Treppe hoch schaffte – dann fiel ich zu Boden. Ich rief meine Schwester an, die gleich die 112 wählte."

Als zehn Minuten später der Rettungswagen eintraf, bestätigte ein EKG (Elektrokardiogramm), dass Robert einen Herzinfarkt erlitten hatte. Die Symptome hatten vor mehr als einer Stunde begonnen, und da Robert in einer abgelegenen Gegend auf dem Lande wohnt, lag das nächste Krankenhaus 45 Minuten entfernt. Doch die Besatzung des Rettungswagens führte das Thrombolytikum Tenectoplase mit, das sie ihm sofort per Injektion verabreichten.

„Sobald sie mir das Medikament gespritzt hatten, fühlte ich mich wieder gut", sagt Robert.

Sein Herz erlitt keinen Schaden, und nach ein paar Tagen konnte er nach Hause. Doch die Untersuchungen im Krankenhaus hatten ergeben, dass seine Blutgefäße nicht in bestem Zustand waren – man stellte eine Arteriosklerose fest, die zu dem Herzinfarkt geführt hatte. Außerdem war sein Blutdruck zu hoch. Er musste etwas an seiner Lebensweise ändern. Bisher hatte er sich selten entspannt, und seine Ernährungsweise war ungesund gewesen. Geraucht hatte er auch.

> „Nun achte ich darauf, die richtigen Dinge zu essen, mehr Fisch, mehr Gemüse und Salat. Essen ist ungemein wichtig – man ist, was man isst."

„Nun achte ich darauf, mehr Fisch, Gemüse und Salat zu essen. Ich weiß jetzt, dass die Ernährung ungemein wichtig ist – man ist, was man isst. Und nach dem Infarkt habe ich aufgehört zu rauchen, ich meide Zigaretten wie die Pest."

Seitdem geht es Robert besser. „Ich gehe jetzt auch spazieren und fahre Rad. Natürlich habe ich als Selbstständiger immer noch viel zu tun. Es ist stressig, aber es macht Spaß, und ich versuche, mir nicht so viele Gedanken zu machen."

Ihre Ernährung

Ungesunde Ernährung kann das Risiko für Herzinfarkte oder Schlaganfälle erhöhen. Deshalb sollte man ein Auge darauf haben, was man isst und trinkt. Beantworten Sie die folgenden Fragen, und schreiben Sie Ihre Punktzahl auf. Zählen Sie alle Punkte zusammen, damit Sie sehen können, ob Ihre Ernährung ein „geringes Risiko" oder ein „erhöhtes Risiko" für Ihre Herzgesundheit darstellt, oder ob sie „ohne besonderen Einfluss" ist.

Was verzehren Sie am liebsten als Zwischenmahlzeit?

• Einen Apfel, eine Banane oder eine Handvoll Trauben	15
• Karottensticks mit Dip	10
• Eine Handvoll Nüsse – gesalzen	5
– ungesalzen	10
• Kartoffelchips, Kekse oder ein Stück Kuchen	0

Wie viele Portionen fetten Fisch essen Sie pro Woche?

(Beispielsweise haben Lachs, Forelle, Hering und Makrele einen hohen Fettgehalt)

• 0	0
• 1	10
• 2–4	15

Frauen, die schwanger sind oder es werden wollen, wird geraten, nicht mehr als zwei Portionen fettreichen Fisch pro Woche zu essen, weil dieser stark mit Quecksilber aus verschmutztem Meerwasser belastet sein kann. Das wiederum gefährdet die Gesundheit des ungeborenen Kindes.

Wie oft pro Woche essen Sie Fertiggerichte oder Fastfood?

• Gar nicht	15
• Einmal	5
• Mehr als einmal	0

Wie viele Portionen von Folgendem essen Sie pro Woche?

(Würstchen, Wurstaufschnitt, fettes Fleisch, z. B. Schinken oder Salami)

• 0	15
• 1	5
• Mehr als 1	0

Wie oft essen Sie Kuchen, Torten, Kekse oder Chips?

• An den meisten Tagen	0
• Zwei- bis dreimal wöchentlich	5
• Einmal wöchentlich oder seltener	15

Mit welcher Art Fett kochen Sie gewöhnlich?

• Schmalz	0
• Margarine	5
• Olivenöl	15

Mit welcher dieser Methoden kochen Sie am häufigsten?

• Frittieren	0
• In der Pfanne braten	5
• Grillen, dünsten oder dämpfen	15

Was kommt Ihrem üblichen Frühstück am nächsten?

• Nichts; ich essen morgens nie etwas	0
• Ein Kaffee und ein Brötchen auf dem Weg zur Arbeit	0
• Ein deftiges Frühstück mit Speck, Eiern und Brot	0
• Vollkorntoast mit Marmelade	5
• Vollkornmüsli oder andere ballaststoffreiche Zerealien mit frischem Obst	10
• Haferflockenbrei oder Früchte mit fettarmem Joghurt	15

Prüfen Sie auf Etiketten, ob gesättigte, gehärtete oder Transfette (die „schlechten") enthalten sind, und kaufen Sie entsprechend?

• Ja, immer	15
• Manchmal	5
• Nie	0

Prüfen Sie auf Etiketten, wie hoch der Salzgehalt eines Produkts ist, und meiden Sie solche mit hohem Salzgehalt?

• Ja, meistens	10
• Manchmal	5
• Nie	0

Man sollte nicht mehr als 6 g Salz (2,4 g Natrium) täglich zu sich nehmen. Daher sollten Sie Nahrungsmittel mit mehr als 1,5 g Salz (0,6 g Natrium) pro 100 g meiden und stattdessen solche mit 0,3 g Salz (0,1 g Natrium oder weniger) pro 100 g wählen.

Was kommt Ihrem gewöhnlichen Alkoholkonsum am nächsten?

• Abstinenz: kein Alkohol	10
• Mäßiger Konsum: ein kleines Glas Wein oder Bier (Frauen) bzw. die doppelte Menge (Männer) an wenigen Tagen der Woche	15
• Übermäßiger Konsum: mehr als in „Mäßiger Konsum" angegeben	0

Ein kleines Glas Wein oder Sekt (0,1 ml) bzw. ein kleines Glas Bier (0,25 l) = 10 g reiner Alkohol

Essen Sie weißen Reis, Weißmehlnudeln, Weißbrot oder gezuckertes Müsli?

• Täglich	0
• Drei- bis viermal wöchentlich	5
• Ein- bis zweimal die Woche oder seltener	15

ADDIEREN SIE IHRE PUNKTE

BEWERTUNG

Geringes Risiko	Ohne besonderen Einfluss	Erhöhtes Risiko
100 Punkte oder mehr	50–99 Punkte	49 Punkte oder weniger

Ihre Fitness

Es gibt reichlich Beweise dafür, dass ein Mangel an körperlicher Bewegung eine Rolle bei der Entwicklung kardiovaskulärer Erkrankungen spielt. Leider sitzt man bei vielen heutigen Berufen überwiegend, und die bequemen Abende vor dem Fernseher sind auch nicht hilfreich. Machen Sie den Test! Wie aktiv sind Sie? Sollten Sie zugunsten Ihres Herzens und Ihrer Arterien mehr tun?

Welche Aktivitäten führen Sie mindestens einmal pro Woche durch?

• Zum Fitnessclub gehen, laufen, Rad fahren oder eine Sportart ausüben	15
• Einen Spaziergang im Park machen	10
• Treppensteigen statt den Fahrstuhl nehmen	5
• Ausschließlich die Fernbedienung benutzen	0

Wie viel bewegen Sie sich im Laufe eines Arbeitstages (das betrifft auch Hausfrauen und Ruheständler)?

• Ein paar Mal zum Fotokopierer oder zur Kaffeemaschine laufen	0
• Wenigstens einen Teil meiner Wege lege ich zu Fuß zurück, oder ich steige mehrmals täglich die Treppen hoch	5
• Mindestens ein Drittel meiner Arbeitszeit laufe ich herum	10
• Ich arbeite körperlich, bin ständig in Bewegung	15

Wie viele Stunden täglich sitzen oder liegen Sie nicht?

• 6 oder mehr	15
• 3–5	5
• Weniger als 3	0

Zählen Sie 5 Punkte pro Wochenstunden, die Sie mit folgenden Aktivitäten verbringen:

• Hausarbeit	---
• Gartenarbeit	---
• Heimwerken	---
• Mit dem Hund gehen	---
• Zu Fuß oder mit dem Rad einkaufen	---

Wie oft bringt körperliche Bewegung Sie pro Woche außer Atem?

• Mindestens 30 Minuten, fünfmal die Woche	15
• 2 Stunden oder weniger insgesamt	5
• Gar nicht	0

Wie viele Stunden wöchentlich verbringen Sie vor dem Fernseher?

• 15 und mehr	0
• 5–14	5
• Weniger als 5	15

Können Sie zwei Treppenabsätze steigen, ohne Pause zu machen?

• Ja, sogar schnell laufend	15
• Ja, wenn ich gehe	10
• Nein	0

Hält man Sie für einen Zappelphilipp?

• Ja	10
• Nein	0

Mit welcher dieser Tätigkeiten verbringen Sie Ihre Freizeit?

• Vor dem Fernseher liegen und ab und zu zum Kühlschrank gehen	0
• Bei einem guten Buch entspannen und Zeit mit der Familie verbringen	5
• Einen Spaziergang im Park machen und mit Freunden essen gehen	10
• Klettern, Fußballspielen oder ein ähnlich anstrengendes Training	15

Würden Sie laufen, um einen Bus oder Zug, der gleich abfährt, noch zu erwischen?

• Ja	10
• Nein	0

ADDIEREN SIE IHRE PUNKTE

BEWERTUNG

Geringes Risiko	Ohne besonderen Einfluss	Erhöhtes Risiko
60 Punkte oder mehr	36–59 Punkte	35 Punkte oder weniger

Ihre Arbeit

Stress im Beruf kann sich auf Ihr Risiko auswirken, eine kardiovaskuläre Krankheit zu entwickeln. Beantworten Sie folgende Fragen mit Ja oder Nein (lassen Sie diesen Teil aus, wenn Sie selbstständig, arbeitslos oder im Ruhestand sind).

Fühlen Sie sich am Arbeitsplatz ständig unter Druck?
Halten Sie Ihren unmittelbaren Vorgesetzten manchmal für ungerecht?
Fahren Sie mit öffentlichen Verkehrsmitteln zur Arbeit?
Arbeiten Sie regelmäßig länger als 45 Stunden in der Woche?
Nehmen Sie mehr als einmal in der Woche Arbeit mit nach Hause?
Erledigen Sie berufliche E-Mails und Telefonate auch von zu Hause?

ADDIEREN SIE DIE JA-ANTWORTEN

BEWERTUNG

Geringes Risiko	Ohne besonderen Einfluss	Erhöhtes Risiko
0–2 Ja-Antworten	3–4 Ja-Antworten	5–6 Ja-Antworten

Ihr tägliches Umfeld

Ihr kardiovaskuläres Risiko kann von mehreren Faktoren in Ihrer Umgebung beeinflusst werden, von den Menschen, mit denen Sie zusammenwohnen bis hin zur Luft, die Sie einatmen. Beantworten Sie die folgenden Fragen mit Ja oder Nein.

Leben Sie mit jemandem zusammen, der raucht?
Leben Sie in Hörweite einer Hauptverkehrsstraße?
Gehen Sie oder fahren Sie regelmäßig Rad durch dichten Verkehr?
Ist es bei Ihnen zu Hause oder am Arbeitsplatz oft laut?
Bekommen Sie meistens Ihre Mahlzeiten in Plastikverpackungen?
Sehen Sie an den meisten Tagen nur Leute, mit denen Sie arbeiten?

ADDIEREN SIE DIE JA-ANTWORTEN

BEWERTUNG

Geringes Risiko	Ohne besonderen Einfluss	Erhöhtes Risiko
0–2 Ja-Antworten	3–4 Ja-Antworten	5–6 Ja-Antworten

Ihre Nächte

Wie viele Stunden schlafen Sie durchschnittlich nachts?

• 5 oder weniger	0
• 6–8	15
• 9 oder mehr	0

Was kommt Ihren Schlafgewohnheiten am nächsten?

• Ich schlafe die Nacht gut durch	15
• Ich werde manchmal wach, gehe ins Bad, schlafe aber wieder gut ein	15
• Ich schlafe schlecht ein, schlafe den Rest der Nacht aber gut durch	5
• Ich wache oft mehrmals in der Nacht auf und kann schlecht wieder einschlafen	0
• Ich wache morgens sehr früh auf und kann nicht wieder einschlafen	0

Passiert Ihnen tagsüber Folgendes regelmäßig:

• Nach dem Aufwachen fühlen Sie sich noch müde	0
• Tagsüber fühlen Sie sich fast immer müde und schläfrig	0
• Beim Sitzen schlafen Sie unerwartet ein	0
• Sie halten einen Mittagsschlaf	10

Schnarchen Sie?

(Antworten Sie mit Ja, wenn Ihr Partner oder Ihre Kinder dies bejahen, auch wenn Sie es nicht glauben.)

• Ja	0
• Nein	15

Schlafen Sie mit einem Schnarcher in einem Zimmer?

• Ja	0
• Nein	10

ADDIEREN SIE IHRE PUNKTE ☐

BEWERTUNG

Geringes Risiko	Ohne besonderen Einfluss	Erhöhtes Risiko
Mehr als 35 Punkte	16–34 Punkte	Bis 15 Punkte

Ihre Mitmenschen

Wie lässt sich Ihr Privatleben am besten beschreiben?

• Anstrengend	0
• Langweilig	0
• Geborgenheit spendend	15
• Angenehmes Chaos	10

Falls Sie in einer Beziehung leben: Wie beurteilen Sie diese?

• Glücklich und Geborgenheit spendend	15
• Ein Kompromiss	5
• Immer wieder Streit und Konflikte	0
• Miserabel und unglücklich	0

Wie viele Freunde haben Sie, auf die Sie sich verlassen können?

• Keine	0
• 1–2	5
• 3–5	10
• Mehr als 5	15

Verstehen Sie sich gut mit mindestens einem Ihrer Nachbarn?

• Ja	10
• Nein	0

Wie oft pro Tag wurden Sie in dieser Woche umarmt?

• Nie	0
• Ein- bis dreimal	5
• Viermal oder mehr	15

ADDIEREN SIE IHRE PUNKTE ☐

BEWERTUNG

Geringes Risiko	Ohne besonderen Einfluss	Erhöhtes Risiko
40 Punkte oder mehr	16–39 Punkte	Weniger als 15 Punkte

Ihr Gefühlsleben

Ihre Gefühle, Gewohnheiten, Einstellungen und Interessen spielen eine Rolle bei Ihrem Risiko, eine kardiovaskuläre Krankheit zu entwickeln. Erfahren Sie, was Ihr Risiko für Herzinfarkte und Schlaganfälle steigen lässt – und was Sie davor schützen kann.

Können Sie manchmal wegen Geldsorgen nicht schlafen?

- Ja 0
- Nein 10

Nehmen Sie sich täglich etwas Zeit zum Entspannen, und wenn es nur ein paar Minuten sind?

- Ja 15
- Nein 0

Wie schätzen Sie Ihren allgemeinen Gesundheitszustand ein?

- Ziemlich gut 15
- Nur ein paar kleinere Probleme 10
- Ich habe mehrere gesundheitliche Probleme, die mir zu schaffen machen 0

Haben Sie schon mal Panikattacken erlebt? Plötzliche Angstanfälle, Zittern und Herzrasen?

- Ja 0
- Nein 5

Fühlen Sie sich oft allein?

- Ja 0
- Nein 10

Sind Sie oft gereizt oder haben Wutanfälle?

- Ja 0
- Nein 10

Haben Sie bisweilen das Gefühl, es lohnt sich nicht, die Dinge zu ändern?

- Ja 0
- Nein 10

Gehen Sie Hobbys oder Beschäftigungen nach, wegen denen Sie mindestens einmal pro Woche das Haus verlassen?

- Ja 15
- Nein 0

Haben Sie Interessen, die Sie geistig anregen (z. B. Kreuzworträtsel raten, lesen, eine Sprache lernen, Schach spielen)?

- Ja 15
- Nein 0

Würde man Sie als humorvoll beschreiben?

- Ja 15
- Nein 0

Wie denken Sie über die kommenden fünf Jahre?

• Ich freue mich auf sie	15
• Ich weiß, ich werde mit allen Problemen klar kommen	10
• Der Gedanke an die Zukunft macht mir Angst	0

ADDIEREN SIE IHRE PUNKTE

BEWERTUNG

Geringes Risiko	Ohne besonderen Einfluss	Erhöhtes Risiko
80 oder mehr Punkte	30–79 Punkte	Weniger als 30 Punkte

Ihr Glücksquotient

Wie oft hatten Sie in der vergangenen Woche die folgenden Empfindungen?

- Ich blickte hoffnungsvoll in die Zukunft
- Ich war glücklich
- Ich freute mich des Lebens
- Ich fand, dass ich genauso gut wie andere war

Für jede dieser vier Empfindungen geben Sie sich die folgenden Punkte:
0 = selten oder niemals (an weniger als 1 Tag pro Woche)
1 = manchmal oder einen kleinen Teil der Zeit (an 1–2 Tagen pro Woche)
2 = gelegentlich oder einen mittleren Teil der Zeit (an 3–4 Tagen pro Woche)
3 = meistens oder die ganze Zeit (an 5–7 Tagen pro Woche)

Wenn Sie sich nicht sicher sind, notieren Sie nächste Woche jeden Tag Ihre Empfindungen vor dem Schlafengehen.

BEWERTUNG

Addieren Sie Ihre Punkte für die vier Empfindungen. Die höchstmögliche Punktzahl ist 12 – eine durchweg glückliche Gemütsverfassung –, die geringste ist 0, nicht glücklich. Je höher Ihre Punktzahl, desto besser sind Sie vor kardiovaskulären Erkrankungen geschützt.

Am Wendepunkt

Nun haben Sie Ihr Leben genau betrachtet und eine Fülle neuer Erkenntnisse gewonnen – über Ihre Gesundheit, Ihre Persönlichkeit, Ihre Gefühle und Ihr Verhalten. Je häufiger Ihre Bewertungen ein „erhöhtes Risiko" ergeben, desto mehr Handlungsbedarf besteht, um Ihre Herz-Kreislauf-Gesundheit zu bewahren oder zu verbessern. In Schritt 4 erfahren Sie, wie Sie ein entsprechendes Programm für sich persönlich entwickeln können.

Aktionsplan SCHRITT 4

Nachdem Sie nun mehr über die Zusammenhänge zwischen Lebensführung und Herzgesundheit erfahren haben, ist es jetzt an der Zeit, dass Sie sich diese Erkenntnisse zu Nutze machen.

Schritt 4 zeigt Ihnen, wie Sie einen konkreten und persönlichen Plan entwerfen können, mit dem sich das Risiko für einen Schlaganfall, einen Herzinfarkt und damit einhergehende Probleme senken lässt.

Ein Programm entwickeln

Sie haben sich mit den in Schritt 3 behandelten Themen befasst, die Fragebögen ausgefüllt und die Ergebnisse ausgewertet. Nun können Sie realistisch einschätzen, inwieweit Ihr Lebensstil eine kardiovaskuläre Erkrankung fördern könnte. Sie haben auch Ihre Risikofaktoren herausgefunden – sei es ein zunehmender Taillenumfang, eine unausgewogene Ernährung mit Lebensmitteln, von denen abzuraten ist, ein stressreicher Beruf oder ständiger Schlafmangel.

Einige der in Schritt 3 gegebenen Informationen waren vielleicht überraschend für Sie. Wussten Sie beispielsweise, dass eine Zahnfleischerkrankung ein Risikofaktor für Herzinfarkte ist? Oder dass Haus- und Gartenarbeit Ihre Arterien schützen können? Oder dass stundenlanges Sitzen oder endloses Fernsehen ebenfalls Risikofaktoren für kardiovaskuläre Krankheiten sind?

SIE KÖNNEN ETWAS TUN

Ungeachtet Ihres Alters und Geschlechts steht es in Ihrer Macht, jeden einzelnen der in Schritt 3 beschriebenen Risikofaktoren zu ändern. Vielleicht brauchen Sie bei einigen die Hilfe Ihres Arztes. Mit anderen werden Sie allein fertig, wenn Sie einen langfristigen strategischen Plan entwickeln, mit dem Sie sich vor Herzinfarkt und Schlaganfall sowie Arteriosklerose (Arterienverkalkung) schützen können.

FREUDE AM LEBEN

Sie werden auch entdecken, wie wichtig seelisches Wohlbefinden ist und wie Zufriedenheit, gepaart mit guten Beziehungen und anregenden Interessen, der Schlüssel zu einer guten Gesundheit sein kann. Und Sie werden feststellen, wie Sie Ihr kardiovaskuläres Risiko senken können, indem Sie herausfinden, was Ihnen Freude und Spaß macht – ob es nun Hobbys sind, denen Sie gern nachgehen, oder Menschen, die Sie glücklich machen.

Expertenwissen

Denken Sie sich gesund

Wie gesund Sie sich fühlen, kann sich entscheidend auf Ihre Lebenserwartung auswirken. In einer Studie hörte eine Gruppe von Hotelreinigungspersonal – von denen sich viele als inaktiv und nicht fit betrachteten – einen Vortrag. Er handelte davon, wie ihre tägliche Reinigungsarbeit ihnen ein hervorragendes körperliches Training bietet. Man gab ihnen Informationsblätter, auf denen stand, wie viele Kalorien sie verbrauchten, wenn sie Arbeiten ausführten wie Treppe saugen und Badezimmer putzen. Wenige Wochen später hatten die Probanden durchschnittlich 1 kg abgenommen, den Blutdruck gesenkt und den Body-Mass-Index (BMI) sowie ihr Körperfett ein wenig reduziert – obwohl keiner seine Ernährungsweise oder seine Bewegungsgewohnheiten geändert hatte.

ZUSÄTZLICHE GESUNDHEITLICHE VORTEILE

Gesunde Arterien begünstigen die gesamte körperliche und seelische Gesundheit. Sie haben eine gute Chance, dass auch andere mit Arteriosklerose in Verbindung stehende Erkrankungen wie etwa Diabetes nicht auftreten. Und wenn Sie älter werden, wirken sich gesunde Arterien günstig auf die Erhaltung der Zähne, der Sehkraft und des Gehörs aus.

Gesunde Arterien tragen zur Erhaltung Ihrer Zähne, Ihrer Sehkraft und Ihres Gehörs bei.

DIE STUNDE DER WAHRHEIT

Beim Ausfüllen der Fragebögen in Schritt 3 sind Sie vielleicht auf mögliche Gesundheitsprobleme gestoßen, an die Sie nie gedacht haben. Vielleicht haben Sie sich gewundert, dass Ihr BMI weit über dem Durchschnitt liegt (siehe S. 66), oder Sie haben über das Bauchfett gestaunt, dass Sie sich angefuttert haben. Möglicherweise ist Ihnen aufgefallen, dass Sie beim Treppensteigen außer Atem geraten, und wie wenig Sie sich bewegen. War Ihnen klar, wie viele Zigaretten Sie rauchen? Oder haben Sie gemerkt, wie schwer es Ihnen fällt, sich zu entspannen, und wie gereizt Sie sich fühlen?

Dies sind Risikofaktoren der in Schritt 1 beschriebenen Interheart-Studie. Es lohnt sich, sich noch einmal vor Augen zu führen, was für 90 Prozent der ersten Herzinfarkte verantwortlich ist. Wenn Sie in den Fragebögen meist die Bewertung „geringes Risiko“ erreicht haben: Glückwunsch! Für die Mehrheit allerdings wird es etwas geben, das geändert werden sollte. Doch Sie werden sehen, dass es einfach ist und sogar Spaß macht, sich auf den richtigen Weg zu begeben. Sie werden sich besser, jünger und fitter fühlen, selbst wenn Sie sich nur zu geringfügigen Änderungen durchringen.

Lassen Sie einen Herz-Kreislauf-Check machen

Ein Termin bei Ihrem Arzt ist ein sehr guter Anfang, weil Sie auf diese Weise Ihre in Schritt 3 erkannten Gesundheitsrisiken konkret angehen. Das ist besonders wichtig, wenn Sie über 40 sind und Ihren Blutdruck sowie Ihre Cholesterinwerte in den letzten Jahren nicht haben prüfen lassen. Wenn Sie mehrere Risikofaktoren haben, sollten Sie diese gegenüber Ihrem Arzt offen legen und nichts beschönigen, z. B. das Rauchen und den Alkoholkonsum. Sprechen Sie auch Ihren Taillenumfang an, wenn er (bei einer Frau) mehr als 80 cm oder (bei einem Mann) mehr als 94 cm beträgt. Weisen Sie darauf hin, wenn in Ihrer Familie bereits ein Herzinfarkt oder Schlaganfall aufgetreten ist oder wenn Sie aus irgendeinem anderen Grund besonders gefährdet sind, eine Herzkrankheit zu entwickeln.

Ein Termin bei Ihrem Arzt ist ein guter Anfang, um Gesundheitsrisiken konkret anzugehen.

DIABETES – AUCH EIN RISIKO FÜR DAS HERZ

Übergewichtige Menschen, die fürchten, ein Stoffwechselsyndrom (siehe S. 30) zu entwickeln, sollten ihren Arzt bitten, ihren Urin auf Zucker zu untersuchen und die Blutzuckerwerte festzustellen.

Etwa die Hälfte der Menschen, bei denen Typ-2-Diabetes diagnostiziert wurde, weisen schon bei der Diagnose Anzeichen von kardiovaskulären Krankheiten auf. Werden unter ärztlicher Aufsicht Schritte gegen die Ursachen, etwa Übergewicht, unternommen, kann dies helfen, die Risiken für beide Probleme zu reduzieren.

Wichtig

EINE ERERBTE HERZKRANKHEIT

Die Koronare Herzkrankheit (KHK) tritt oft gehäuft in Familien auf, doch kann man das Risiko wesentlich verringern, wenn man gesund und fit ist. Allerdings stellen bestimmte vererbbare Herzkrankheiten eine Gefahr dar, weil sie sich bereits bei jungen Menschen, unabhängig vom Lebensstil, entwickeln. Sie treten oft ohne vorherige Symptome auf und können einen plötzlichen Herzstillstand SADS (englisch: Sudden Arrhythmic Death Syndrome) verursachen.

In Deutschland sterben jährlich etwa 100 000 Menschen am plötzlichen Herztod SADS. Die meisten sind älter, aber fünf bis zehn Prozent sind junge Menschen, die vorher keine Symptome hatten. Bei ihnen liegt oft eine genetische Ursache vor. Mit einer elektrophysiologischen Untersuchung (EPU) lässt sich eine nicht normale elektrische Aktivität im Herzen aufspüren. Wenn erforderlich, kann mit einer sogenannten Hochfrequenzablation gezielt der Gewebebereich stillgelegt werden, der die Herzrhythmusstörungen verursacht.

SCHUTZMASSNAHMEN, NICHT NUR FÜR RISIKO-PATIENTEN

Wenn Ihr Arzt Ihnen mitteilt, dass Sie ein mäßiges oder hohes Risiko für kardiovaskuläre Krankheiten haben, wird er Ihnen empfehlen, sich besser zu ernähren, mehr zu bewegen, abzunehmen und Stress zu reduzieren. Ratschläge zu all diesen Aspekten geben die nachfolgenden Schritte in diesem Buch, dazu viele Tipps, wie man eingefahrene Gewohnheiten ändern kann. Wenn Sie rauchen, sollten Sie der Bewältigung dieses Problems den Vorrang geben, und, wenn nötig, dafür die Hilfe Ihres Arztes in Anspruch nehmen, um eine Therapie oder Methode zu finden, die Ihnen bei der Entwöhnung hilft.

Wenn Sie ein Hochrisikopatient sind (also ein zwanzigprozentiges oder noch größeres Risiko haben, die Krankheit innerhalb der nächsten zehn Jahre zu entwickeln), wird Ihr Arzt Ihnen Statine zur Senkung der Cholesterinwerte verschreiben und vielleicht Medikamente gegen zu hohen Blutdruck oder Diabetes. In diesem Fall sind die Maßnahmen, die in *Dem Schlaganfall und Herzinfarkt keine Chance geben!* beschrieben werden, von großem zusätzlichem Wert. Die Informationen in den folgenden Kapiteln werden Ihnen helfen, die Anweisungen und Empfehlungen Ihres Arztes zu befolgen. Vielleicht brauchen Sie dann sogar weniger Medikamente – oder irgendwann überhaupt keine mehr.

Rauchen ist ein gefährlicher Risikofaktor – natürlich auch für Krebs. Damit aufzuhören sollte höchste Priorität für Sie haben.

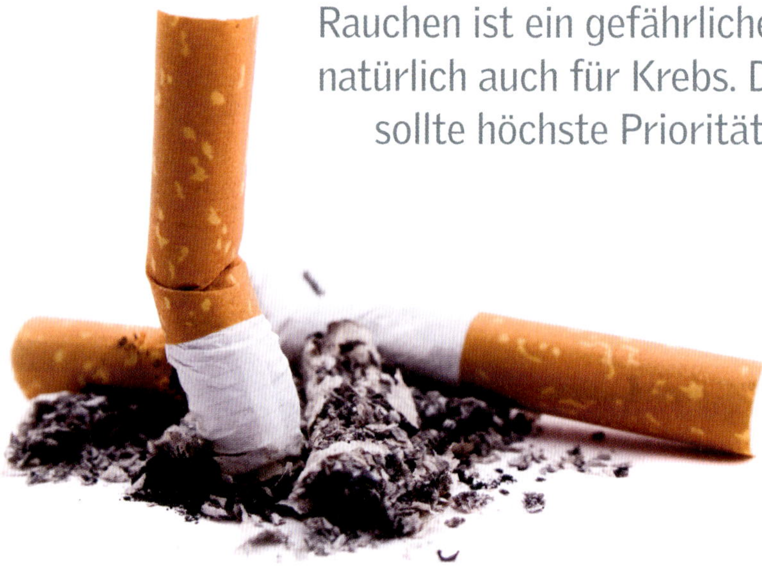

Wo Ihre persönlichen Risiken liegen

Die Auswertung der Fragebögen in Schritt 3 zeigt Ihnen, welche Faktoren zu Ihrem Herzinfarkt- oder Schlaganfallrisiko beitragen. Richten Sie Ihre Aufmerksamkeit auf alle Bereiche, in denen Sie ein „erhöhtes Risiko" haben, und schreiben Sie sie auf eine Liste. Dann sehen Sie die Probleme, die Sie angehen müssen, Schwarz auf Weiß. Im Folgenden finden Sie einen Leitfaden, wie Sie am besten beginnen.

Ihr Körper Individuelle Risikofaktoren:

- Übergewicht
- Bauchfett
- Rauchen
- Hoher Ruhepuls
- Zahnfleischerkrankung

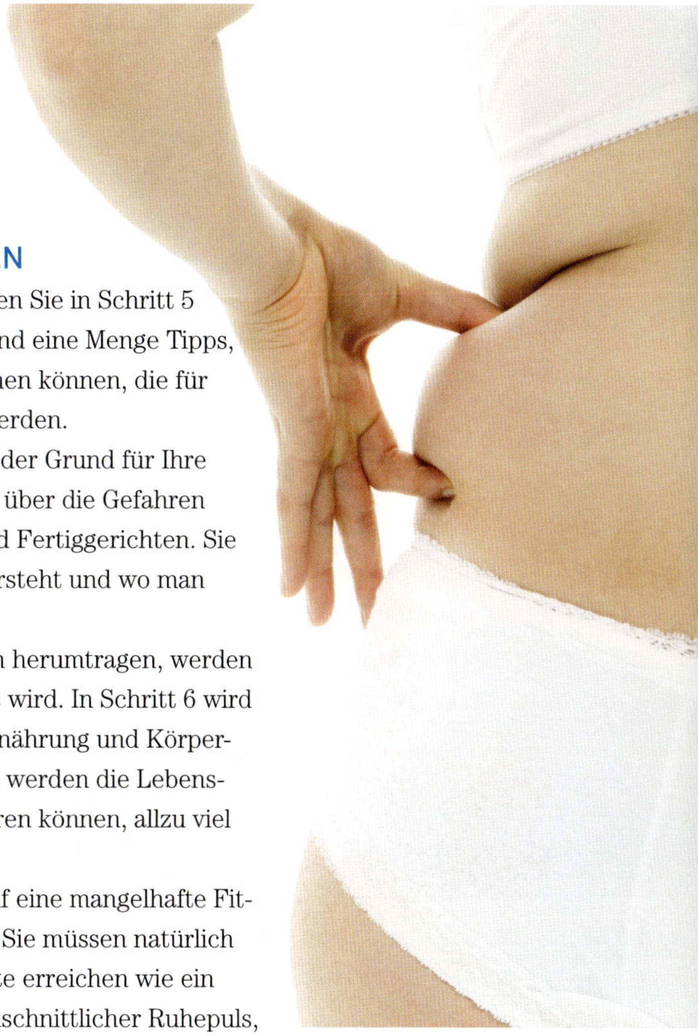

WO IM BUCH SIE HILFE FINDEN

Wenn Sie abnehmen müssen, bekommen Sie in Schritt 5 Hilfe für eine Ernährungsumstellung und eine Menge Tipps, wie Sie kleine Veränderungen vornehmen können, die für Ihr Gewicht von großem Vorteil sein werden.

In Schritt 6 finden Sie heraus, was der Grund für Ihre Gewichtszunahme ist, und lernen alles über die Gefahren von verarbeiteten Nahrungsmitteln und Fertiggerichten. Sie erfahren, wie man Versuchungen widersteht und wo man Hilfe bekommen kann.

Wenn Sie zu viel Bauchfett mit sich herumtragen, werden Sie wissen, dass man es nur schwer los wird. In Schritt 6 wird erklärt, dass eine Doppelstrategie – Ernährung und Körpertraining – tatsächlich wirkt. Außerdem werden die Lebensmittel aufgelistet, die Sie davor bewahren können, allzu viel Fett anzusetzen.

Ein hoher Ruhepuls weist meist auf eine mangelhafte Fitness hin, doch das können Sie ändern. Sie müssen natürlich keinen Puls von 40 Schlägen pro Minute erreichen wie ein durchtrainierter Athlet, aber ein durchschnittlicher Ruhepuls, der bei Erwachsenen bei etwa 70 Schlägen pro Minute liegt, sollte schon Ihr Ziel sein. Schritt 7 ist voller Ideen, wie man Spaß bei körperlicher Betätigung haben kann, selbst wenn man bisher wenig Lust verspürt hat, sich zu bewegen. Sie erlernen Strategien, um aktiver zu werden, die sich leicht im Tagesablauf unterbringen lassen – auch ohne regelmäßige Besuche in einem Fitnessstudio.

Wenn Sie rauchen, haben Sie sicher schon mindestens einmal versucht, damit aufzuhören. Das ist schwierig, wenn Sie ein temporeiches Leben führen. Aber wussten Sie, dass sich Ihr Risiko einer kardiovaskulären Krankheit um die Hälfte verringert, wenn Sie Ihren Zigarettenkonsum halbieren, egal wie viel Sie momentan rauchen? In Schritt 8 lernen Sie, Ihre Willenskraft mit einer Kombination von physischen und psychologischen Taktiken zu unterstützen. Auf Seite 240 finden Sie Adressen, die Ihnen weiterhelfen. Raucher, die Unterstützung bei der Entwöhnung haben – medizinisch, psychologisch oder beides –, schaffen es viel eher aufzuhören.

Eine Zahnfleischerkrankung erhöht Ihr Risiko für einen Herzinfarkt oder Schlaganfall. In Schritt 8 erfahren Sie, wie Sie frühe Anzeichen einer Zahnfleischerkrankung erkennen und wie Sie vorbeugen können.

Ihre Ernährung Individuelle Risikofaktoren:

- Nicht genug Obst und Gemüse
- Zu viele gesättigte Fette und Transfette
- Nicht genug fetter Fisch
- Zu viele verarbeitete Nahrungsmittel oder Fertiggerichte
- Zu viele Snacks
- Ungesundes Kochen
- Zu viel Salz
- Zu viel Alkohol
- Zu viele Nahrungsmittel aus Weißmehl

WO IM BUCH SIE HILFE FINDEN

Die Ernährung hat großen Einfluss auf den Zustand der Arterien. Schritt 5 benennt empfehlenswerte Nahrungsmittel und solche, die zu meiden sind. Die neuesten Forschungsergebnisse zeigen, warum Obst, Gemüse und bestimmte Fette so wertvoll sind. Die Reduzierung von Natrium (Salz) ist absolut notwendig. Es geht dabei weniger um das Salz, mit dem wir kochen, als um das verborgene Salz in industriell verarbeiteten Lebensmitteln.

Expertenwissen

Kleine Veränderung, großer Gewinn

Forscher der Universität Liverpool haben errechnet, dass der Tod von fast 6000 Briten jährlich verhindert werden könnte, wenn jeder Bewohner Großbritanniens täglich einen ungesunden Snack (Schokoriegel, Tüte Chips, Kuchenstück) gegen einen gesunden (frisches oder getrocknetes Obst, rohes Gemüse wie Karotten, ungesalzene Nüsse oder Körner) austauschen würde. Dann würde nämlich jeder 4,4 g weniger gesättigte Fette pro Tag aufnehmen. Die Zahl der Toten durch Herzinfarkt würde um 2400, die durch Schlaganfälle um 425 jährlich zurückgehen. Und da jeder täglich etwa 500 mg Salz weniger zu sich nähme, könnte das weitere 3120 Leben retten.

Ihre Fitness Individuelle Risikofaktoren:

- **Sitzender Beruf und ganz allgemein zu viel Sitzen**
- **Zu viel Fernsehen**
- **Nicht annähernd genug Sport**
- **Allgemeine Schlaffheit**
- **Kaum zu Fuß unterwegs**

WO IM BUCH SIE HILFE FINDEN

Schritt 7 zeigt, wie Sie mit Spaß und Freude in Form kommen. Auch wenn Sie mit dem Training erst im höheren Alter beginnen, gibt es leichte Betätigungen, die Ihrem Kreislauf zugute kommen, Ihre Muskelkraft stärken und das Leben verlängern. Sie werden erfahren, wie Garten- und Hausarbeit Kalorien verbrennen und zur Fitness beitragen.

Wichtig

STEIGEN SIE TREPPEN

Selbst eine so einfache Veränderung wie die Treppen hinauf- und heruntergehen, statt den Fahrstuhl zu nehmen, könnte Ihre Aussicht verbessern, länger zu leben. Das ist die Erkenntnis von Forschern in der Schweiz. Ein Team der Universität Genf bat 69 Angestellte, die sich gewöhnlich nicht mehr als 2 Stunden wöchentlich körperlich betätigten, Treppen zu steigen. 12 Wochen lang stiegen die Freiwilligen täglich bis zu 23 Treppenabsätze (vor der Studie waren es täglich 5) hinauf und herunter. Ihre Lungenkapazität, ihr Blutdruck, ihre Taillenmaße und ihre Cholesterinwerte verbesserten sich, was ihr Risiko eines frühzeitigen Todes um rund 15 Prozent verringerte.

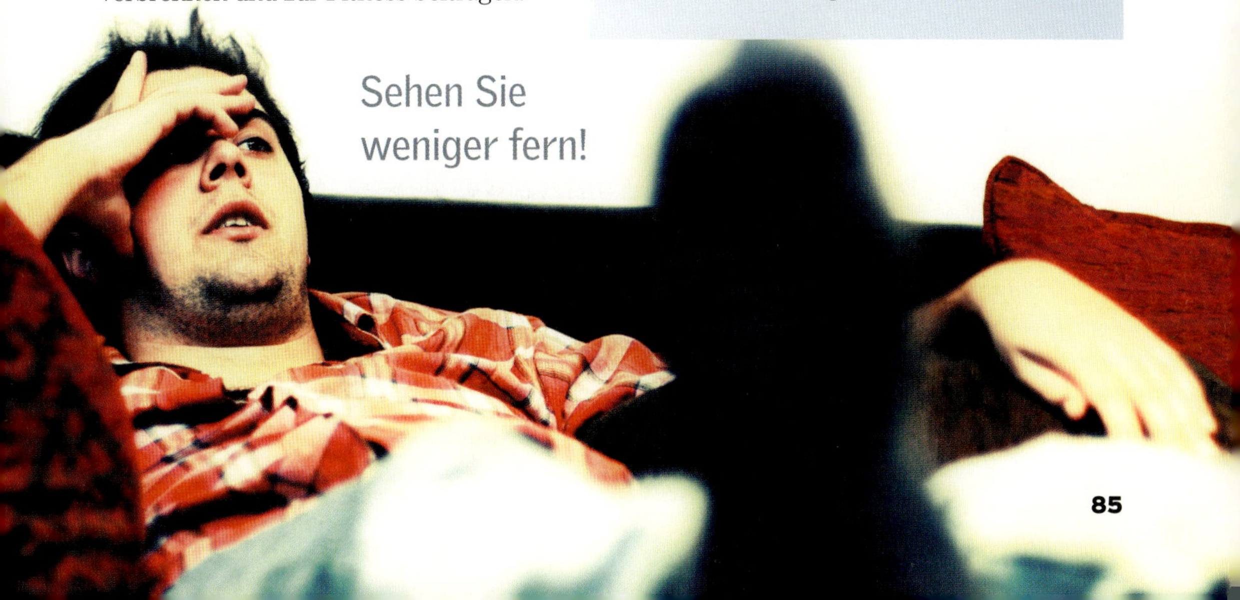

SO WAR ES BEI RAINER G.

Wie ich mein Leben änderte

Der fünfzigste Geburtstag hatte für Rainer eine besondere, ernste Bedeutung. „Ich fühlte mich absolut fit und gesund, musste aber immer an meinen Vater denken, der mit 56 plötzlich an einem Herzinfarkt starb. Das war ein schrecklicher Schock. Ich begann mir Gedanken zu machen, ob ich nun auch in Gefahr sein würde."

Besonders bedrückte ihn, dass seine jüngste Tochter erst drei Jahre alt war. „Meine Frau wollte, dass ich zu einem Check-up gehe. Ich war noch nie beim Arzt, ich war nie krank. Aber sie sagte so etwas wie: ‚Was sollten wir ohne dich tun?', und das reichte dann auch. Ich machte einen Termin beim Arzt."

Der Arzt stellte fest, dass Rainers Blutdruck erhöht war und riet ihm, auf seine Ernährung zu achten und weniger Salz zu essen. Er begann, mehr Obst und Gemüse zu essen, weniger Fleisch, weniger Kekse und Kuchen. „Sie mögen lachen, aber Magerjoghurt mit frischen Früchten aß ich nun am liebsten. Ich fühlte mich besser und hatte auch mehr Energie. Wir begannen, Tennis zu spielen, was Spaß machte und erholsam war. Das war gut, denn ich war beruflich gerade stark eingespannt. Ich war Fachbereichsleiter für Englisch an einer Fachhochschule, an der gerade die Lehrpläne reformiert wurden."

„Magerjoghurt mit frischen Früchten mochte ich nun besonders gern. Ich fühlte mich besser, und ich hatte auch viel mehr Energie."

Vorsichtshalber schickte der Arzt Rainer zu einem Kardiologen. Dieser machte ein EKG und stellte fest, dass Rainer einen unregelmäßigen Herzschlag hatte. „Das war ein weiterer Grund, Gewicht und Blutdruck unter Kontrolle zu halten."

Inzwischen ist Rainer 66 und pensioniert. Er geht regelmäßig zum Check-up, fühlt sich aber vollkommen fit und muss, anders als viele seiner Altersgenossen, keine Statine nehmen. All das verdankt er kleinen Änderungen seines Lebensstils; Er ernährt sich vernünftig, geht regelmäßig zu Fuß die Treppen hoch und führt seinen Hund aus. Als er kürzlich las, dass eine holländische Studie nachgewiesen hat, ein Glas Rotwein täglich sei ein guter Schutz vor Herzinfarkt, freute er sich. „Ich mag Rotwein," sagt Rainer, „aber ich würde sowieso nicht mehr als ein Glas am Tag trinken."

Ihre Arbeit Individuelle Risikofaktoren:

- Druck bei der Arbeit
- Ungerechter Chef
- Lange Fahrten zur Arbeit
- Lange Arbeitszeiten
- Arbeit mit nach Hause nehmen
- Berufliche E-Mails und Telefonate zu Hause erledigen

WO IM BUCH SIE HILFE FINDEN

Selbst wenn Sie nicht im Büro sind, wird vermutlich bisweilen jemand versuchen, Sie übers Handy zu erreichen. An manchen Tagen erscheint es unmöglich, sich solchen Verpflichtungen zu entziehen. Schritt 9 informiert Sie über Stressmanagement-Taktiken. Es wird erklärt, warum es so wichtig ist, sich Grenzen zu setzen und zu lernen, nach der Arbeit abzuschalten.

Ihr tägliches Umfeld

Individuelle Risikofaktoren:

- Mit einem Raucher leben
- An einer Hauptstraße wohnen
- Wege in dichtem Verkehr
- Lärm ausgesetzt sein
- Häuslicher Stress
- Allein leben

WO IM BUCH SIE HILFE FINDEN

Rauchen gefährdet nicht nur Sie selbst, sondern alle Menschen in Ihrer Umgebung. Schritt 8 bietet effiziente Strategien, mit dem Rauchen aufzuhören. Wenn es einen weiteren Raucher in Ihrer Familie oder im Freundeskreis gibt, können Sie vielleicht gemeinsam aufhören.

Lärm und schmutziger Luft kann man schwer entgehen, besonders wenn man in der Innenstadt lebt oder dort berufstätig ist. Schritt 8 bietet Ratschläge, wie Sie sich vor Lärm, aber auch vor den schädlichen und möglicherweise sogar giftigen Substanzen in Ihrer Umgebung schützen können.

Wichtig

OHRSTÖPSEL

Lärm steigert das Risiko für einen Herzinfarkt. Eine US-Studie mit Arbeitern in Kfz-Montagehallen belegte, dass ständige Lärmbelästigung den Blutdruck ansteigen lässt, was aber mit Gehörschutz weitgehend zu verhindern ist. Außerdem: Wenn Sie etwas für den Schutz Ihrer Arterien tun, bewahren Sie gleichzeitig Ihr Gehör vor Schäden, denn kardiovaskuläre Krankheiten können auch die winzigen Arterien verstopfen, die das komplexe Innenohr versorgen. Was auch immer die Lärmquelle in Ihrem Leben ist – Flugzeuge, Verkehr oder Straßenbauarbeiten –, mit einem Paar Ohrstöpsel können Sie Ihr Gehör und Ihr Herz effektiv schützen.

Ihre Nächte Individuelle Risikofaktoren:

- Schnarchen
- Mit einem Schnarcher im Zimmer schlafen
- Zu wenig oder zu viel Schlaf
- Gestörte Nachtruhe
- Müdigkeit am Tag

WO IM BUCH SIE HILFE FINDEN

Schlafentzug fordert einen hohen Tribut von Ihrem Körper. Fest steht: Menschen, die gut schlafen, leben länger. In Schritt 9 finden Sie Expertenrat, wie Sie besser schlafen und was man gegen Schnarchen tun kann.

Ihr Gefühlsleben Individuelle Risikofaktoren:

- Geldsorgen
- Zu wenig Entspannung
- Sich nicht gesund fühlen
- Panikattacken
- Einsamkeit
- Hoffnungslosigkeit und Pessimismus
- Interessenlosigkeit
- Zu wenig geistige Anregung
- Wenig Sinn für Humor

WO IM BUCH SIE HILFE FINDEN

Die meisten von uns denken, dass äußere Dinge uns glücklich machen. Schritt 9 entkräftet diesen Mythos und erklärt, dass der Schlüssel zu einem erfüllten und gesunden Leben in Ihnen selbst liegt.

Ihre Mitmenschen

Individuelle Risikofaktoren:

- Anstrengendes Privatleben
- Langweiliges Privatleben
- Eine Beziehung, die keine Geborgenheit vermittelt
- Mangel an Freunden
- Kein Kontakt zu Nachbarn

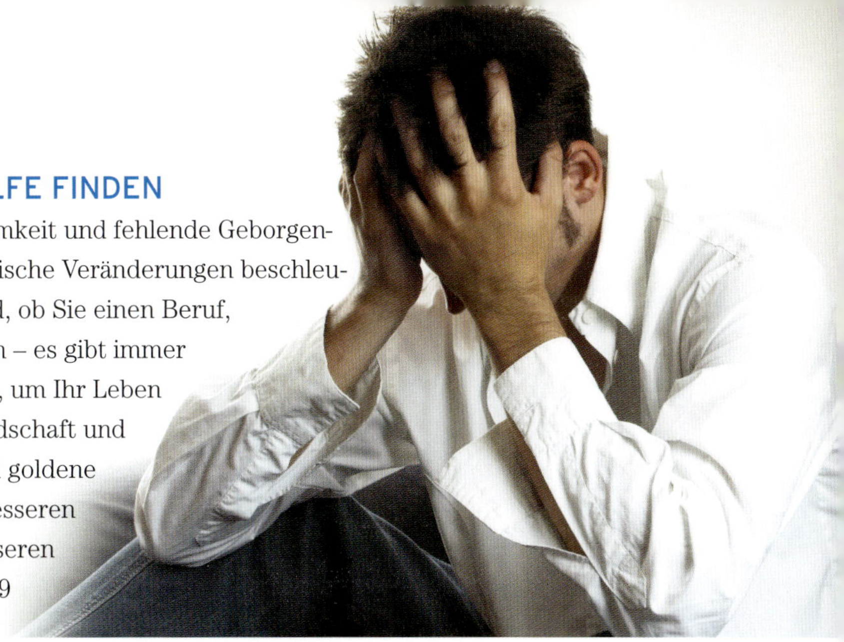

WO IM BUCH SIE HILFE FINDEN

Chronischer Stress, Einsamkeit und fehlende Geborgenheit können arteriosklerotische Veränderungen beschleunigen. Egal wie alt Sie sind, ob Sie einen Beruf, Partner oder Kinder haben – es gibt immer etwas, das Sie tun können, um Ihr Leben zu ändern. Lachen, Freundschaft und anregende Interessen sind goldene Eintrittskarten zu einer besseren Gesundheit und einer besseren Lebensqualität. In Schritt 9 erfahren Sie mehr.

Die richtige Taktik

Packen Sie nicht alles gleichzeitig an. Wenn Sie beschließen, unverzüglich mit einem harten Trainingsprogramm zu beginnen, Ihre Essgewohnheiten völlig umzukrempeln und gleichzeitig das Rauchen aufzugeben, werden Sie scheitern. Setzen Sie sich zunächst nur ein einziges Ziel, und beginnen Sie mit kleinen Schritten. Wenn Sie dieses Ziel erreicht haben, setzen Sie sich ein neues, das Sie ebenfalls mit kleinen Schritten angehen.

DER SCHLÜSSEL ZUM ERFOLG

Um Ihre Motivation und Zuversicht zu stärken, nehmen Sie zunächst kleine Änderungen vor – die am Ende Großes bewirken. Hier einige Vorschläge:

KLEIN ANFANGEN

- Vereinbaren Sie einen Termin mit Ihrem Arzt oder Zahnarzt.
- Kaufen Sie Olivenöl – und verwenden Sie es auch.
- Nehmen Sie bei der Arbeit die Treppe statt den Fahrstuhl.
- Tauschen Sie heute einen ungesunden Snack gegen ein Stück Obst.
- Essen Sie heute mittag Fisch statt Fleisch.
- Gehen Sie in dieser Woche einmal pünktlich von der Arbeit nach Hause.
- Nehmen Sie den Salzstreuer vom Tisch.
- Umarmen Sie Ihren Partner ohne besonderen Grund.
- Gehen Sie eine halbe Stunde spazieren statt fernzusehen.
- Laden Sie Ihren Nachbarn zu einem Kaffee zu sich ein.

SETZEN SIE SICH ERREICHBARE ZIELE

Wenn Ihr Plan dauerhaft funktionieren soll, müssen Sie Ihre Ziele präzisieren und Prioritäten setzen. Wählen Sie auf der Grundlage dessen, was Sie in Schritt 3 gelernt haben, einen Bereich Ihres Lebens aus, der mit einem hohen kardiovaskulären Risiko verbunden ist. Lesen Sie die entsprechenden Informationen, und bestimmen Sie die wichtigsten Veränderungen. Schreiben Sie ihre Ziele auf, und geben Sie sich einen zeitlichen Rahmen, in dem Sie sie erreichen wollen.

Müssen Sie beispielsweise zehn Kilo abnehmen, um Ihr Idealgewicht zu erlangen, so wird dies mehrere Monate dauern. Setzen Sie sich ein Etappenziel, etwa zwei Kilo Gewichtsabnahme bis Ende des nächsten Monats. Wenn es an Ihrer Ernährungsweise einiges auszusetzen gibt, glauben Sie nicht, Sie könnten das in ein paar Tagen auf die Reihe bekommen. Wählen Sie überschaubare Ziele: Einmal pro Woche auf ein Fertiggericht oder Fastfood verzichten und stattdessen zu Hause mit frischen Zutaten kochen, gesunde Snacks mit zur Arbeit nehmen statt Schokoriegel zu kaufen.

Betreiben Sie den Wandel mit so viel Freude wie möglich. Belohnen Sie sich für jedes Kilo, das Sie abnehmen. Machen Sie einen Ausflug, kaufen Sie sich etwas Schönes, besuchen Sie Freunde – und machen Sie Pläne für eine Zukunft, in deren Mittelpunkt Ihr gesünderes und glücklicheres Ich steht.

Setzen Sie sich ein Etappenziel und denken Sie nicht, Sie könnten alles in ein paar Tagen schaffen.

SEIEN SIE REALISTISCH

Sie wissen nun, dass die Abwehr eines Herzinfarkts oder Schlaganfalls kein kurzfristiges Manöver wie eine Crashdiät ist. Wenn die vielen kleinen Veränderungen, die Sie ins Auge fassen, Sie für den Rest Ihres Lebens schützen sollen, müssen Sie es schaffen, sie in Ihr tägliches Leben zu integrieren. Nur dann haben Sie auch die Motivation, dabei zu bleiben.

ERKENNEN, WAS MACHBAR IST

Entscheiden Sie, was Sie verändern können. Es hat keinen Sinn, Ihrem Chef zu sagen, dass Sie nie wieder bis spätabends arbeiten wollen. Aber Sie können sich nach einem neuen Job umsehen oder sich weiterbilden, um in eine Firma zu wechseln, die keine derartigen Anforderungen stellt. Oder Sie wenden Entspannungstechniken an, um den Stress zu reduzieren, der durch übermäßige Arbeitsbelastung entsteht.

Wenn Sie an einer Hauptstraße wohnen, können Sie vielleicht nicht einfach umziehen. Aber Sie könnten nachts Ohrstöpsel tragen und so besser schlafen. In diesem Buch finden Sie eine Fülle von Tipps, die Ihnen helfen, kardiovaskuläre Risiken abzuwehren, auch wenn Sie vielleicht nicht alle ganz vermeiden können.

AM BALL BLEIBEN

Wenn Sie wissen, was realistisch ist, sollten Sie einen Zeitplan erstellen. Lebenslange Gewohnheiten lassen sich nicht in ein paar Wochen umstoßen. Nehmen Sie Veränderungen vor, auf denen Sie aufbauen können. Es hilft, wenn Sie Ihre Erfolge aufschreiben oder notieren, was nicht geklappt hat, und dann etwas anderes probieren.

Nehmen Sie jede Hilfe wahr, die sich bietet. Sagen Sie Ihren Freunden, dass Sie mit dem Rauchen aufhören wollen, und bitten Sie sie um Unterstützung. Überreden Sie Ihren Partner, mit Ihnen zusammen körperlich aktiver zu werden. Sprechen Sie mit Ihrem Arzt, wenn es mit dem Abnehmen nicht so funktioniert, wie Sie es sich vorgestellt haben. Er wird zunächst Ihren Entschluss begrüßen und Ihnen dann mit Rat und Tat zur Seite stehen, denn eine Gewichtsreduktion ist eine wichtige Verbündete im Kampf um Ihre Gesundheit.

Wichtig

MUSIK FÜR DAS HERZ

Beschäftigen Sie sich mit Musik, es könnte gut für Ihr Herz sein, sagen Wissenschaftler aus Pavia und Oxford, nachdem sie Atmung und Kreislauf von 24 jungen Leuten beim Anhören von Musikstücken getestet hatten. Die Hälfte waren Musiker, die Instrumente wie Geige, Klavier oder Flöte spielten. Die anderen hatten keine besondere musikalische Neigung. Die Musik reichte von Klassik (Beethoven und indische Ragas) bis hin zu Funkrock (Red Hot Chili Peppers). Die Forscher stellten nun fest, dass schnellere und komplexere Rhythmen – ob klassisch oder Rock – Atmung und Kreislauf der gesamten Testgruppe beschleunigten, ruhige Stücke hingegen diese Funktionen bei allen verlangsamten. Nicht direkt überraschend – jedoch: Die beruhigende Wirkung war am stärksten bei den Musikern, die daran gewöhnt waren, ihre Atmung mit der Musik zu synchronisieren. Daraus schließen die Wissenschaftler, dass die entspannende Wirkung von ruhigen Musikstücken bei der Vorbeugung und Behandlung von Herzinfarkt und Schlaganfall nützlich sein kann, wenn ein Risikopatient lernt, sich ganz in die Musik hineinzuversetzen und „mit der Musik zu atmen".

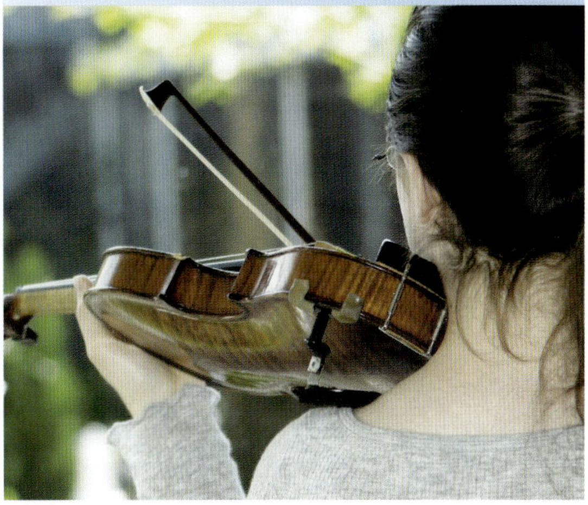

EIN PLAN FÜRS LEBEN

Die folgenden Schritte informieren Sie darüber, was Sie für Körper und Seele tun können, um Ihr kardiovaskuläres System gesund zu erhalten. Der Rat von Experten wird Ihnen helfen, für ein längeres und gesünderes Leben zu sorgen. Denken Sie daran: Sie haben bereits damit begonnen!

Aktionsplan
SCHRITT 5

Leckeres Essen steigert die Lebensfreude, und es gibt keinen Grund, darauf zu verzichten. Glücklicherweise sind es gerade die frischen, schmackhaften und farbenfrohen Lebensmittel, die zu einer gesunden, genussvollen Ernährung gehören.

In Schritt 5 erfahren Sie, welche Ernährungsgewohnheiten Ihre Herz- und Kreislaufgesundheit fördern und welche ihr eher abträglich sind.

Entdecken Sie den Spaß an einer guten Ernährung

Die Gesundheit Ihres Herz-Kreislauf-Systems hängt entscheidend von Ihren Essgewohnheiten ab. Übergewicht, hohe Cholesterinwerte und Störungen des Blutzuckerspiegels gehören zu den ernährungsbedingten Ursachen eines Herzinfarkts. Doch was genau ist eine herzgesunde Ernährung, und worauf sollten Sie achten?

HILFE BEI DER AUSWAHL

Schritt 5 will die Verwirrung über die richtige Ernährung beseitigen und Ratschläge geben, die auf Forschungsergebnissen beruhen. Sie werden erfahren, dass Bestandteile von Lebensmitteln wie gesättigte Fettsäuren, Salz, raffinierte Kohlenhydrate und Zucker eine verheerende Wirkung auf Ihren Körper haben, dass Obst, Gemüse und Fisch nützlich sind und dass sich die Ursachen einer Herz-Kreislauf-Erkrankung mit – sehr mäßigem! – Rotweingenuss bekämpfen lassen. Diese Informationen werden Ihnen helfen, die richtigen Lebensmittel auszuwählen und Ihren Speiseplan gesund und schmackhaft zu ergänzen.

LEBENSMITTEL, DIE WUNDER WIRKEN

Keine Sorge, Sie müssen nicht alles komplett ändern. Ihre Ernährung können Sie auch auf angenehme und einfache Art optimieren, ohne dabei auf köstliche Speisen zu verzichten. Frische, naturbelassene Lebensmittel, die voller Geschmack und Aroma sind, werden Ihnen helfen, völlig neue Genüsse zu entdecken. Außerdem wird Ihnen die stufenweise Einführung geänderter Essgewohnheiten helfen, diese auch beizubehalten. Wenn Sie diesen gesunden Ernährungsplan einen Monat lang befolgen, werden Sie nie wieder zurückblicken und etwas anderes essen wollen.

Fragen & Antworten

Ich bin fit, habe kein Übergewicht und spiele dreimal die Woche Fußball. Muss ich trotzdem darauf achten, was ich esse?

Eine aktive Lebensweise nützt der Gesundheit. Wenn Sie aber Ihren Körper auch in den kommenden Jahren in Topform halten wollen, müssen Sie ihm den richtigen Kraftstoff liefern. Es ist also in Ihrem Interesse, alles über Lebensmittel zu erfahren, die Herz und Arterien schützen, die zum Aufbau und zur Erhaltung Ihrer Knochen und Muskeln beitragen und Ihnen helfen, Ihr Gewicht auch in Zukunft niedrig zu halten. Deshalb solten auch Sie auf Ihre Ernährung achten.

Was stimmt nicht mit unserer Ernährung?

Die Deutschen werden immer dicker, denn viele von uns ernähren sich falsch. Sie essen zu viele industriell verarbeitete Lebensmittel, die reichlich Zucker, Kohlenhydrate, Salz und ungesunde Fette enthalten und oft so kalorienreich sind, dass sie von jemandem mit Bewegungsmangel kaum verbrannt werden können. Das führt zu Gesundheitsproblemen. Unser Körper produziert zu viel „schlechtes" LDL-Cholesterin, das zusammen mit anderen Faktoren für die Ablagerung von Plaques in den Arterien verantwortlich ist.

In den vergangenen 50 Jahren hat unser Verbrauch an küchenfertigen Produkten, Fertiggerichten und Fastfood stark zugenommen. Viele Waren, die wir täglich essen, sind bei weitem nicht natürlich. Meist sind sie verarbeitet, enthalten Geschmacksverstärker, Süß- und Farbstoffe oder wurden mit Konservierungsstoffen haltbar gemacht. Raffinierten Kohlenhydraten wie Weißmehl oder poliertem Reis fehlen Kornhülle und Keim, die wertvolle Nährstoffe enthalten. Selbst die meisten Vollwertprodukte verlieren Vitamine, Mineral- und Nährstoffe, wenn sie aus der Dose, vorgekocht oder als Schnellgericht angeboten werden.

HINWEISE AUS DER VERGANGENHEIT

Unser Körper ist nicht dafür gemacht, von verarbeiteter Nahrung zu leben. Genetisch betrachtet sind wir Jäger und Sammler – wie vor 40 000 Jahren im späten Paläolithikum. Damals aßen die Menschen naturbelassene Nahrungsmittel, die sie jagten oder sammelten. Heute stammen mehr als 70 Prozent der Energie, die Menschen in der westlichen Welt aufnehmen, aus Zutaten, die in der Steinzeit unbekannt waren wie raffinierte Kohlenhydrate.

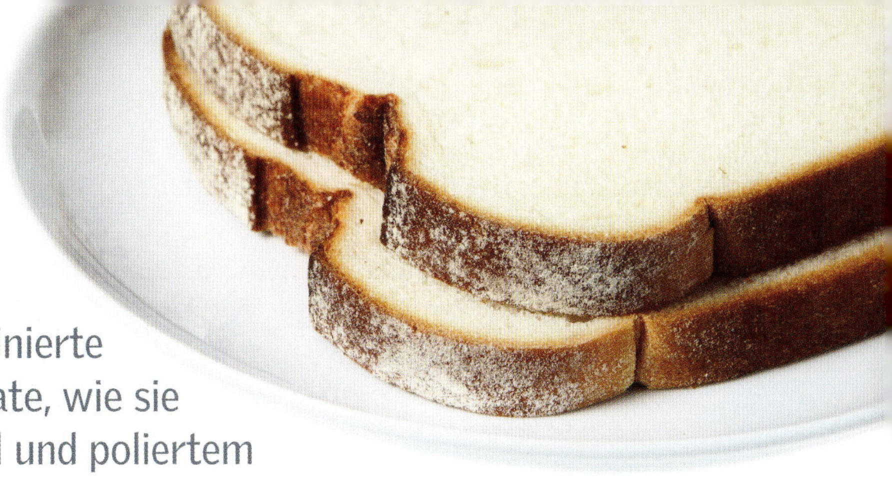

Meiden Sie raffinierte Kohlenhydrate, wie sie in weißem Mehl und poliertem Reis enthalten sind.

Bei der intensiven Verarbeitung wurden den Nahrungsmitteln viele nützliche Eigenschaften genommen. Da die heutige Ernährung zwar kalorien-, aber nicht nährstoffreich ist, nehmen viele von uns täglich mehr Kalorien auf, als sie verbrauchen können. Folglich nehmen wir zu.

Zudem gibt es mehr preiswerte und in jedem Supermarkt angebotene Lebensmittel als jemals zuvor. Unsere fernen Vorfahren mussten sich noch körperlich anstrengen, um ausreichend Nahrung zu finden. Wir hingegen müssen im Interesse unserer Gesundheit darauf achten, nicht zu viel zu essen.

„In der menschlichen Evolution stellte die Nahrungsbeschaffung die größte überlebenswichtige Herausforderung dar", erklärt Prof. Stephen O'Rahilly, Leiter des Instituts für Medizin und Klinische Biochemie der Universität Cambridge (England). „Menschen, die aufgrund einer genetischen Variante Nahrungsbestandteile wie Fett gut einlagern konnten, überlebten am ehesten und vererbten diese Eigenschaft." Diese Veranlagung führte damals selten zu Fettleibigkeit, weil sehr viel Energie für die Nahrungssuche aufgewendet werden musste. Heute gibt es alles im Supermarkt um die Ecke, und oft ist es schlechter als das, was unsere Vorfahren aßen.

Das ist ein Hauptgrund für die Zunahme von Fettleibigkeit, Bluthochdruck, Diabetes, Herzleiden und Schlaganfällen in unserer Gesellschaft. In historischen und anthropologischen Studien wurde festgestellt, dass bei unseren Vorfahren höchst selten degenerative Herzgefäßerkrankungen auftraten. Auch heute kommt es in Regionen der Welt, die nicht dem Einfluss westlicher Ernährungsweise unterliegen, weit seltener zu diesen Erkrankungen.

DIE KRAFT NATÜRLICHER LEBENSMITTEL

Welchen gesundheitlichen Nutzen hat eine Ernährung wie in der Steinzeit? Unsere Vorfahren aßen vor allem Wild, Fisch, Gemüse, Nüsse, Beeren und andere Früchte. Sie erlegten ihre Nahrung entweder mit dem Speer oder pflückten sie. Ihre Ernährung war reich an magerem Protein, einfach und

Eine fett- und zuckerhaltige Ernährung fördert eine Gewichtszunahme und macht in gewissem Maße süchtig.

mehrfach ungesättigten Fettsäuren, besonders an Omega-3-Fettsäuren (siehe S. 105), Ballaststoffen, Vitaminen, Mineralstoffen und anderen pflanzlichen Substanzen mit positiver Wirkung. Diese natürlichen Lebensmittel enthalten Bestandteile, die unsere Herzgefäße in gutem Zustand halten. Teilnehmer einer schwedischen Studie, die sich drei Wochen lang nach der „Steinzeitdiät" ernährten, nahmen durchschnittlich 36 Prozent weniger Kalorien zu sich, zeigten im Blut höhere Antioxidanswerte, einen niedrigeren systolischen Blutdruck (erster Messwert) und einen um 72 Prozent niedrigeren Wert eines Faktors, der Blutgerinnsel begünstigt. Sie bekamen eine schlankere Taille und einen niedrigeren Body-Mass-Index (BMI). Andere Studien ergaben, dass eine Steinzeitdiät auch die Insulinempfindlichkeit steigert und den Wert des C-reaktiven Proteins vermindert, das als Risikofaktor für Herzerkrankungen gilt (siehe S. 22).

Achtung!

SÜCHTIG NACH JUNKFOOD

Der regelmäßige Verzehr von Junkfood kann die Hirnbereiche, die die Nahrungsaufnahme steuern, so programmieren, dass wir mehr essen. Labortests haben gezeigt, dass Tiere, die mit fett- und zuckerhaltigen Produkten gefüttert werden, mehr Nahrungsmittel dieser Art konsumieren. Vermutlich fördert eine fett- und zuckerreiche Ernährung nicht nur eine Gewichtszunahme, sondern macht in gewissem Maße süchtig. Dadurch wird es schwer, ohne Ernährungsumstellung abzunehmen.

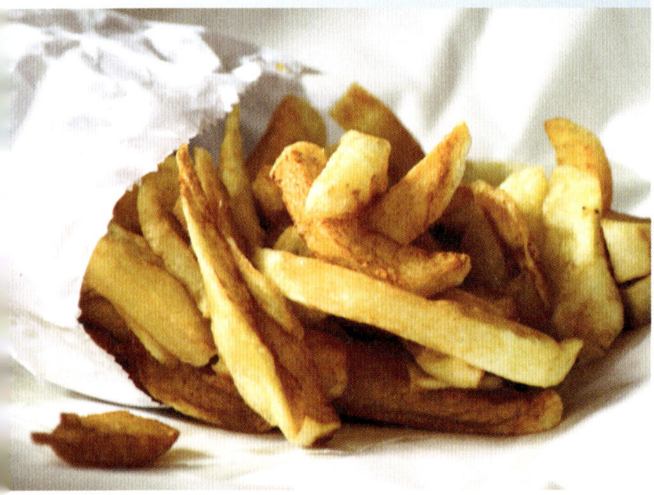

AM BESTEN UNVERARBEITET

Auf einem gesunden Speiseplan stehen vollwertige, unverarbeitete Lebensmittel. Fertiggerichte, abgepackte und stark raffinierte Produkte wie Zucker und Weißbrot sollten Sie möglichst wenig essen.

Die Steinzeitdiät enthält kaum oder gar kein Getreide und Reis. Dies sind jedoch keine „schlechten" Lebensmittel, sofern sie nicht übermäßig raffiniert sind. Vollkornprodukte und brauner Reis enthalten z. B. viele Ballaststoffe, die den Verdauungstrakt gesund halten und den Hunger stillen, sodass wir weniger essen. Obst, Gemüse, Vollkornweizen, Mais und brauner Reis liefern unlösliche Ballaststoffe; Haferflocken, Haferkleie und Hülsenfrüchte enthalten lösliche Ballaststoffe, die für ein gesundes Herz wichtig sind, da sie das „schlechte" LDL-Cholesterin binden und aus dem Körper ausscheiden.

Der Schlüssel zu einem niedrigen Blutdruck

Mit einer geringen Salzaufnahme können Sie Ihren Blutdruck auf einem gesunden Niveau halten. Einer der Vorteile naturbelassener Lebensmittel besteht darin, dass sie wenig bis gar kein Natriumchlorid (Kochsalz) enthalten, denn gerade Natrium gilt als potenziell schädlich.

Wissenschaftler erlangten überraschend eine Bestätigung für die schädliche Wirkung des Salzes, als sie die Yanomami beobachteten, Indianer, die im brasilianischen und venezolanischen Regenwald leben. Ihr Speiseplan enthält wenig Fett, keine raffinierten Kohlenhydrate – und kein Salz. Yanomami jeglichen Alters zeigen keinerlei Hinweise auf Herz-Kreislauf-Erkrankungen. Im Durchschnitt liegt bei Erwachsenen der systolische Blutdruck (oberer Messwert) unter 100, der diastolische (die zweite Zahl) gerade über 60. Das ist ein idealer, gesunder Wert.

KLUG SALZEN

Weniger Salz aufzunehmen ist relativ einfach. Schon mit einer Verringerung Ihrer täglichen Salzzufuhr um 0,75 g (750 mg) – die in 100 g Käse enthaltene Menge – können Sie den systolischen Druck um 2 bis 4 und den diastolischen um 1 bis 2 Punkte senken.

Die Deutsche Gesellschaft für Ernährung empfiehlt, dass wir täglich nicht mehr als 6 g Salz oder 2,5 g Natrium (6 g Salz enthalten 2,5 g Natrium) zu uns nehmen sollten. Die meisten von uns konsumieren jedoch viel mehr. Der Hauptmissetäter ist dabei nicht das Salz, mit dem wir kochen und unsere Speisen würzen. Mehr als Dreiviertel unserer durchschnittlichen Salzaufnahme entfällt auf verarbeitete und vorgefertigte Produkte wie Suppen, Brot, Fertiggerichte oder Kekse.

Achtung !

GEFÄHRLICHE SNACKS

Viele Menschen naschen gern zwischen den Mahlzeiten. Studien zufolge gleichen die meisten den Griff nach einem Snack nicht dadurch wieder aus, dass sie später weniger essen, nehmen also mehr Kalorien auf, als sie verbrennen. Die meisten Snacks – Kuchen, Chips, Kekse und zuckerhaltige Getränke (Snacks in flüssiger Form) – sind viel kalorienreicher als natürliche, unverarbeitete Lebensmittel. In Schritt 6 erfahren Sie, dass es auch gesunde Snacks gibt, und wie man sich den Appetit auf ungesunde Snacks abgewöhnen kann.

DER BLICK AUFS ETIKETT

Wenn Sie Ihren Salzkonsum verringern wollen, lohnt es sich, die Angaben auf der Verpackung sorgfältig zu lesen, bevor Sie eine Ware kaufen. Lassen Sie sich nicht zu der Annahme verleiten, dass „weniger Natrium“ gleich

Gewöhnen Sie sich an, die Angaben auf der Lebensmittelverpackung genau zu lesen, bevor Sie eine Ware in Ihren Korb legen.

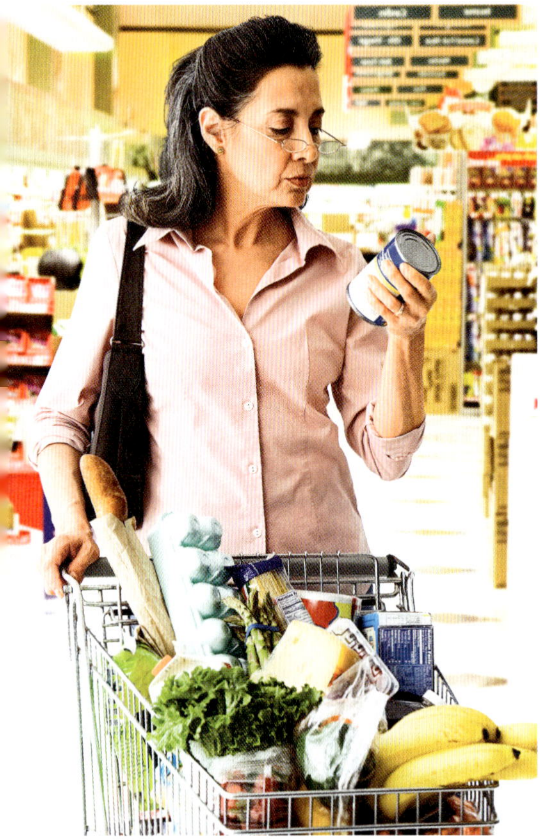

„wenig Natrium" ist. Es bedeutet nur, dass der Artikel beispielsweise 25 Prozent weniger als ein vergleichbares Produkt enthält. Mehr als 1,5 g Salz oder 0,6 g Natrium je 100 g gilt als hoher Salzgehalt, und Sie sollten nach einer salzärmeren Sorte suchen. Salzarme Lebensmittel enthalten 0,3 g Salz (0,1 g Natrium) oder weniger je 100 g.

SCHÜTZENDES KALIUM

Lebensmittel mit einem hohen Kaliumgehalt wie Obst und Gemüse bewirken genau das Gegenteil von dem, was Produkte mit hohem Salzgehalt auslösen: Sie senken den Blutdruck und verringern so das Risiko einer Herz-Kreislauf-Erkrankung. Kalium gleicht die Wirkung von Natrium im Körper aus, deshalb sind hohe Kaliumwerte für Ihre Gesundheit stets von Vorteil.

Der entscheidende Faktor ist wissenschaftlichen Untersuchungen zufolge das Verhältnis von Natrium zu Kalium in Ihrem Körper. Das zeigt eine Studie mit 2974 Probanden im Alter zwischen 30 und 54 Jahren, deren Blutdruck leicht unter den Werten lag, die als hoch gelten. Die Wahrscheinlichkeit, in den folgenden zehn bis 15 Jahren einen Herzinfarkt oder Schlaganfall zu erleiden, war bei jenen mit den höchsten Natriumwerten im Urin um 20 Prozent höher als bei jenen mit den niedrigsten Natriumwerten. Bei den Personen mit dem größten Natrium-Kalium-Quotienten – bei denen also der Natriumwert weit höher als der Kaliumwert war – lag das Risiko eines Herzinfarkts, Schlaganfalls oder anderen Herzleidens um 50 Prozent höher.

OBST UND GEMÜSE, DIE KALIUMLIEFERANTEN

Da Kalium vor allem in Obst und Gemüse enthalten ist, wirkt der Verzehr davon nicht nur den Folgen einer zu hohen Salzaufnahme entgegen, sondern versorgt den Körper auch mit Nährstoffen, die vor Herzinfarkt und Schlaganfall schützen. Kaliumreiche Obst- und Gemüsesorten sind Avocados, Bananen, Weintrauben, Datteln, Trockenpflaumen, Rosinen, Wassermelonen, grünes Blattgemüse, Brokkoli, Rosenkohl, Linsen und Spinat.

Gesunde Fette

Eine zu fettreiche Ernährung erhöht das Risiko von Übergewicht, das selbst wiederum einer der Hauptrisikofaktoren für Bluthochdruck und Diabetes ist. Wie in Schritt 1 erwähnt, fördert Übergewicht auch Entzündungen (siehe S. 22), die eine zentrale Rolle bei der Entstehung von Ablagerungen in unseren Arterien und von Herzinfarkten spielen. Doch der Verzicht auf Fette ist keine Lösung. Einige Fette sind extrem nützlich, z. B. die Omega-3-Fettsäuren in Lachs und die einfach ungesättigten Fettsäuren in Olivenöl, Nüssen und Avocados, die das Cholesterin senken und Entzündungen in den Arterien nachweislich verringern. Der Körper braucht Fett. Deshalb sollten mindestens 25 Prozent unserer täglichen Kalorienzufuhr aus Fetten bestehen, vorausgesetzt, sie sind größtenteils ungesättigt.

FETTARM IST NICHT GENERELL GUT

Frühere Studien enthielten Hinweise, dass Menschen, die sich fettreich ernähren, häufiger einen Herzinfarkt erleiden. Deshalb glaubten Mediziner, man könne mit fettarmer Ernährung Gefäßerkrankungen vorbeugen. Das hat sich als falsch erwiesen. In der ersten Langzeitstudie zu diesem Thema beobachteten Wissenschaftler 49 000 Frauen acht Jahre lang. Das überraschende Ergebnis kam 2006: Fettarme Ernährung schützt nicht vor Herzinfarkt, Schlaganfall oder anderen Herz-Kreislauf-Erkrankungen.

Zuvor war nämlich nicht beachtet worden, dass nur bestimmte Fette den Cholesteringehalt des Blutes erhöhen. Dennoch besteht das Märchen von der fettarmen Ernährung weiter. Viele Menschen, die abnehmen wollen, reduzieren den Verzehr von Fetten oder verzichten ganz darauf. Damit entgeht Ihnen aber auch die herzschützende Wirkung von Olivenöl und Nüssen.

Maßnahme

WENIGER GESÄTTIGTE FETTE

Es ist gar nicht so schwierig, die Menge an gesättigten Fettsäuren in der Ernährung zu reduzieren. Die folgenden Tipps beruhen auf Empfehlungen von Ernährungswissenschaftlern:

- Fleisch nicht braten, sondern grillen (aber nicht über dem Holzkohlengrill)
- Magere Fleischstücke wählen
- Vor der Zubereitung bei Geflügel die Haut und bei Fleisch das Fett entfernen
- Fettarmen Hartkäse wählen und diesen nicht in Scheiben schneiden, sondern reiben, oder kleinere Mengen kräftigerer Sorten verzehren
- Fettarme Brotaufstriche anstatt Butter oder Margarine verwenden
- Bei verpackten Lebensmitteln auf den Gehalt an gesättigten Fettsäuren achten
- Weniger Kuchen, Süßspeisen, Desserts und Kekse essen
- Gesündere Snacks wie frisches Obst oder Trockenfrüchte wählen
- Von Vollmilch auf teilentrahmte Milch oder Magermilch umstellen

Weiter auf Seite 102 ➤

Die guten und die schlechten Fette in unserem Körper

Cholesterin und Triglyzeride sind die häufigsten Fettarten im Blut. Wer genug „schützende" Lebensmittel verzehrt, hält beide Werte auf gesundem Niveau.

CHOLESTERIN – GUTES UND SCHLECHTES

Ihr Körper stellt Cholesterin größtenteils selbst her: in der Leber, im Darm, sogar in der Haut. Es bindet sich an Lipoproteine und wird in komplexen Molekülen durch den Körper transportiert. Cholesterin ist wichtig, um Zellmembranen aufzubauen, Nervenfasern zu isolieren, um Hormone, Vitamin D und die für den Fettabbau nötigen Gallensäuren zu bilden.

Es gibt zwei Arten von Cholesterin. Potenziell schädlich ist LDL-Cholesterin (Low-Density Lipoproteins – Lipoproteine geringer Dichte). Es transportiert Fett aus der Leber in die Körperzellen. LDL-Cholesterin oxidiert, wenn es von instabilen Molekülen im Blut, den freien Radikalen, angegriffen wird. Oxidiertes LDL-Cholesterin wird von den Innenwänden der Arterien aufgenommen und begünstigt die Entstehung von Ablagerungen. Zu viel Körperfett im Bauchbereich, eine an gesättigten Fettsäuren reiche Ernährung und zu wenig Bewegung bewirken, dass die Leber mehr LDL-Cholesterin produziert.

GESUNDES HDL-CHOLESTERIN

Schützend für den Körper ist HDL-Cholesterin (High-Density Lipoproteins – Lipoproteine hoher Dichte). Es sammelt das LDL-Cholesterin in der Blutbahn ein und transportiert es zur Leber, wo es entsorgt wird. Aufgrund seiner antioxidativen Wirkung hindert es das LDL-Cholesterin daran, die Arterienwände zu schädigen. Je höher Ihr HDL-Wert, desto näher sind Sie dem „natürlichen" Cholesteringleichgewicht und desto geringer ist Ihr Herzinfarkt- und Schlaganfallrisiko aufgrund verengter Arterien.

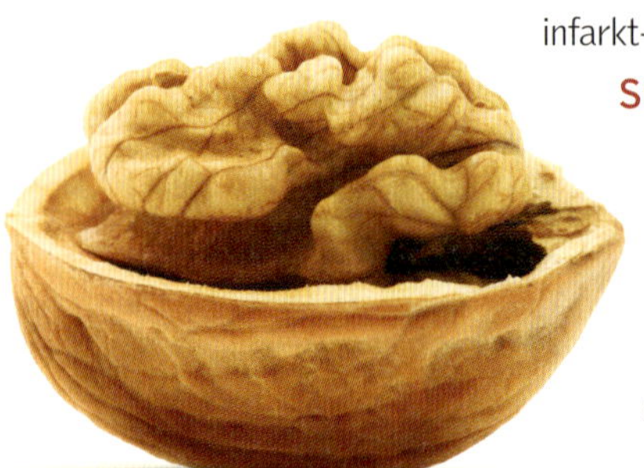

SCHÜTZENDE LEBENSMITTEL: Ungesättigte Fettsäuren, z. B. aus Pflanzen, Fisch und Nüssen, können LDL-Werte senken und HDL-Werte erhöhen. Mit Omega-3-Fettsäuren, z. B. aus fetthaltigem Fisch, Walnüssen und Rapsöl, lassen sich die HDL-Werte gut steigern, ebenso mit löslichen Ballaststoffen. Sie binden Fette und sind in Vollkornprodukten, Obst, Trauben und Linsen enthalten.

TRIGLYZERIDE

Triglyzeride sind Fette, die überschüssige Kalorien aus der Nahrung aufnehmen und schnell zu den Fettzellen transportieren, wo sie eingelagert werden. Wenn unser Körper zusätzliche Energie benötigt, werden diese Kalorien freigesetzt. Wenn Sie mehr essen, als Sie durch Bewegung verbrennen, steigt Ihr Triglyzeridwert. Bei Menschen mit Übergewicht, Diabetes oder metabolischem Syndrom sind die Werte gewöhnlich hoch und steigen durch den Verzehr von fett- oder zuckerhaltigen Lebensmitteln oder übermäßigen Alkoholgenuss weiter. Hohe Triglyzeridwerte weisen vor allem bei Frauen auf ein erhöhtes Risiko einer Herz-Kreislauf-Erkrankung hin.

SCHÜTZENDE LEBENSMITTEL:
Ungesättigte Fettsäuren (vor allem mehrfach ungesättigte aus Ölen wie Oliven- und Rapsöl), Obst (vor allem Zitrusfrüchte), Vollkornprodukte und Omega-3-Fettsäuren aus Fisch wie Sardinen, Makrele und Hering.

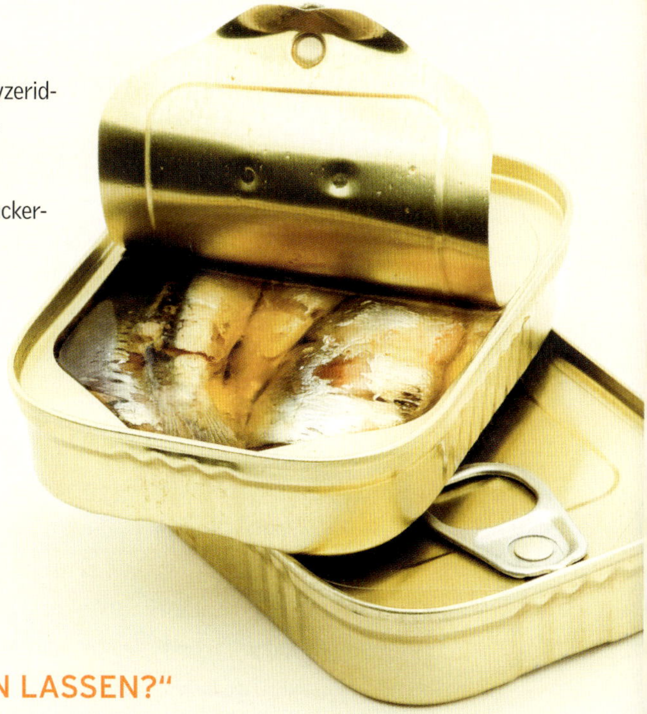

„MUSS ICH MEINE WERTE TESTEN LASSEN?"

Das Risiko hoher Cholesterin- und Triglyzeridwerte ist unterschiedlich. Selbst wenn Sie schlank sind und sich gesund ernähren, können Sie gefährdet sein. Wer den folgenden Gruppen angehört, sollte den Arzt um einen Cholesterin- und Triglyzeridtest bitten:

- Personen über 40 Jahre
- Personen mit einer bestehenden Herz-Kreislauf-Erkrankung, bei denen bereits eine Angina pectoris, ein Herzinfarkt, ein Schlaganfall oder eine periphere Gefäßerkrankung (Durchblutungsstörungen in den Armen oder Beinen) aufgetreten ist
- Personen, bei denen im engsten Familienkreis (Eltern oder Geschwister) Herzkrankheiten oder Schlaganfälle in jungem Alter aufgetreten sind
- Alle Personen – auch Kinder –, deren Familienangehörige an der familiären Hypercholesterinämie leiden, einer erblich bedingten Störung des Fettstoffwechsels
- Personen mit Risikofaktoren wie Diabetes, Bluthochdruck, Rauchen oder Übergewicht

Cholesterin und Triglyzeride werden in Milligramm pro Deziliter angegeben: mg/dl. Die Deutschen haben durchschnittlich einen Gesamtcholesterinwert von 236 mg/dl. Der ideale Gesamtcholesterinwert liegt jedoch bei 190 mg/dl oder darunter, bei einem LDL-Wert von 115 mg/dl oder weniger. Bei Personen mit Diabetes oder Bluthochdruck sollte das Gesamtcholesterin 180 mg/dl oder weniger betragen, bei einem LDL-Wert von 100 mg/dl oder weniger. Ein normaler Triglyzeridwert liegt unter 150 mg/dl. Mehr als 200 mg/dl gilt als hoch und mehr als 500 als sehr hoch.

Wenn die Tests hohe Werte ergeben, wird Ihr Arzt darauf drängen, dass Sie Ihre Ernährung umstellen, weniger gesättigte Fettsäuren essen und mehr Sport treiben. Die folgenden Schritte enthalten einfache Ratschläge, wie Sie dies tun können. Sollten Ihre Werte trotzdem hoch bleiben, kann Ihnen der Arzt cholesterinsenkende Statine verordnen.

Fette in Fleisch, Geflügel, Fisch

Eine Portion entspricht 75 g, sofern nicht anders angegeben.

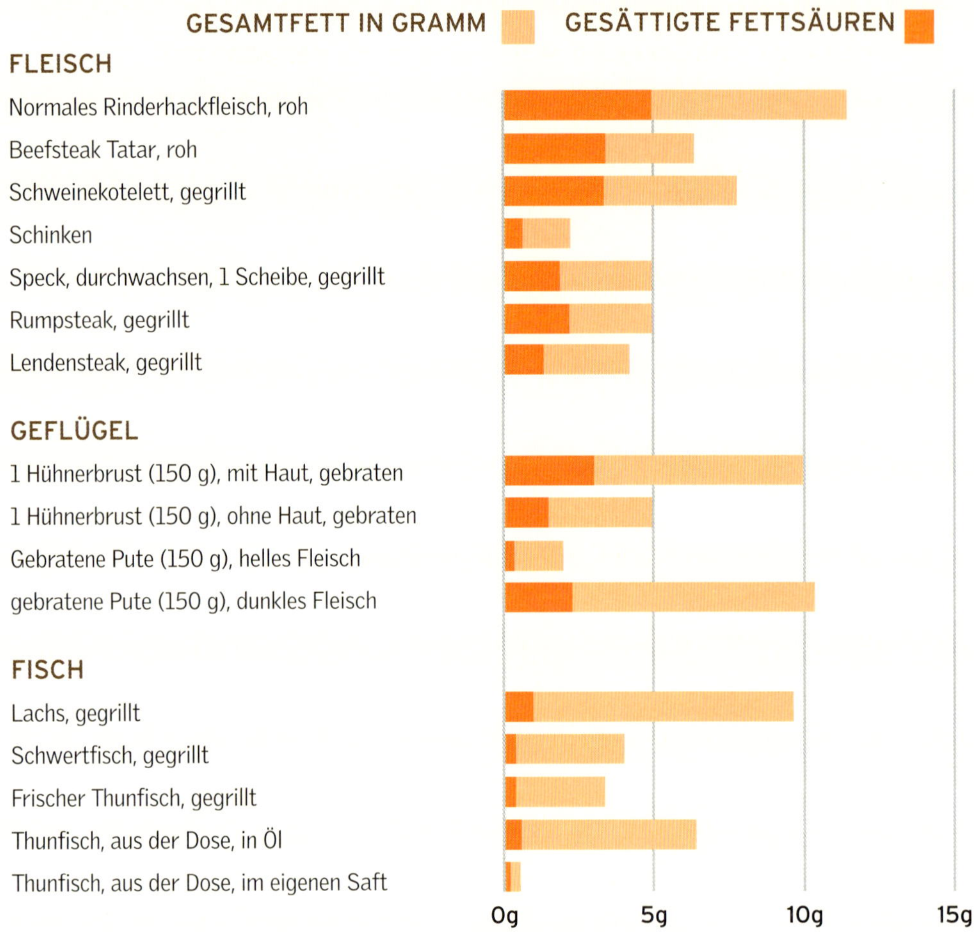

Schädliche Fette

Für die Gesundheit der Arterien besonders schädlich sind die gesättigten Fettsäuren. Sie kommen meist in tierischen Lebensmitteln vor – in fettem Fleisch, Butter, Schmalz, Sahne und Käse. Bei Raumtemperatur haben sie gewöhnlich eine feste Konsistenz. Sie finden sich auch in Keksen, Kuchen, Gebäck, Burgern, Würstchen, Pommes Frites, Kartoffelchips, vielen Fertigprodukten und frittiertem Fastfood.

Das meiste „schlechte" LDL-Cholesterin im Blut wird von der Leber aus den gesättigten Fettsäuren hergestellt, die wir mit der Nahrung aufnehmen. Viele Menschen essen Eier nur mit Bedenken, weil diese Cholesterin

Fragen & Antworten

Mein Arzt sagt, mein Cholesterinspiegel sei zu hoch. Sollte ich eine cholesterinsenkende Margarinesorte verwenden?

Das könnte helfen, den Cholesterinspiegel zu senken. Es gibt Margarinesorten, die Sterole und Stanole enthalten, das sind pflanzliche Zusatzstoffe, die dem Cholesterin im menschlichen Körper entsprechen. Sie verringern die Aufnahme des Cholesterins aus dem Darm. Es gibt Hinweise, dass sie die Werte des Gesamtcholesterins und des „schlechten" LDL-Cholesterins senken. Doch routinemäßig werden solche Margarinesorten nicht empfohlen, denn vermutlich blockieren sie im Darm auch die Aufnahme lebenswichtiger Substanzen wie Vitamine. Dazu eine Sprecherin der DGE: „Menschen mit normalem Cholesterinspiegel, Schwangere und Kinder verzichten besser ganz darauf."

enthalten. Für hohe Cholesterinwerte ist aber nicht so sehr die Menge des zugeführten Cholesterins verantwortlich, sondern die Menge an gesättigten Fettsäuren. Im Durchschnitt stammen 40 Prozent unserer aus Fetten zugeführten Energie aus gesättigten Fettsäuren – und das ist viel zu viel.

MEIDEN SIE TRANSFETTE

Transfette oder Transfettsäuren sind synthetische Bestandteile in vielen Margarinen, Brotaufstrichen und fertigen Kuchen, Gebäck, Keksen, Konfekt und Fertiggerichten. In letzter Zeit werden Transfette mit dem vermehrten Auftreten von Herzinfarkten und Schlaganfällen in Verbindung gebracht. Einer holländischen Studie zufolge würde der vollständige Verzicht auf Transfette in unserer Nahrung die Todesfälle infolge einer Herzerkrankung um 20 Prozent verringern.

Transfette sind künstlich gehärtete Fette. Bei Experimenten entdeckten Chemiker, wie man aus flüssigen Pflanzenölen streichfähige Fette herstellen kann. So ließen sich kostengünstig und ohne großen Aufwand Produkte herstellen, die eine Alternative zu Lebensmitteln boten, die wegen ihres hohen Gehalts an gesättigten Fettsäuren als ungesund galten, wie Butter und Schmalz. Heute wissen wir, dass künstlich gehärtete Fette keineswegs eine gesündere Alternative darstellen, sondern sich in unserem Körper genauso wie gesättigte Fettsäuren verhalten, oder sogar schlimmer.

Eine europaweite Deklarationspflicht für Transfette gibt es bislang nicht. Nur Dänemark hat einen Grenzwert von maximal zwei Prozent des Gesamtfettgehaltes festgelegt. Wenn Sie verpackte Lebensmittel kaufen, achten Sie in der Liste der Zutaten auf das Wort „gehärtet", z. B. „pflanzliches Fett, zum Teil gehärtet". Wenn Sie einen solchen Hinweis lesen, tun Sie Ihren Arterien den Gefallen, und stellen Sie die Ware zurück ins Regal.

Ja zu ungesättigten Fetten

Herz und Arterien zuliebe sollten Sie ungesättigte Fettsäuren in Ihre Ernährung aufnehmen. Es gibt zwei Arten davon: einfach und mehrfach ungesättigte. Beide kommen vor allem in Pflanzen und Fisch vor, in Oliven, Nüssen, Avocados und Lachs. Oliven- und Rapsöl enthalten einen hohen Anteil einfach ungesättigter Fettsäuren, Sonnenblumen- und Maiskeimöl reichlich mehrfach ungesättigte Fettsäuren, dazu Omega-6-Fettsäuren, von denen Sie aber nicht zu viel konsumieren sollten (siehe S. 105).

Einfach ungesättigte Fettsäuren können Ihr Herz stärken. Wissenschaftler der Universität von Pennsylvania stellten fest, dass eine Ernährung, die reich an einfach ungesättigten Fettsäuren ist, das Risiko einer Gefäßerkrankung doppelt so stark reduziert wie eine fettarme Ernährung.

Statt Ihr knuspriges Brot mit Butter zu bestreichen, die viele gesättigte Fettsäuren enthält, träufeln Sie lieber Olivenöl darauf. Verwenden Sie für Salat ein Dressing aus Olivenöl und Balsamico-Essig, der aus Trauben hergestellt wird. Trauben sind ebenfalls gut für die Gesundheit.

Zeit für einen Ölwechsel

Öle mit einem hohen Gehalt an einfach ungesättigten Fettsäuren sollten Ihre erste Wahl sein. Die Tabelle unten zeigt den Gehalt unterschiedlicher Fettsäuren in Speiseölen.

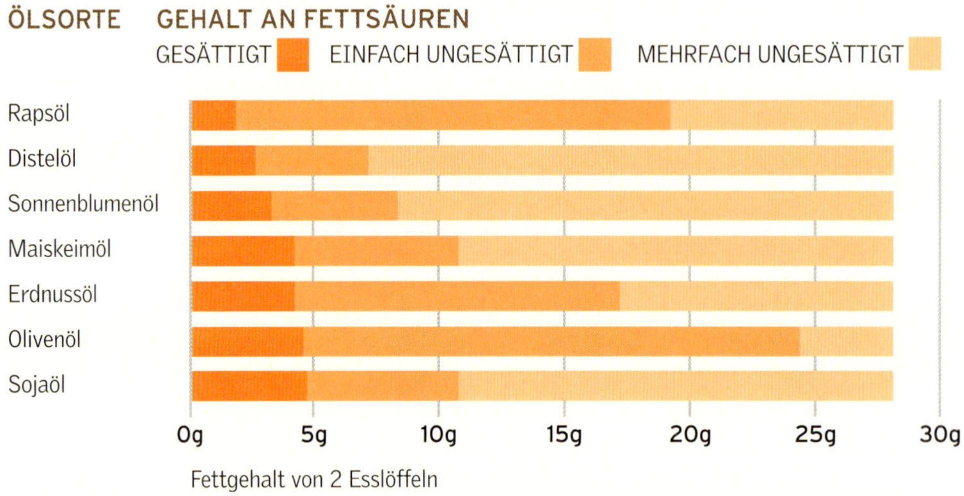

Omega-3-Fettsäuren aus fettem Fisch wie Hering verhindern, dass Blutplättchen zusammenklumpen, was zum Herzstillstand führen kann.

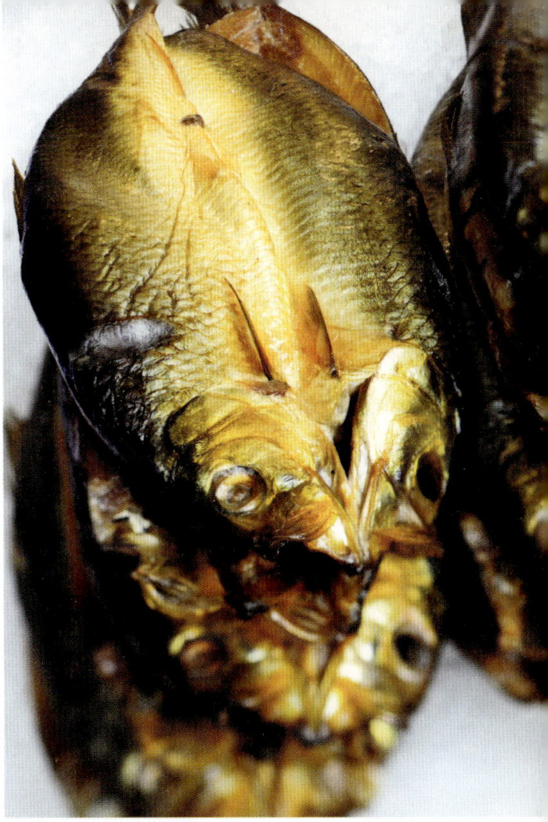

Ideal: Omega-3

Omega-3-Fettsäuren, auch bekannt als essenzielle Fettsäuren, halten ebenfalls Herz und Arterien gesund. Obwohl sie für viele Körperfunktionen unentbehrlich sind, kann unser Körper essenzielle Fettsäuren nicht selbst herstellen. Wir müssen sie deshalb mit der Nahrung aufnehmen.

Omega-3-Fettsäuren kommen in fettem Fisch vor, z. B. in Lachs, frischem Thunfisch, Sardinen, Hering, Forelle, Makrele, Sardellen und Schwertfisch, außerdem in Nüssen, grünem Blattgemüse und einigen Pflanzenölen wie Raps- und Leinöl.

Omega-3-Fettsäuren können verhindern, dass Blutplättchen zusammenklumpen, was zum Herzstillstand führen kann. Sie reduzieren das Risiko eines Schlaganfalls, der durch Blutgerinnsel ausgelöst wird, sowie Entzündungen, Bluthochdruck und die Triglyzeridwerte (siehe S. 101). Es gibt Hinweise, dass eine fischreiche Ernährung die Ansammlung von LDL-Cholesterin in der Aorta, der vom Herzen wegführenden Hauptschlagader, hemmt.

OMEGA-6 NUR IN GERINGEN MENGEN GUT

Omega-6-Fettsäuren kommen vor allem in verarbeiteten Pflanzenölen vor. Sie sind mehrfach ungesättigt und sollten nur in begrenzter Menge konsumiert werden. Sehr hohe Werte an Omega-6-Fettsäuren im Körper können den Nutzen der Omega-3-Fettsäuren für das Herz-Kreislauf-System aufheben.

Das ideale Verhältnis von Omega-3- zu Omega-6-Fettsäuren beträgt 1:1. In der heutigen Ernährungsweise liegt der Anteil an Omega-6-Fettsäuren meist weit höher als früher, da sie in beliebten Kochölen wie Sonnenblumen-, Distel- und Maiskeimöl sowie in anderen verarbeiteten Lebensmitteln enthalten sind. Heutzutage liegt das Verhältnis häufig bei 1:12 oder noch höher. Dieses enorme Ungleichgewicht spielt vermutlich eine Rolle bei der Entstehung von Entzündungen, die die Bildung von Ablagerungen in den Arterien – ein Merkmal von Herz-Kreislauf-Erkrankungen – begünstigen.

Essen schützt

Lebensmittel können Leben verlängern. Das zeigte eine Studie mit fast 4000 älteren Menschen, die mindestens einmal pro Woche fetten Fisch aßen. Ihr Risiko, an einem Herzinfarkt zu sterben, sank um vier Prozent. Anderen Studien zufolge verstärken Omega-3-Fettsäuren auch den Schutz vor einem zweiten Herzinfarkt.

Eine spanische Studie teilte 40 Männer mit Herzproblemen in zwei Gruppen. Die einen aßen ein Molkereiprodukt, das mit Omega-3-Fettsäuren, Vitamin A und D ergänzt worden war. Die anderen tranken Milch, der nur die Vitamine A und D zugesetzt wurden. Beide Gruppen trieben außerdem Sport. Im Laufe des folgenden Jahres sank bei beiden Gruppen der Homocysteinspiegel im Blut, ein Marker für Herzgefäßerkrankungen. Bei der Omega-3-Gruppe gingen weitere Risikofaktoren und die Cholesterinwerte zurück.

GESUNDER FISCH

Der Verzehr von nur zwei Portionen fettem Fisch pro Woche kann das Risiko einer Herzerkrankung um ein Drittel oder mehr verringern. Wer bereits einen Herzinfarkt erlitten hat, sollte diese Menge auf vier Portionen erhöhen. Allerdings sollte man pro Woche nicht mehr als eine Portion Schwertfisch essen, weil diese Fische hohe Quecksilberwerte aufweisen. Frauen, die schwanger sind oder es werden wollen, verzichten am besten ganz darauf. Fetten Fisch sollten Sie nicht braten, sondern dünsten, dämpfen, grillen oder im Backofen garen. Das schont die Omega-3-Fettsäuren.

Gute Fette im Fisch

Fetthaltiger Fisch enthält mehr Omega-3-Fettsäuren als weißer Fisch. Aufgrund steigender Nachfrage kommen immer mehr Meeresfische aus Aquakulturen.

SEHR GUT GEEIGNET	GEEIGNET	KAUM GEEIGNET
Forelle	Barsch	Flunder
Hering	Heilbutt	Kabeljau
Lachs (Dose und frisch)	Räucherlachs	Schellfisch
Makrele	Wolfsbarsch	Schnapper
Sardelle (eingelegt)		Seezunge
Sardine		Thunfisch (Dose)
Stör		
Thunfisch (frisch)		

Wer z. B. angesichts überfischter Meere wenig oder keinen Fisch isst, kann täglich 1 g Fischöl als Nahrungsergänzungsmittel zu sich zu nehmen. In einer viereinhalbjährigen Studie wurden 18 000 Japaner nach einem Herzinfarkt mit dem Cholesterinsenker Statin, dem Fischöl zugesetzt war, therapiert. Ihr Risiko einer erneuten Koronarerkrankung sank um rund 20 Prozent.

Heimliche Helfer

Wichtige Nährstoffe wie Folsäure und Isoflavone spielen bei der Vorbeugung von Schlaganfällen und Herzinfarkten ebenfalls eine bedeutende Rolle.

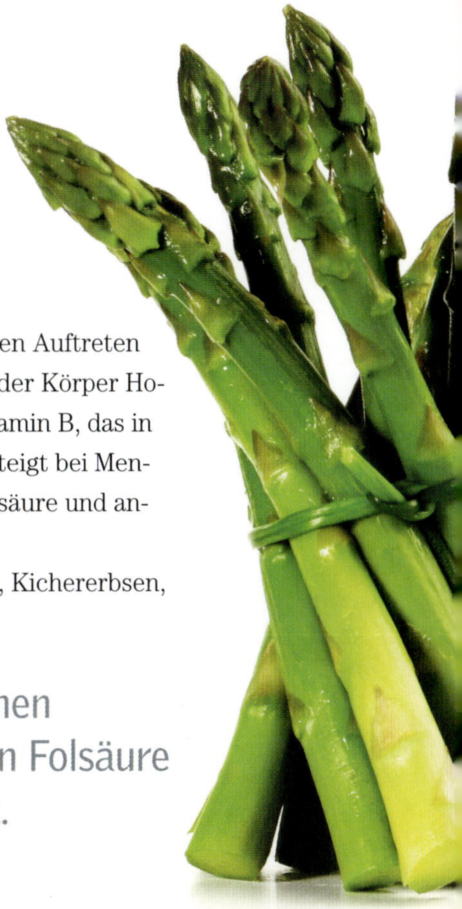

FOLSÄURE

Ein hoher Homocysteinwert im Blut wird mit einem häufigeren Auftreten von Herzgefäßerkrankungen in Verbindung gebracht. Damit der Körper Homocystein bilden kann, muss er Folsäure aufnehmen, ein Vitamin B, das in rohem Gemüse und Obst vorkommt. Der Homocysteinwert steigt bei Menschen mit Bluthochdruck und wird durch die Zufuhr von Folsäure und anderen Vitaminen mit der Nahrung gesenkt.

WICHTIGE QUELLEN: Erbsen, Brokkoli, Rosenkohl, Spargel, Kichererbsen, brauner Reis, Orangen und Bananen.

Der Homocysteinwert steigt bei Menschen mit Bluthochdruck; durch die Zufuhr von Folsäure und anderen Vitaminen wird er gesenkt.

ISOFLAVONE

Eine Gruppe pflanzlicher Stoffe, die sogenannten Phytoöstrogene, ahmen im Körper einige der Wirkungen des weiblichen Hormons Östrogen nach – des Hormons, das bis zu den Wechseljahren Frauen vor einer Herzerkrankung schützt. Die wichtigste Gruppe unter diesen Phytoöstrogenen sind die Isoflavone, die vor allem in Soja und Kichererbsen vorkommen.

Es wurde nachgewiesen, dass Isoflavone Entzündungen verringern und eine Schädigung der Zellen durch Arterienverkalkung aufhalten. Bei Menschen, die viel Soja zu sich nehmen, sind Blutdruck und Cholesterinspiegel niedriger als bei jenen, die dies nicht tun. Zudem sind sie seltener übergewichtig und scheinen vor Herzinfarkten und Schlaganfällen besser geschützt zu sein. Mit Isoflavonen lässt sich auch einem zweiten Schlaganfall

Weiter auf Seite 110

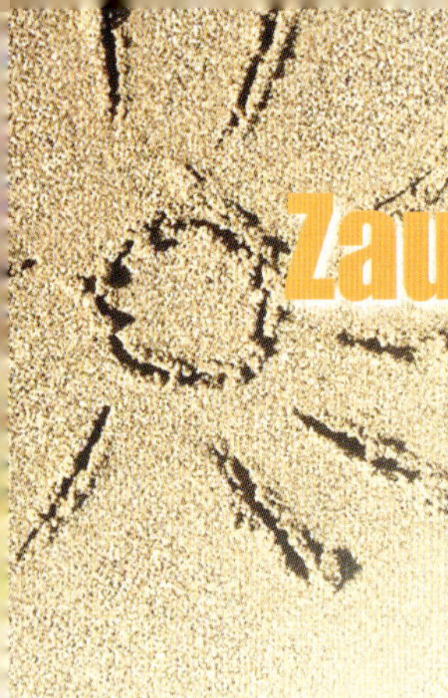

Zauber des Mittelmeers

Seit Jahrhunderten ernähren sich die Menschen in Südeuropa abwechslungsreich und schmackhaft. Diese Ernährungsweise bietet außerdem einen gewissen Schutz vor Herzerkrankungen, Diabetes Typ 2 und Schlaganfall.

FRISCHE LOKALE KÜCHE

Die sogenannte Mittelmeerdiät, die in den kulinarischen Traditionen vor allem in Süditalien und Griechenland verwurzelt ist, gehört zur gesündesten Ernährung der Welt. Sie verwendet viele lokal angebaute Lebensmittel wie Oliven, Olivenöl, frisches Obst und Gemüse, Vollkornprodukte und Bohnen, und sie bevorzugt fangfrischen Fisch gegenüber rotem Fleisch.

Obwohl die Bewohner des südlichen Mittelmeerraums verhältnismäßig viel Fett zu sich nehmen, treten bei ihnen Herz-Kreislauf-Erkrankungen weit seltener auf als z. B. in Deutschland. Der Grund dafür ist, dass die Fette, die in der Region gegessen werden, aktiv vor Herzkrankheiten schützen, indem sie Cholesterin, Blutdruck und Blutzucker senken. In Deutschland werden eher gesättigte Fettsäuren verwendet sowie mehrfach ungesättigte Kochöle, die keine Omega-3-Fettsäuren, sondern Omega-6-Fettsäuren enthalten (siehe S. 105).

Wichtig

NÜSSE HABEN ES IN SICH

Wer ein Jahr lang täglich eine kleine Handvoll (ungesalzene) Nüsse isst – dazu eine Mittelmeerdiät aus reichlich Obst, Gemüse und Fisch –, verringert sein Risiko, an einer Herzkrankheit oder Diabetes zu sterben, deutlich.

Nüsse, vor allem Wal- und Pekannüsse, stecken voller nützlicher Omega-3-Fettsäuren. Walnüsse enthalten zudem viel Vitamin B_6, mit dem sich die Homocysteinwerte senken lassen, und die Aminosäure Arginin, die verengte Blutgefäße wieder weitet. Studien zufolge kann der Verzehr einer Handvoll Walnüsse vier- oder fünfmal pro Woche das Herzinfarktrisiko um bis zu 40 Prozent reduzieren. Mit Nüssen lässt sich auch der Blutzucker regulieren. Hasel- und Cashewnüsse enthalten Kupfer, was für Diabetiker lebenswichtig ist. Harvard-Wissenschaftler haben herausgefunden, dass Frauen, die mehrmals wöchentlich einige Nüsse beliebiger Art essen, seltener an Diabetes Typ 2 erkranken als solche, die keine Nüsse essen.

„FÜNF AM TAG“

Wichtigster Bestandteil der Mittelmeerdiät ist viel frisches Obst und Gemüse, die Studien zufolge wahre Wunder wirken, wenn es um gesunde Blutgefäße geht. In einer Studie hielten britische Wissenschaftler die Menge Vitamin C fest, die mehr als 20 000 Männer und Frauen aufnahmen, und beobachteten, was geschah. Neun Jahre später war bei den Personen, die größere Mengen an Vitamin C zu sich nahmen, das Schlaganfallrisiko um 42 Prozent niedriger. In einer anderen Studie beobachteten US-Wissenschaftler die Gesundheit von 832 Männern über einen Zeitraum von 20 Jahren. Nachdem sie die Daten unter Berücksichtigung des Alters ausgewertet hatten, stellten sie fest, dass im Durchschnitt der Verzehr von drei zusätzlichen Portionen Obst und Gemüse täglich das Schlaganfall-

Nüsse passen zu vielen Gerichten

Wählen Sie ein Gericht, und geben Sie ein paar Nüsse hinzu – wegen des Geschmacks und der Nährstoffe. Aber gehen Sie sparsam damit um, Nüsse sind kalorienreich. Einige Vorschläge:

- Geben Sie Walnüsse oder Pekannüsse in Reisgerichte.
- Verfeinern Sie Hähnchensalat mit Pistazien.
- Streuen Sie gehackte Nüsse über grüne Salate.
- Mischen Sie Pinienkerne oder gehackte Walnüsse zusammen mit Olivenöl, Basilikum und einigen klein geschnittenen, in der Sonne getrockneten Tomaten unter Ihre Nudelgerichte.
- Kreieren Sie Ihre eigene Snackmischung aus Trockenfrüchten und einigen Ihrer Lieblingsnüsse.

risiko um mehr als ein Fünftel verringerte. Obst und Gemüse enthalten Vitamine wie Betacarotin, Vitamin C und E sowie Mineralstoffe, die die Körperzellen vor schädlichen freien Radikalen schützen. Obst und Gemüse liefern lösliche und unlösliche Ballaststoffe, die den Cholesterinspiegel senken. Das ist ein Grund, warum Mediziner empfehlen, dass jeder mindestens fünf Portionen Obst und Gemüse täglich essen sollte – mindestens 400 g. Je mehr, desto besser. Im Jahr 2006 ergab eine Auswertung mehrerer Studien, dass bei einem Verzehr von mehr als fünf Portionen das Schlaganfallrisiko um 26 Prozent zurückging.

Orangen enthalten viel Vitamin C – ein Antioxidans, das vor Herz-Kreislauf-Erkrankungen schützt.

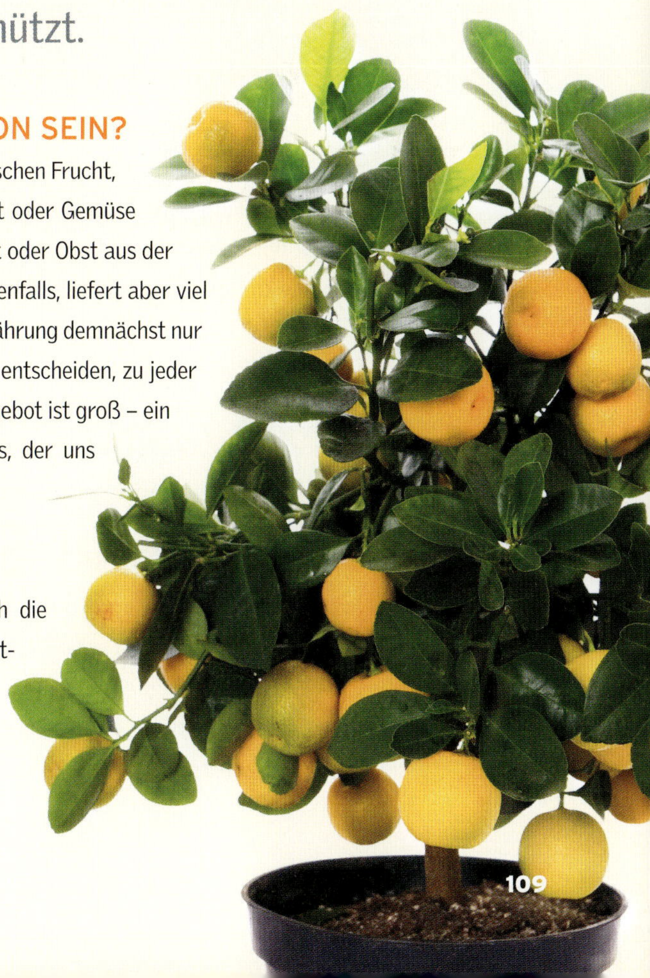

WIE GROSS SOLLTE EINE PORTION SEIN?

Eine Portion Obst entspricht einer mittelgroßen frischen Frucht, z. B. einem Apfel, einer mittelgroßen Portion Salat oder Gemüse oder sechs Esslöffeln (ca. 140 g) gedünstetem Obst oder Obst aus der Dose. Ein kleines Glas (100 ml) Fruchtsaft zählt ebenfalls, liefert aber viel weniger nützliche Ballaststoffe. Wenn Sie Ihre Ernährung demnächst nur in einem Punkt ändern, dann sollten Sie sich dafür entscheiden, zu jeder Mahlzeit mehr Obst und Gemüse zu essen. Das Angebot ist groß – ein entscheidender Vorteil des globalisierten Marktes, der uns frische Produkte ganzjährig verfügbar macht.

MIT GENUSS LEBEN

Zum Leben in der Mittelmeerregion gehört auch die Liebe zu gutem Rotwein, den man bei einem gemütlichen, selbst zubereiteten Familienessen genießt. Auf Seite 111 erfahren Sie, dass kleine Mengen Rotwein vor Erkrankungen des Herzens und der Blutgefäße schützen können.

vorbeugen. Wissenschaftler der Universität Hongkong führten eine Studie mit 102 Patienten durch, die in den vorangegangenen sechs Monaten einen Schlaganfall infolge eines Blutgerinnsels erlitten hatten. Die Hälfte erhielt täglich ein Nahrungsergänzungsmittel mit 80 mg Isoflavonen, die andere Hälfte ein Placebo. Nach zwölf Wochen hatten sich die Arterien bei den Patienten, die die Isoflavone einnahmen, beträchtlich geweitet. Dass die Gefäßerkrankungen bei den Patienten relativ weit fortgeschritten waren und dass sie bereits einen oder zwei Schlaganfälle erlitten hatten, macht die Ergebnisse noch beeindruckender. Am meisten profitierten diejenigen, deren Erkrankung am schwersten war. Der Verzehr von Lebensmitteln mit hohem Isoflavongehalt kann also das Risiko einer Herz-Kreislauf-Erkrankung bei Schlaganfallpatienten verringern, sogar in einem späten Stadium.

WICHTIGE QUELLEN: Soja, Kichererbsen, Bohnen, Erdnüsse und grüner Tee.

Wichtig

KLARE ZIELE

Vage Ziele wie „Ich muss gesünder essen" verflüchtigen sich schnell. Das Geheimnis des Erfolgs liegt in kleinen, klar abgesteckten Zielen, z. B. im Entschluss, pro Woche eine neue Gemüsesorte auszuprobieren. Setzen Sie Olivenöl auf Ihre Einkaufsliste. Notieren Sie sich, dass Sie am Dienstag um 10 Uhr den Wochenmarkt besuchen wollen.

POLYPHENOLE

Viele Obst- und Gemüsesorten enthalten Antioxidantien. Diese neutralisieren freie Radikale im Blut. Freie Radikale sind kurzlebige Moleküle, die Zellen schädigen. Wichtige Antioxidantien sind Polyphenole oder Flavonoide. Sie verringern Entzündungen und Blugerinnsel, stärken die Arterienwände und mindern weitere Risikofaktoren einer Herz-Kreislauf-Erkrankung. In einer Studie mit 805 älteren Männern lag das Risiko einer Gefäßerkrankung bei denen, die die meisten Polyphenole zu sich genommen hatten, um 68 Prozent niedriger als bei jenen, die davon am wenigsten zu sich genommen hatten.

WICHTIGE QUELLEN: Beeren, Äpfel, Bohnen, Erbsen, Kirschen, Granatäpfel, Trauben, Brokkoli, Kohl, Zwiebeln, Süßkartoffeln, Sellerie, Rotwein, grüner Tee, Olivenöl und dunkle Schokolade.

Speziell für Schokoholics

Schokoladenliebhaber wird die Nachricht freuen, dass dunkle Schokolade vor Herzinfarkten und Schlaganfällen schützt. Aufgrund ihres hohen Gehalts an Polyphenolen und anderen Antioxidantien verringert dunkle Schokolade Entzündungen, senkt den Blutdruck, reduziert das „schlechte" LDL-Cholesterin, erhöht das „gute" HDL-Cholesterin und sorgt für gesunde

Weiter auf Seite 113

Kraft für gesunde Arterien

Zum Wohle Ihres Herzens und Ihrer Arterien sollte der Verzehr von mehr Obst und Gemüse zwar weit oben auf Ihrer Prioritätenliste stehen, doch gibt es auch noch andere Bestandteile in Ihrer Ernährung, die wirksam vor Herzgefäßerkrankungen schützen können:

- **Knoblauch** – Eine Auswertung von zehn Studien ergab: Bei Patienten mit Bluthochdruck, die ein Nahrungsergänzungsmittel mit Knoblauch einnahmen, sank der systolische Blutdruck um durchschnittlich 16,3 mmHg und der diastolische um durchschnittlich 9,3 mmHg, verglichen mit Patienten, die ein Placebo bekamen. Bei Patienten mit normalem Blutdruck zeigte sich keine Wirkung.
- **Rotwein** – Resveratrol, ein in Rotwein enthaltenes Polyphenol, ist nachweislich eine Substanz, die vor Herzinfarkten schützen kann. Bei französischen Rotweinen, so der Mainzer Pharmakologe Prof. Ulrich Förstermann, soll die Schutzwirkung für das Herz am größten sein.
- **Traubenkernextrakt** – Bei einer Studie mit 24 am metabolischen Syndrom leidenden Patienten ließ sich durch die Einnahme eines Traubenkernextrakts innerhalb eines Monats der systolische Blutdruck um durchschnittlich 12 mmHg und der diastolische um durchschnittlich 9 mmHg senken. Die Probanden hatten nach diesem Monat auch niedrigere LDL-Cholesterinwerte.

Sowohl grüner als auch schwarzer Tee schützen nachweislich vor Erkrankungen der Herzgefäße.

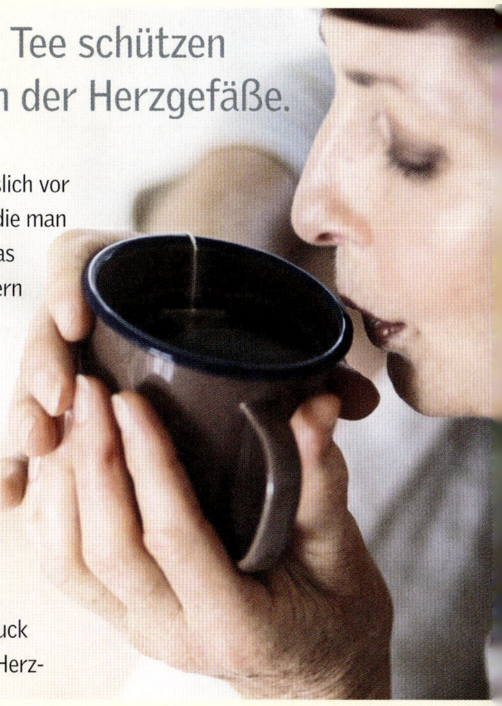

- **Tee** – Sowohl grüner als auch schwarzer Tee schützen nachweislich vor Erkrankungen der Herzgefäße. In einer Studie mit 1900 Patienten, die man nach einem Herzinfarkt in ein Krankenhaus eingeliefert hatte, war das Risiko eines erneuten Herzinfarkts bei mäßigen bis starken Teetrinkern verglichen mit Patienten, die kaum Tee tranken, um 31 bzw. 39 Prozent niedriger. Aber Sie sollten Ihren Tee schwarz trinken. Die Zugabe von Milch hebt die schützende Wirkung auf.
- **Brokkoli** – Eine Ernährung mit viel Kohl, z. B. Brokkoli, verringert das Herzinfarkt- und Schlaganfallrisiko. Britische Wissenschaftler wiesen nach, dass das Sulphoraphan im Brokkoli die Schädigung der Koronararterien, die ein hoher Blutzuckerwert bei Diabetikern verursacht, rückgängig machen kann.
- **Kakao** – Holländische Studien ergaben, dass Kakao den Blutdruck senken und die Zahl der Todesfälle aufgrund von Erkrankungen des Herz-Kreislauf-Systems reduzieren kann.
- **Kakifrucht** – Die auch als Persimone bezeichnete Dattelpflaume sieht wie eine orangefarbene Tomate aus. Israelischen Studien zufolge enthält sie einen magischen Cocktail aus Stoffen, die vor Arteriosklerose schützen, darunter Mineralstoffe, Antioxidantien und Spurenelemente sowie große Mengen Ballaststoffe. Statt des täglichen Apfels empfehlen manche Wissenschaftler eine Kakifrucht. Allerdings sollte man sie nach einer Magengeschwüroperation, vor allem ungeschält, meiden. Ganz selten kann es bei Personen ohne genügend Magensäure zum Darmverschluss kommen.

SO WAR ES
BEI DENNIS T.

Neue Einstellung zum Essen

Nachdem Dennis T. im März 2007 einen hämorrhagischen Schlaganfall, eine Gehirnblutung, erlitten hatte, waren sein linker Arm und sein linkes Bein teilweise gelähmt. Auch seinen Geschmackssinn hatte er verloren – kein geringes Problem, denn Dennis, damals 43 Jahre alt, betrieb ein Restaurant in einem gut besuchten Hotel an der Ostsee.

Dennis' Gehirnblutung ereignete sich frühmorgens, als er noch im Bett lag. Er erinnert sich, wie er aufstehen wollte und einfach zu Boden fiel. „Mein linker Arm fühlte sich an, als sei er aus Schaum", sagt er. „Ich konnte nicht mehr richtig sprechen, sondern redete wie ein Irrer irgendein Kauderwelsch." Seine Frau, Viviane, rief sofort einen Notarzt.

Nur 30 Minuten später wurde Dennis auf der Schlaganfallstation der Lübecker Universitätsklinik behandelt. Er gewann seine Sprache zurück, doch wegen der Lähmung seiner linken Körperseite konnte er nicht mehr kochen. Stattdessen kümmerte er sich um die Speisekarte. „Dann, nach sechs Monaten, kam mein Geschmackssinn zurück", erinnert er sich. „Das war wunderbar. All die Aromen. Herrlich!"

„Nach sechs Monaten kam mein Geschmackssinn zurück", erinnert sich Dennis. „Das war wunderbar. All die Aromen. Herrlich!"

Dennis' Einstellung gegenüber Lebensmitteln hatte sich in der Zwischenzeit geändert. Cholesterinreiche Gerichte wie sahnige Saucen, Pommes frites, in Schmalz Ausgebackenes und in Butter Gebratenes wurden von der Speisekarte gestrichen. An ihre Stelle traten Speisen mit gegrilltem Fisch und gedünstetem Gemüse, die überwiegend aus der Region stammten, sodass sie ganz frisch waren.

Die Umstellung auf eine gesündere Ernährungsweise half Dennis auch persönlich. Er nahm 28,6 kg ab, sein Cholesterinwert ging von 309 auf 116 mg/dl zurück, und sein Blutzuckerwert sank.

„Ich habe begriffen, wie gut gesunde Lebensmittel schmecken und welchen Nutzen ein geringeres Gewicht hat." Er rät zu Mäßigkeit und gibt die Botschaft gesunden Essens begeistert weiter. „So viele Dinge in deinem Leben brechen nach einem Schlaganfall zusammen. Du kannst nicht mehr selbst Auto fahren, du kannst deine Schuhe nicht mehr schnüren." Aber der Schicksalsschlag hat auch sein Gutes gehabt. „Er hat mir geholfen, die Faszination von gutem Essen neu zu entdecken."

Arterien. Außerdem enthält sie Stoffe, die die Freisetzung von Endorphinen anregen, den schmerzlindernden und freudespendenden Körperhormonen. Wie Sie in Schritt 9 erfahren werden, ist für die Gesundheit von Herz und Arterien ein gewisses Wohlbefinden wichtig.

Wissenschaftler haben 139 Studien ausgewertet, die über einen Zeitraum von fast 40 Jahren durchgeführt wurden. Danach könnte der Verzehr von dunkler Schokolade das Risiko, an einem Schlaganfall oder Herzinfarkt zu sterben, um rund 19 Prozent verringern. Dunkle Schokolade kann den Appetit auf ungesündere Lebensmittel einschränken, wie Untersuchungen der Universität Kopenhagen gezeigt haben. Sie sättigt und verringert den Appetit auf Salziges, Fettes oder Süßes.

Wichtig

HÜHNERSUPPE HILFT

Wissenschaftler in Japan wiesen nach, dass Hühnerschenkel und Hühnerbrust Substanzen enthalten, die wie ACE-Hemmer wirken, das sind blutdrucksenkende Medikamente. Laut der im Februar 2009 veröffentlichten Studie hatten 15 Patienten mit leicht erhöhtem Blutdruck vier Wochen lang täglich eine geringe Menge Hühnersuppe zu sich genommen. Danach war ihr systolischer Blutdruck (der obere Messwert) um durchschnittlich 11,8 mmHg zurückgegangen.

Dunkle Schokolade zu essen könnte das Risiko, an einer Herzerkrankung zu sterben, um rund 19 Prozent verringern.

Wählen Sie stets dunkle Schokolade, deren Kakaoanteil mindestens 70 % beträgt, und essen Sie mit Rücksicht auf Ihre Figur nur 6,7 g täglich – das ist ein kleines Stück. Bereits bei dieser Menge wirken die darin enthaltenen Flavonoide.

Wenn Sie ein Schokoholic sind – der Heißhunger auf Schokolade ist die unter Männern und Frauen am weitesten verbreitete Lebensmittelsucht –, versuchen Sie es doch einmal mit einem 15-minütigen strammen Spaziergang. Wissenschaftler haben festgestellt, dass Schokoholics nach einem Spaziergang kein Verlangen mehr nach Schokolade verspürten, selbst wenn sie vor ihnen lag.

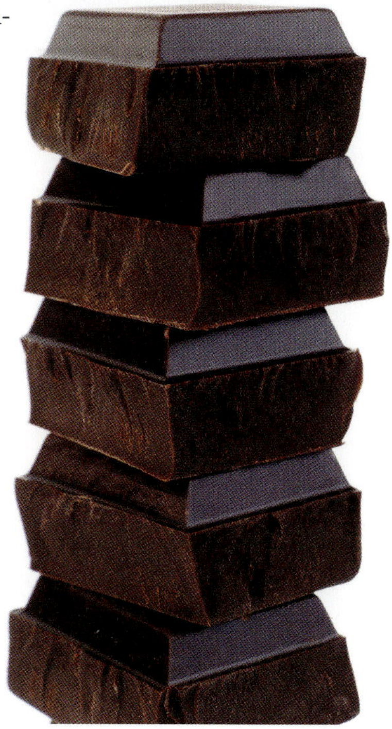

Der Nutzen von Rotwein

Ein regelmäßiger maßvoller Konsum von Alkohol, besonders Rotwein, ist nicht nur ein Genuss, sondern kann auch das Risiko von koronaren Arterienerkrankungen verringern. Nach Angaben von Wissenschaftlern der Joseph Fourier Universität

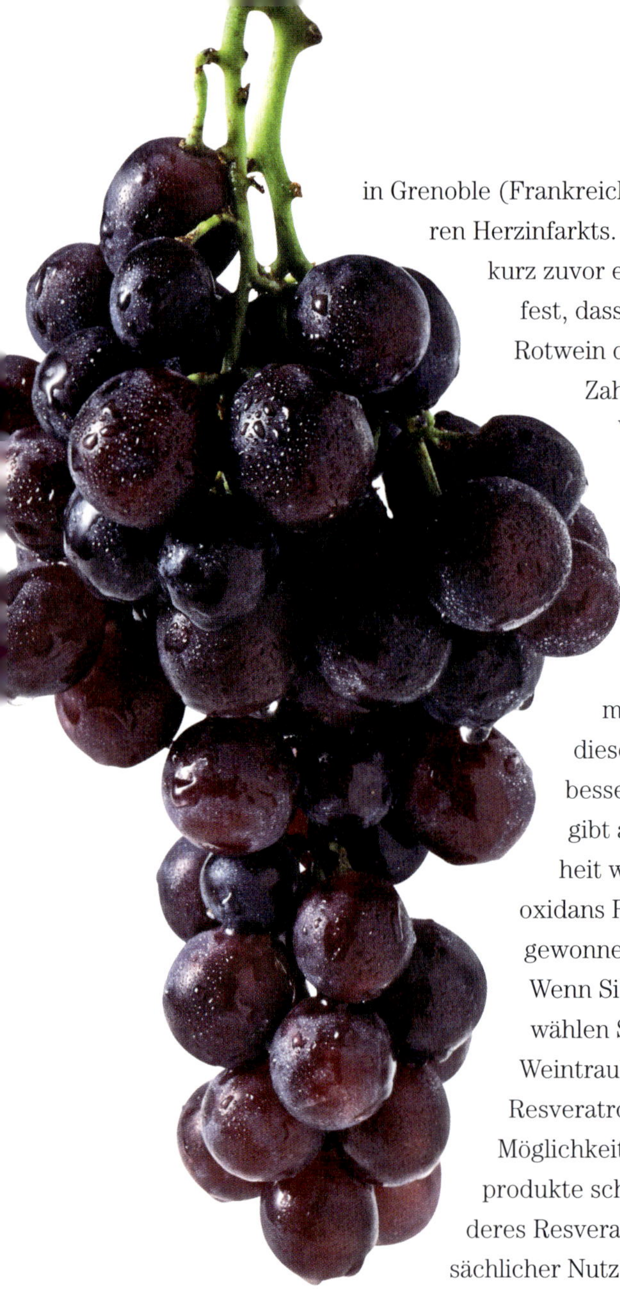

in Grenoble (Frankreich) senkt Rotwein auch das Risiko eines weiteren Herzinfarkts. In einer Untersuchung mit 353 Männern, die kurz zuvor einen Herzinfarkt erlitten hatten, stellten sie fest, dass der regelmäßige, aber mäßige Genuss von Rotwein das Risiko eines zweiten Infarkts halbierte. Zahlreiche Experten bestätigen die positive Wirkung von Rotwein (weniger von Weißwein) auf das Herz-Kreislauf-System, doch es muss auch gewarnt werden: Die Gefahr, dass es nicht bei einem Glas täglich bleibt, ist groß. Und dann wird der gesundheitliche Nutzen zum Schaden.

Schätzen Sie Ihre eigenen Fähigkeiten, maßvoll zu trinken, realistisch ein. Wenn Sie in dieser Hinsicht Bedenken haben, lassen Sie es besser ganz und verzichten auf Alkohol. Denn es gibt auch Alternativen. Der für die Herzgesundheit wichtigste Bestandteil des Rotweins, das Antioxidans Resveratrol, wird aus blauen Weintrauben gewonnen; es steckt vor allem in den Beerenhäuten. Wenn Sie also lieber keinen Wein trinken möchten, wählen Sie als Alternative Traubensaft, oder essen Sie Weintrauben. Allerdings weisen beide eine geringere Resveratrolkonzentration auf als Rotwein. Eine weitere Möglichkeit: Lassen Sie sich von einem Arzt, der Naturprodukte schätzt, einen Traubenkernextrakt oder ein anderes Resveratrolpräparat empfehlen; jedoch ist deren tatsächlicher Nutzen noch nicht zweifelsfrei erwiesen.

Weniger Pfunde für ein gesundes Herz

Bei allem Positiven, das über die Wirkung eines Glases Rotwein herausgefunden wurde, ist es dennoch sinnvoll, Herz-Kreislauf-Erkrankungen mit weniger riskanten Methoden vorzubeugen: Essen Sie Gemüse, Obst, Vollkornprodukte und fetten Fisch. Genießen Sie auch ein Stück dunkle Schokolade, doch wenn Sie bereits mehr wiegen, als gesund ist, lesen Sie weiter. Schritt 6 zeigt, wie Sie überschüssige Pfunde loswerden können.

Expertenwissen

Die Polymahlzeit

Die Idee einer Polypille, die bei der Mehrheit der Bevölkerung zumindest das Risiko von Herz-Kreislauf-Erkrankungen verringert, wurde in Schritt 1 (siehe S. 34) vorgestellt. Aber was halten Sie stattdessen von einem leckeren Essen? Diesen Vorschlag macht eine Gruppe von Wissenschaftlern aus den Niederlanden, Belgien und Australien. Sie bezeichneten ihre „Polymahlzeit" als natürliche, sichere und schmackhafte Alternative zur Polypille, die das Auftreten von Herz-Kreislauf-Erkrankungen um 76 Prozent reduzieren könnte.

Die Forscher werteten wissenschaftliche Abhandlungen über die schützende Wirkung verschiedener Lebensmittel für das Herz aus und erarbeiteten daraufhin aus den wirksamsten Bestandteilen ein Rezept für eine Polymahlzeit, gedacht für Männer und Frauen über 50 Jahre. Grundlage bildeten sieben Kategorien von Lebensmitteln, die nachgewiesenermaßen die Häufigkeit von Herzinfarkten und Schlaganfällen um die angegebenen Werte zurückgehen lassen oder die Risikofaktoren für eine Herz-Kreislauf-Erkrankung senken. Folgende Wirkungen wurden errechnet:

- 115 g Fisch viermal pro Woche lassen Herzgefäßerkrankungen um 14 Prozent zurückgehen.
- 100 g dunkle Schokolade täglich senken den systolischen Blutdruck um 5,1 mmHg und den diastolischen um 1,8 mmHg; das entspricht einem Rückgang der Herzinfarkte und Schlaganfälle um 21 Prozent. (Aber schon 6,7 g entfalten eine Wirkung, wenn auch eine nicht so eindrucksvolle; doch um nicht zuzunehmen, sollte man sich vielleicht doch eher mit der geringen Menge begnügen.)
- 400 g Obst und Gemüse täglich haben dieselbe blutdrucksenkende Wirkung wie 100 g dunkle Schokolade.
- 150 ml Rotwein täglich verringern die Zahl der Herz-Kreislauf-Erkrankungen um 32 Prozent. Dabei sollte mindestens ein alkoholfreier Tag pro Woche eingehalten werden.
- 600 bis 900 mg Knoblauchpulver pro Tag – oder 1,8 bis 2,7 g frischer Knoblauch – senken das Gesamtcholesterin in einem Maß, das einer Verringerung von Herzinfarkten und Schlaganfällen um 25 Prozent entspricht.
- 68 g Mandeln täglich senken das Gesamtcholesterin halb so stark wie Knoblauch; das entspricht einem Rückgang der Herz-Kreislauf-Erkrankungen um 12,5 Prozent.

Eine Ernährung, die all diese Bestandteile enthält, könnte – so die Wissenschaftler – das Risiko einer Herz-Kreislauf-Erkrankung im Alter um 76 Prozent reduzieren. Männer, die auch nach dem 50. Lebensjahr an diesen Prinzipien festhalten, könnten neun Jahre länger ohne Herz- und Gefäßerkrankungen leben und hätten eine um 6,6 Jahre höhere Lebenserwartung. Frauen könnten 8,1 Jahre länger ohne derartige Erkrankungen und insgesamt 4,8 Jahre länger leben.

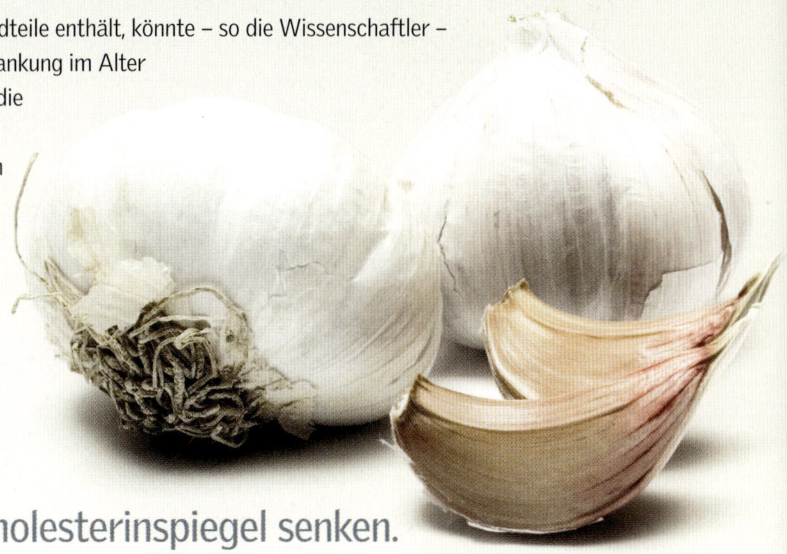

Knoblauch kann den Cholesterinspiegel senken.

Aktionsplan SCHRITT 6

Selbst wenn Sie nur wenige überschüssige Pfunde verlieren, so genügt das schon, um sich fitter zu fühlen, gesünder und jünger auszusehen.

Lesen Sie in Schritt 6, wie sich dieses Vorhaben verwirklichen lässt. Sie werden sehen, es ist machbar. Und wenn Sie es geschafft haben, können Sie zufrieden mit sich sein, denn wahrscheinlich haben Sie Ihr Leben um einige Jahre verlängert.

Das Idealgewicht erreichen

Glauben Sie, dass Sie zu viel Gewicht mit sich herumtragen? Damit sind Sie nicht allein. Nach offiziellen Zahlen ist mehr als die Hälfte von uns übergewichtig, und eine von vier Personen adipös, also fettleibig. Die Gründe sind offensichtlich: Wir essen zu viel und das auch noch von den falschen Lebensmitteln, und viele von uns bewegen sich zu wenig. Wir nehmen also mehr Kalorien zu uns, als unser Körper braucht.

LEBENSMITTEL KLUG WÄHLEN

Schritt 6 erklärt, wie wir dem Ungleichgewicht zwischen verzehrten Kalorien und verbrauchter Energie entgegenwirken und für sitzende Tätigkeiten einen Ausgleich finden können. Die Lebensmittel, die Sie essen, haben großen Einfluss auf Ihr Gewicht und die Gesundheit Ihrer Arterien. Allein die Wahl gesünderer Lebensmittel vermag Ihre Cholesterinwerte und Ihren Blutdruck zu senken. Auch das Risiko, einen Herzinfarkt oder Schlaganfall zu erleiden, an Diabetes Typ 2, Arthrose, einer Leberkrankheit oder Krebs zu erkranken, lässt sich verringern. Sie erfahren, warum Fett an manchen Stellen Ihres Körpers gefährlicher ist als an anderen und wann Sie sich um mögliche gesundheitliche Folgen Sorgen machen sollten.

GEHEIMNIS DES ERFOLGS

Abnehmen muss keine Strafe sein. Es besteht keine Notwendigkeit, Ihre Tage mit dem Zählen von Kalorien zu verbringen. Wenn Sie das,

Irrtum X

WENN ICH ABNEHMEN MÜSSTE, WÜSSTE ICH DAS

Das stimmt nicht unbedingt. Einer Studie des University College London zufolge ist mehr als einem Viertel der Personen, die Ärzte als übergewichtig oder fettleibig einstufen würden, nicht klar, dass sie ein Gewichtsproblem haben. Eine andere Studie mit mehr als 4000 Männern und Frauen ergab, dass mehr als die Hälfte von ihnen übergewichtig oder gar fettleibig sind. 87 Prozent der Fettleibigen und 32 Prozent der Übergewichtigen wussten nicht einmal, wie schwer sie sind. Viele glaubten, ihr Gewicht sei normal.

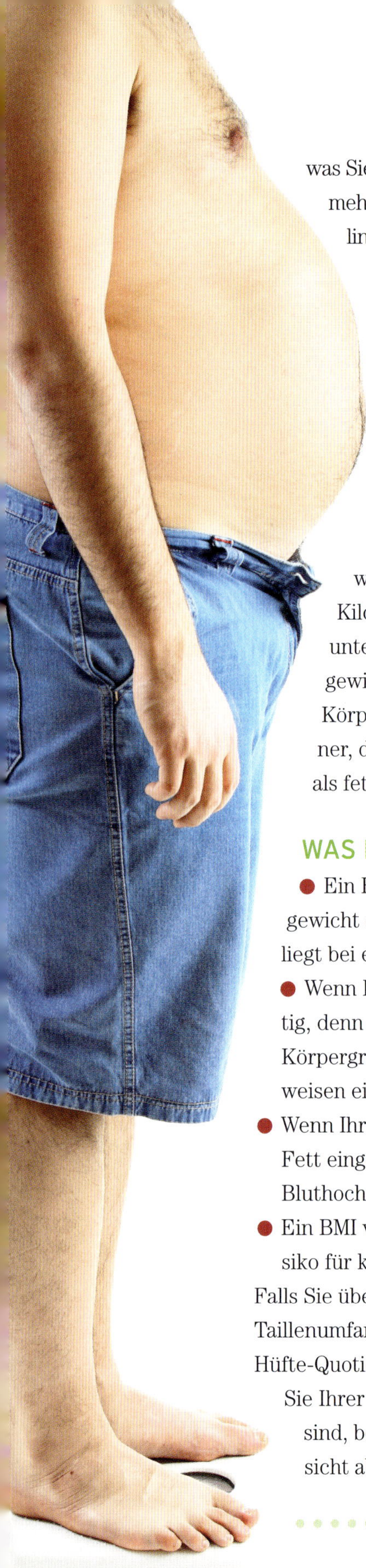

was Sie in Schritt 5 gelernt haben, anwenden – Sie also wissen, wovon Sie mehr essen sollten und wovon weniger –, wird Ihnen die Umstellung gelingen, sodass Sie auch in zehn Jahren noch fit und gesund sind.

Wie hoch ist Ihr Risiko?

Wenn Sie zu viel Gewicht mit sich herumtragen, ist Ihnen das womöglich bewusst. Um die Fortschritte beim Abnehmen verfolgen zu können sollten Sie wissen, wie viel genau Sie wiegen. Der zuverlässigste Gradmesser für Übergewicht ist der BMI (Body-Mass-Index). In Schritt 3 auf Seite 66 haben Sie gelernt, wie Sie Ihren BMI errechnen können: Sie teilen Ihr Gewicht in Kilo durch das Quadrat Ihrer Körpergröße in Metern. Den Angaben unten können Sie entnehmen, in welchen Bereich Sie fallen. Übergewichtig heißt, dass Ihr Gewicht über dem für Ihr Geschlecht, Ihre Körpergröße und Ihren Körperbau geltenden Idealgewicht liegt. Männer, die 20 Prozent oder mehr über ihrem Idealgewicht liegen, gelten als fettleibig, bei Frauen liegt die Grenze bei 25 Prozent Übergewicht.

WAS DIE ERGEBNISSE BEDEUTEN

- Ein BMI zwischen 18,5 und 24,9 gilt als gesund. Das gesunde Höchstgewicht einer männlichen oder weiblichen Person, die 1,70 m groß ist, liegt bei etwa 70 kg.
- Wenn Ihr BMI zwischen 25 und 29,9 liegt, sind Sie offiziell übergewichtig, denn Sie wiegen mehr, als Sie aufgrund Ihres Geschlechts und Ihrer Körpergröße wiegen sollten. Sie sind anfälliger für Bluthochdruck und weisen ein gewisses Risiko für kardiovaskuläre Erkrankungen auf.
- Wenn Ihr BMI 30 übersteigt, gelten Sie als adipös und haben viel zu viel Fett eingelagert. Ihr Risiko für eine Erkrankung der Herzkranzgefäße, Bluthochdruck, Diabetes, einen Herzinfarkt oder Schlaganfall ist hoch.
- Ein BMI von 40 und mehr gilt als extrem adipös mit einem sehr hohen Risiko für kardiovaskuläre Erkrankungen und andere Gesundheitsprobleme.

Falls Sie übergewichtig oder fettleibig sind, Ihr BMI 25 oder mehr beträgt, Ihr Taillenumfang mehr als 80 cm (Frauen) oder 94 cm (Männer) oder Ihr Taille-Hüfte-Quotient mehr als 0,80 (Frauen) oder 0,90 (Männer) beträgt, sollten Sie Ihrer Gesundheit zuliebe Ihr Gewicht reduzieren. Wenn Sie adipös sind, besprechen Sie mit Ihrem Arzt, ob Sie unter medizinischer Aufsicht abnehmen sollten (siehe S. 122).

Fragen & Antworten

Meine Eltern hatten beide mit starkem Übergewicht zu kämpfen. Was kann ich tun, damit ich nicht auch dick werde?

Menschen mit einem fettleibigen Elternteil haben häufig Gewichtsprobleme. Wieviel davon auf Veranlagung zurückzuführen ist oder auf schlechte Essgewohnheiten, die man als Kind mitbekommt, können Wissenschaftler nicht sagen. Aber sie wissen, dass die Neigung erblich sein kann. Verursacher ist möglicherweise eine falsche Appetitregulierung. Sie beeinflusst die Signale, an denen das Gehirn erkennt, wann wir satt sind. Solche Menschen sind nicht zwangsläufig fettleibig, aber sie können ihr Gewicht viel schwieriger kontrollieren. Achten Sie auf Ihre Ernährung, was Sie essen und wie viel, und bauen Sie Bewegung fest in Ihren Tagesablauf ein, um zusätzliche Kalorien zu verbrennen.

FINDEN SIE IHRE MOTIVATION

Es gibt keine schnellen Lösungen, mit denen sich Gewicht langfristig reduzieren lässt. Um Erfolg zu haben, müssen Sie Ihre Essgewohnheiten wirklich ändern wollen und überzeugt sein, dass sich die Mühe lohnt. Sie werden Ihr Ziel viel leichter erreichen können, wenn Sie es für sich selbst tun – statt für Ihren Partner oder Ihre Partnerin, um Ihren Chef zu beeindrucken oder damit niemand mehr sagt, Sie seien dick.

Suchen Sie nach einer inneren Motivation: Sie wollen fit genug sein, um eine Treppe hinaufzusteigen, ohne außer Atem zu kommen; Sie stellen sich vor, wie attraktiv Sie mit Ihrem Idealgewicht in schöner Kleidung aussehen; Sie wollen voller Energie und Selbstvertrauen mit Ihren Kindern zum Schwimmen gehen. Sie wissen am besten, was wichtig für Sie ist.

Expertenwissen

Verursacht ein Virus Fettleibigkeit?

Der Gedanke scheint weit hergeholt, doch meint ein Ernährungswissenschaftler und Biochemiker der Wayne State University in den USA, einen solchen Mechanismus identifiziert zu haben. In Labortests wurde beobachtet, dass das menschliche Adenovirus AD 36, das Erkältungen verursacht, bei Tieren zu einer drastischen Gewichtszunahme führte. In einer Studie mit 1000 Probanden fand ein anderer Biochemiker, Nikhil Dhurandahr, heraus, dass Personen mit D-36-Antikörpern – ein Hinweis darauf, dass sie mit dem Virus infiziert waren – bedeutend häufiger zu Übergewicht neigten.

Wie kann ein Virus dick machen? Wenn Fettzellen AD-36 ausgesetzt werden, beginnen sie sich zu vermehren, stellte Dhurandahr fest. „Ich behaupte nicht, dass alle Fälle von Fettleibigkeit virusbedingt sind. Gene, Stoffwechsel und Gewohnheiten spielen ebenfalls eine Rolle. Aber eine Infektion scheint eine weitere Möglichkeit zu sein." Wissenschaftler empfehlen, das Thema weiter zu erforschen.

Für ein längeres Leben

Für viele von uns ist die stärkste Motivation zum Abnehmen die Aussicht, sich wieder fit zu fühlen und das Leben voll zu genießen. Eine große Studie der Universität Oxford ergab, dass man mit weniger Gewicht länger lebt. Die Wissenschaftler werteten den BMI von einer Million Menschen weltweit aus und beobachteten sie danach 20 Jahre lang. Die Ergebnisse zeigen, dass man mit einem BMI von 30 bis 35 – der häufigste Wert heute – sein Leben um drei Jahre verkürzt. Menschen mit einem BMI von 40 bis 50 sterben zehn Jahre früher. „Wenn Sie übergewichtig oder fettleibig werden, können Sie durch Vermeiden einer weiteren Gewichtszunahme Ihr Leben um einige Jahre verlängern", so der Epidemiologe Dr. Gary Whitlock aus Oxford.

BAUCHFETT IM VISIER

Fett im Bauchbereich ist besonders gefährlich, weil es „Botenstoffe" freisetzt, die chronische Erkrankungen begünstigen. Eine weitere Folge von Bauchfett sind das metabolische Syndrom (siehe S. 30) und Entzündungen, die zu einer Verengung der Arterien führen. Bauchfett macht anfällig für Herzkrankheiten, Diabetes, Bluthochdruck und einige Krebsarten – selbst wenn das Körpergewicht normal ist. In einer zehnjährigen Studie mit rund 350 000 Probanden stellten Wissenschaftler des Imperial College London und des Deutschen Instituts für Ernährungsforschung fest, dass ein Taillenumfang von mehr als 100 cm bei Frauen und 120 cm bei Männern das Risiko eines vorzeitigen Todes im Vergleich zu Menschen mit geringerer Taillenweite mehr als verdoppelt. Andere Studien zeigen, dass bei einem hohen Taille-Hüfte-Quotienten das Risiko von Kalkablagerungen in den Herzkranzgefäßen, ein Anzeichen von Arteriosklerose, fast zweimal so hoch ist.

Expertenwissen

Der „Hunger-Schalter"

Wissenschaftler des Lawson Health Research Institute in Ontario, Kanada, fanden heraus, dass Bauchfett das Hormon Neuropeptid Y (NPY) freisetzt, das weitere Fettzellen produziert. Hohe Werte dieses Hormons lösen im Gehirn ein ständiges Hungergefühl aus und regen den Appetit an. Wenn NPY im Blut transportiert wird (und das wird man in der nächsten Forschungsphase feststellen), ließe sich vielleicht ein Bluttest entwickeln, um erhöhte NPY-Werte aufzuspüren und eine Behandlung zu entwickeln, mit der dieses Hormon „abgeschaltet" werden kann.

Weiter auf Seite 124

Essen, das schlank macht

Bauchfett wird man bekanntlich nur schwer wieder los, aber es gibt vier Lebensmittel, die Ihnen zu einem flacheren Bauch verhelfen können.

- **Olivenöl** Lebensmittel wie Olivenöl, die reich an einfach ungesättigten Fettsäuren sind, enthalten entzündungshemmende Phytochemikalien, die den Aufbau von Bauchfett zügeln. In einer 2004 durchgeführten Studie wurden 180 Personen mit dem metabolischen Syndrom in zwei Gruppen eingeteilt – 90 ernährten sich mediterran mit viel Olivenöl, Vollkornprodukten, Obst, Gemüse und Nüssen und 90 mit relativ vielen Kohlenhydraten und wenig Fett. Zwei Jahre später war bei mehr als der Hälfte der ersten Gruppe das metabolische Syndrom verschwunden – sie hatten abgenommen und bessere Cholesterinwerte. Die Entzündungen in ihren Arterien waren drastisch zurückgegangen, und Tests ergaben, dass ihre Blutgefäßwände ebenfalls viel gesünder waren. Die Probanden zeigten eine geringere Insulinresistenz, ein Risikofaktor für Diabetes Typ 2 und Herzerkrankungen. In der Kontrollgruppe, die sich nicht nach der Mittelmeerdiät ernährte, wiesen 78 der 90 Beteiligten weiterhin das metabolische Syndrom auf.

Grüner Tee regt die Fettverbrennung im Körper an, insbesondere die von Bauchfett. Zudem erhöht er die Insulinempfindlichkeit.

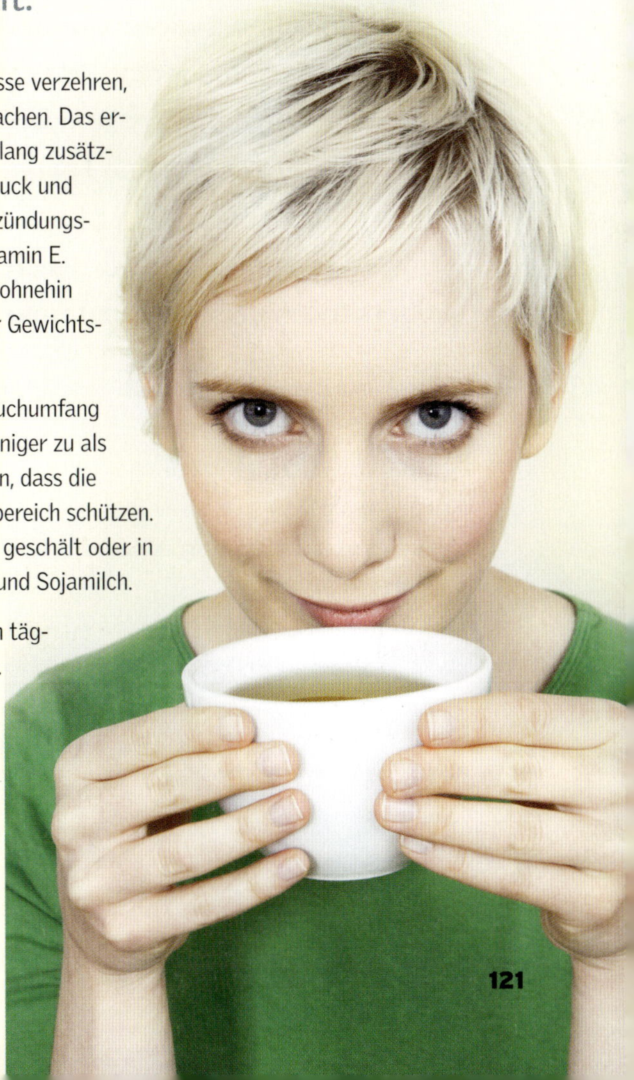

- **Nüsse** Wenn Sie täglich eine kleine Handvoll Nüsse verzehren, können Sie das metabolische Syndrom rückgängig machen. Das ergab eine spanische Studie, deren Teilnehmer ein Jahr lang zusätzlich zur Mittelmeerdiät Nüsse aßen. Bauchfett, Blutdruck und Cholesterinwerte gingen zurück. Nüsse enthalten Entzündungshemmer wie Ballaststoffe und Antioxidantien wie Vitamin E. **Vorsicht:** Addiert man Nüsse zu einer Ernährung, die ohnehin mit zu vielen Kalorien belastet ist, könnte das zu einer Gewichtszunahme führen, denn Nüsse enthalten viele Kalorien.
- **Sojaprotein** In einer Kleinstudie nahm der Bauchumfang bei Frauen, die täglich ein Sojagetränk verzehrten, weniger zu als bei jenen, die einen Milchshake tranken. Man nimmt an, dass die Isoflavone im Soja vor der Fetteinlagerung im Bauchbereich schützen. Probieren Sie Edamame, junge grüne Sojabohnen, die geschält oder in der Hülse erhältlich sind, Sojanüsse, Tofu, Misosuppe und Sojamilch.
- **Grüner Tee** In einer Studie tranken Probanden täglich grünen Tee, der das Antioxidans Katechin enthält. (Die Tagesdosis betrug 625 mg; eine durchschnittliche Tasse grüner Tee hat 150 bis 250 mg.) Nach zwölf Wochen hatten sich Bauchfett und Triglyzeridwerte der Probanden deutlich reduziert. Grüner Tee erhöht auch die Insulinempfindlichkeit und verringert somit das Diabetesrisiko.

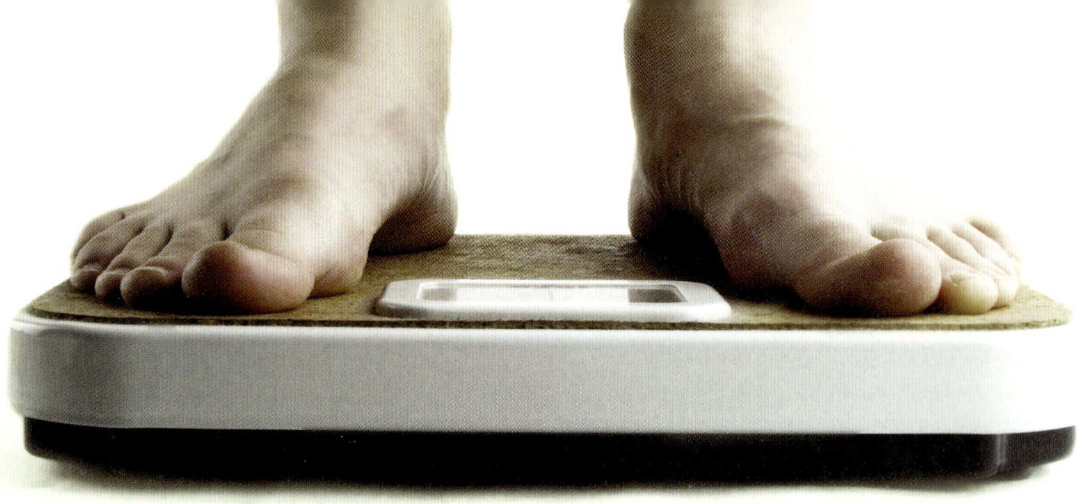

Wenn Sie versucht haben abzunehmen, es aber einfach nicht klappt, sprechen Sie mit Ihrem Arzt.

Wie Ihr Arzt helfen kann

Vielen Menschen, die an Bluthochdruck, Diabetes, dem metabolischen Syndrom oder Angina pectoris leiden oder die bereits einen Schlaganfall oder Herzinfarkt erlitten haben, fällt das Abnehmen besonders schwer. Wenn Sie versucht haben, Gewicht zu verlieren, aber keine Fortschritte verzeichnen, sollten Sie mit Ihrem Arzt sprechen. Er kann Ihnen mit Ratschlägen und Tipps zur Seite stehen und wird sich über Ihren Entschluss freuen, überschüssige Pfunde zu reduzieren.

Ihr Hausarzt kann mit Ihnen über Ihre Lebensweise sprechen und Ihnen helfen, ein Zielgewicht zu definieren und einen realistischen Zeitplan zu setzen, um dieses zu erreichen. Einige Arztpraxen arbeiten mit Adipositaskliniken zusammen. Ihr Arzt kann Ihnen auch eine Diätassistentin oder Ernährungsberaterin vermitteln, die Ihnen praktische Ratschläge für die richtige Ernährung geben kann, oder er empfiehlt Ihnen die Teilnahme an einem Programm zur Gewichtsreduktion.

TABLETTEN SIND KEIN ALLHEILMITTEL

Wenn Sie außer Bluthochdruck, hohen Cholesterinwerten oder Diabetes zusätzlich einen hohen BMI haben, kann Ihnen Ihr Arzt Medikamente verschreiben, die einen Gewichtsverlust unterstützen. Solche Medikamente sind jedoch weder Wunderpillen, noch machen sie eine Diät und Bewegung überflüssig. Sie werden parallel zu einer Diät eingenommen, die kalorien- und fettreduziert ist.

Der Wirkstoff Orlistat hemmt die Absorption von Fett im Darm. Pharmahersteller behaupten, dass sich das Gewicht damit um 50 Prozent mehr reduzieren lässt als durch eine Diät allein. Aber Sie dürfen nicht zu viel Fett essen, wenn Sie Orlistat einnehmen, da es sonst zu Nebenwirkungen wie

Fragen & Antworten

Kann meine Fettleibigkeit die Folge einer Krankheit sein?

Medizinische Ursachen für Übergewicht sind eher ungewöhnlich, aber sprechen Sie mit Ihrem Arzt, wenn Sie plötzlich und ohne Grund zunehmen. Es könnte an einer Unterfunktion der Schilddrüse liegen. Weitere Symptome dieser Erkrankung sind Müdigkeit, Niedergeschlagenheit, trockene Haut, Verstopfung, Schmerzen und Haarausfall. Wenn Sie geschwollene Knöchel haben, könnte dies auf Wassereinlagerungen aufgrund einer Herzinsuffizienz hinweisen. Eine andere mit Gewichtszunahme verbundene Störung ist das Polyzystische Ovarialsyndrom, das eine von zehn Frauen im gebärfähigen Alter betrifft. Auch Medikamente wie Steroide (Kortison), die gegen andere Beschwerden verordnet werden, können eine Gewichtszunahme auslösen.

Durchfall oder Blähungen kommen kann. Seit 2009 ist das Mittel in einer Dosis von 60 mg rezeptfrei in Apotheken erhältlich. Die höhere Dosis ist verschreibungspflichtig und nur für Personen ab einem BMI von 28 zugelassen. Ein anderer Wirkstoff, Sibutramin, ist ein Appetitzügler. Er verändert die chemischen Signale an das Gehirn, sodass sich schneller ein Sättigungsgefühl einstellt. Hier sind schwere Nebenwirkungen möglich, beispielsweise Bluthochdruck, Übelkeit und Angstanfälle.

CHIRURGISCHE EINGRIFFE

Wenn Sie mit einem BMI über 40 extrem fettleibig sind und weitere Erkrankungen drohen, kann Sie Ihr Hausarzt an einen spezialisierten Chirurgen überweisen. Dieser wird Ihnen als Erstes die Risiken der Operation vor Augen führen und Ihnen sagen, dass der Erfolg nicht immer garantiert ist, oft sogar dürftig ausfällt. Wenn der Spezialist dennoch meint, dass eine Operation helfen könnte, sollten Sie über die beiden am häufigsten vorgenommenen Eingriffe Bescheid wissen.

MAGENBAND

Eine vielfach angewandte Methode bei Fettleibigkeit ist ein Magenband. Es wird um den oberen Teil des Magens gelegt, sodass die Menge, die man essen kann, beschränkt wird. Man fühlt sich satt, selbst wenn man nur wenig gegessen hat. Der Eingriff kann minimal invasiv erfolgen, mit kleinen Einschnitten, die kaum Narben hinterlassen. In das Band integriert ist ein mit Flüssigkeit gefüllter Ballon. Er ist mit einem Port verbunden, über den durch Einspritzen oder Entfernen von Flüssigkeit das Band gestrafft oder gelockert wird. Falls nötig, kann das Band wieder entfernt werden.

MAGENBYPASS

Unterhalb der Speiseröhre wird ein kleines Stück Magen von dem großen Restmagen abgetrennt, sodass Nahrung nur noch in den kleinen Teilmagen gelangt. Damit die Nahrung von dort in den Darm transportiert werden kann, wird der kleine Teilmagen unter Umgehung des großen Magens („Bypass") direkt mit dem Dünndarm verbunden. Der Eingriff ist nicht rückgängig zu machen. Das Risiko von Komplikationen ist erheblich größer als beim Magenband, doch der Gewichtsverlust erfolgt schneller und kann leichter gehalten werden.

Hungern bringt nichts

Einigen Menschen fällt das Abnehmen schwerer als anderen. Entscheidend ist jedoch, dass man Diäten meidet, die gerade in Mode sind und große Versprechungen machen.

Typisch für eine Radikaldiät sind die guten Fortschritte in den ersten Tagen. Menschen nehmen in der ersten Woche durchaus 1,4 bis 2,3 kg ab, aber der Großteil davon ist Wasser, da der Körper eingelagerte Glukose verbrennt, die zuvor überschüssiges Wasser aufsaugte. Dann erreichen sie die „Plateau"-Phase, nach der weitere Gewichtsverluste immer schwieriger werden. Eine Auswertung von 31 Studien zeigte deutlich, wie häufig Diäten langfristig misslingen. Während die Probanden in den ersten sechs Monaten ihr Gewicht reduzierten, nahmen zwei Drittel von ihnen innerhalb von fünf Jahren wieder mehr zu, als sie verloren hatten. In einer Studie wogen die Teilnehmer 5 kg mehr als zu Anfang.

Der menschliche Körper ist so beschaffen, dass er in Zeiten, in denen er weniger zu essen bekommt, überlebt, indem er in den „Hungermodus" übergeht. Er passt seinen Stoffwechsel oder Metabolismus – das Verbrennen von Kalorien – so an, dass er Energie spart. Wenn Sie also Ihre Kalorienzufuhr drastisch verringern, verbrennt Ihr Körper als Reaktion weniger Kalorien, um die normalen Körperfunktionen aufrechtzuerhalten. Sobald Sie Ihre Kalorienzufuhr

Wichtig

FOTOS ALS APPETITBREMSE

Wer abnehmen will, sollte seine Speisen vor dem Verzehr fotografieren, schlagen Wissenschaftler vor, die den Nutzen der üblichen handschriftlichen Ernährungstagebücher mit fotografischen Tagebüchern verglichen haben.

Dabei stellten sie fest, dass Probanden, die jede Speise vor dem Verzehr fotografierten, sich bewusster waren, was sie essen. Sie fühlten sich auch häufig angespornt, gesünder und nicht zu viel zu essen. Fotos sind genau, einfach und schnell zu machen und können als Bremse für Ess- und Trinkgelage dienen, so die Wissenschaftler. Sie brauchen nicht einmal einen Fotoapparat; nehmen Sie einfach Ihr Handy, wenn das schneller geht. Sehen Sie sich die Schnappschüsse gut an, bevor Sie wieder zulangen.

Fotografieren Sie Ihre Speisen. Solche Schnappschüsse geben Ihnen zu denken – bevor Sie wieder zulangen.

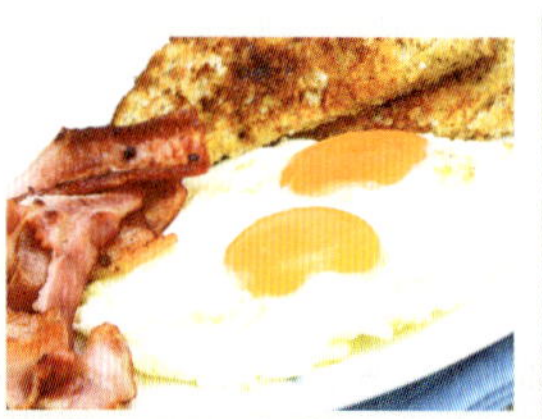

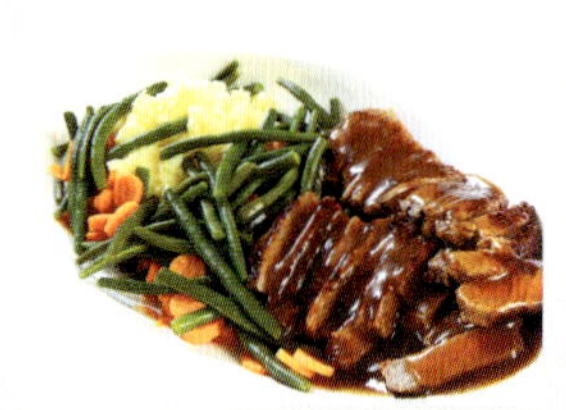

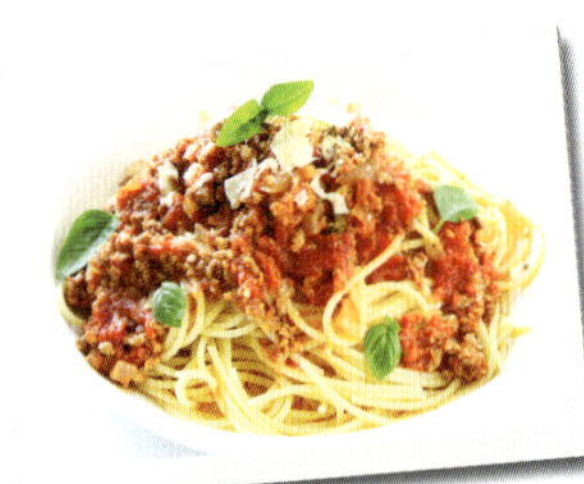

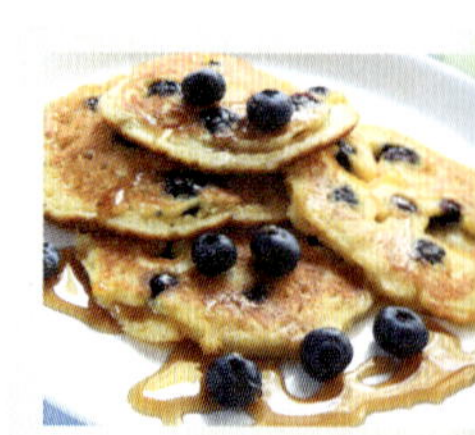

Weiter auf Seite 126

10 Tipps zum Abnehmen

Der Schlüssel zum Abnehmen liegt in kleinen, aber wichtigen Veränderungen, die Sie mühelos in Ihren Tag einbauen und beibehalten können. Wissenschaftler begleiteten acht Wochen lang eine Gruppe von Probanden und notierten ihr Verhalten bezüglich Lebensmitteln und Essgewohnheiten. Dann stellten sie die folgenden 10 Tipps zusammen:

1 Halten Sie feste Essenszeiten ein Egal, ob Sie täglich 2, 3, 4 oder 5 Mahlzeiten einnehmen, versuchen Sie, diese immer etwa zur selben Zeit zu essen.

2 Essen Sie weniger Fett Wählen Sie fettarme Varianten von Lebensmitteln wie Milchprodukten, Brotaufstrichen und Salatsaucen. Gehen Sie sparsam damit um. Lesen Sie die Etiketten. Ist der Fettgehalt „reduziert", kann noch relativ viel Fett enthalten sein.

3 Laufen hilft Gehen Sie täglich 10 000 Schritte (das entspricht einer mäßigen sportlichen Betätigung von 60 bis 90 Minuten). Mit einem Schrittzähler kann man die Schritte leichter zählen und die Bewegung besser über den Tag verteilen.

4 Essen Sie gesunde Snacks Wenn Sie zwischendurch gern eine Kleinigkeit essen, wählen Sie frisches Obst oder kalorienarmen Joghurt statt Keksen oder Chips.

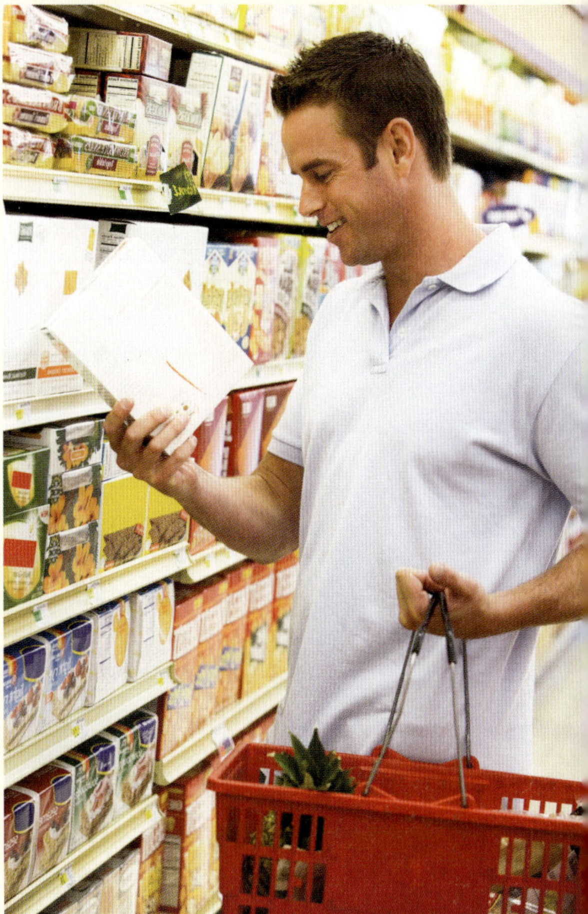

5 Lesen Sie die Etiketten genau Prüfen Sie beim Einkaufen und Kochen den auf den Etiketten angegebenen Fett- und Zuckergehalt.

6 Vorsicht bei den Portionen Häufen Sie keine Speisen (außer Gemüse) auf den Teller. Überlegen Sie, ob eine zweite Portion sein muss.

7 Stehen Sie öfter mal auf Unterbrechen Sie die Zeit, in der Sie sitzen. Stehen Sie jede Stunde einmal auf, und bewegen Sie sich 10 Minuten.

8 Überlegen Sie, was Sie trinken Wählen Sie Wasser und zuckerfreie Säfte. Naturreine Obstsäfte enthalten viel natürlichen Zucker; trinken Sie davon nicht mehr als ein Glas pro Tag (200 ml). Alkohol hat viele Kalorien. Schränken Sie den Konsum ein.

9 Konzentrieren Sie sich auf Ihr Essen Nehmen Sie sich Zeit. Laufen Sie beim Essen nicht herum oder sehen fern. Essen Sie möglichst am Tisch.

10 Vergessen Sie nicht: „Fünf am Tag" Essen Sie mindestens fünf Portionen Obst und Gemüse am Tag (insgesamt 400 g).

Quelle: Cancer Research UK und Weight Concern

Wichtig

ENTSPANNUNGSÜBUNGEN

Entspannungstechniken, die Stress bewältigen, können auch ungesundes, zwanghaftes Essen reduzieren. Frauen, die zwei Jahre lang an einem Yoga- und Meditationsprogramm teilnahmen, verloren im Durchschnitt 2,5 kg und konnten ihr Gewicht dann auch halten. Eine Vergleichsgruppe, die sich nur auf Bewegung und ihre Ernährung konzentrierte, nahm nicht ab. Die „entspannten" Frauen waren am Ende der Studie auch allgemein gesünder und glücklicher.

Laut Dr. Caroline Horwath von der Universität Otago in Neuseeland liegt der Schlüssel darin, Frauen zu helfen, sich vom chronischen Diäthalten loszureißen. „Indem Frauen als Teil eines umfassenden Programms zur Änderung ihrer Lebensweise Entspannungstechniken lernen und anwenden, erwerben sie wirksame Werkzeuge, um Stress und Emotionen zu bewältigen, ohne auf ungesundes Essen zurückzugreifen."

erhöhen, ist die Chance groß, dass Sie so lange zunehmen, bis sich Ihr Körper erneut angepasst hat, was Monate dauern kann. In dieser Zeit häufen Sie Pfunde an.

FALSCHE VERSPRECHUNGEN

Schlimmer als einmalige Radikaldiäten ist der Jo-Jo-Effekt, bei dem Menschen in einem Kreislauf gefangen sind. Einem Gewichtsverlust folgt eine Gewichtszunahme und erneut eine Diät. Typisch für jemanden, der unbedingt abnehmen will, ist der Griff zu einer extremen Diät. Sofern er diese eine Zeitlang einhalten kann, ist die anfängliche Freude groß, in kurzer Zeit so viel Gewicht verloren zu haben. Aber Diäten, die Ihnen zu viele Lebensmittel vorenthalten, lassen sich unmöglich über längere Zeit einhalten. Vielmehr werden Sie gereizt, müde und niedergeschlagen. Ihr Verlangen nach Nahrung nimmt zu, sodass Sie nach Beendigung der Diät wieder zu viel essen. Sie fühlen sich als Versager – auch wenn es die Modediät ist, die versagt hat, nicht Sie.

DIE GROSSE GEFAHR

Wenn Sie zu schnell ausschließlich durch eine Radikaldiät abnehmen, besteht die große Gefahr, dass Sie nicht nur Körperfett, sondern auch Muskelmasse verlieren, vor allem wenn Sie keinen Sport treiben. Sie brauchen Ihre Muskeln aber, und zwar auch, um Kalorien zu verbrennen, und somit schadet der Verlust an Muskelmasse.

Wenn Sie die Diät beenden und wieder mehr essen, ohne sich ausreichend sportlich zu betätigen, vermehrt sich nur das Fett. Eine Radikaldiät ist also ein Tausch von Muskeln gegen Fett. Der Fett-Muskel-Quotient erhöht sich, der Stoffwechsel ist verlangsamt, sodass Sie wieder zunehmen.

Eine Radikaldiät senkt die HDL-Werte, also das „gute" Cholesterin, reduziert bei Frauen nach den Wechseljahren die Durchblutung der Herzkranzgefäße und erhöht den Anteil an Körperfett. Man nimmt eher dauerhaft ab, wenn man kleine, nachhaltige Änderungen in den Essgewohn-

Expertenwissen
Wie der Körper Nahrung nutzt

Wissenschaftler meinen, Arginin, eine essenzielle Aminosäure in unserem Körper, könnte eine nützliche Waffe im Kampf gegen Fettleibigkeit sein. Forscher der A&M University in Texas fütterten fettleibige Ratten zwölf Wochen lang entweder mit einer fettreichen oder fettarmen Diät und dazu einem argininhaltigen Nahrungsergänzungsmittel. Entsprechend der Menge der Aminosäure, die sie den Ratten verabreichten, vergrößerte sich in beiden Gruppen die Muskelmasse und reduzierte sich das Körperfett beachtlich – um 63 bzw. 65 Prozent. Die Wissenschaftler gehen davon aus, dass Arginin die Art verändert, wie der Körper Nahrung nutzt. Argininreiche Lebensmittel sind Wassermelonen, Meeresfrüchte, Nüsse, Samenkörner, Algen, Fleisch und Sojaprotein.

heiten vornimmt. Um Ihr Gewicht stetig und allmählich zu reduzieren, kombinieren Sie am besten eine gesündere Ernährung mit mehr Bewegung. Die meisten übergewichtigen oder fettleibigen Menschen sollten in den ersten drei Monaten zwischen fünf und zehn Prozent ihres Startgewichts abnehmen; Sie werden schon bald die positive Wirkung spüren, besonders wenn Sie bereits unter Bluthochdruck, Diabetes oder Arthrose leiden.

Diäten, bei denen Sie auf zuviel verzichten müssen, können Sie unmöglich durchhalten.

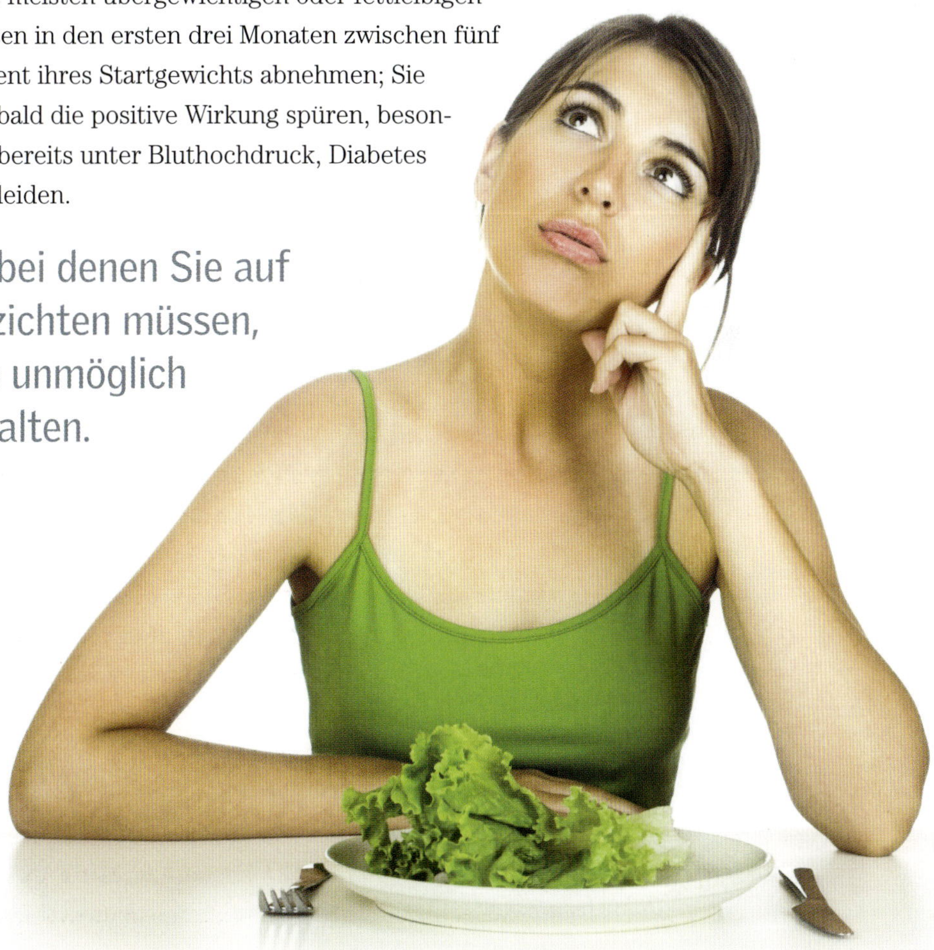

Gesunder Ernährungsplan

Wichtig

FRÜHSTÜCKEN WIE EIN KAISER

Ein gutes Frühstück hilft beim Abnehmen. Das zeigte eine Studie mit 94 übergewichtigen Frauen. Diejenigen, die beim Frühstück die Hälfte der täglichen Kalorien zu sich nahmen, verloren in acht Monaten fast viermal so viel Gewicht wie Frauen, die sich nur kohlenhydratarm ernährten – im Durchschnitt 17,5 kg gegenüber 4,5 kg. Ein Frühstück könnte das Verlangen nach fetthaltigen oder süßen Snacks später am Tag abschwächen und bewirken, dass man mehr Obst und Gemüse verzehrt und dadurch genügend Ballaststoffe und Vitamine zu sich nimmt.

Der Schlüssel zum Abnehmen liegt im maßvollen Verzehr guter Lebensmittel. Bevor Sie einen neuen Essensplan übernehmen, betrachten Sie eingehend Ihre Ernährungsweise. Gehen Sie die Ergebnisse der Fragebögen in Schritt 3 noch einmal durch, und wenden Sie alles an, was Sie in Schritt 5 über „gute Lebensmittel“ erfahren haben.

Das Ziel muss sein, mehr natürliche, unverarbeitete Lebensmittel zu essen und auf Fastfood, Fertiggerichte und frittierte Speisen zu verzichten, die viel gesättigte Fettsäuren, Zucker und Salz enthalten. Wählen Sie stattdessen mehr Obst, Gemüse, Fisch, mageres Protein und ungesättigte Fettsäuren. Essen Sie auch Vollkornprodukte wie Vollkornbrot, braunen Reis und zuckerfreie Müslis, die nährstoffreiche Getreidekörner und deren ballaststoffreiche Schale enthalten. Vollkornprodukte stillen den Hunger, praktisch ohne Kalorien zu liefern. Essen Sie am besten jeden Tag drei Portionen dieser Lebensmittel, die viele Vitamine und Mineralstoffe liefern und wenig „leere“ Kalorien.

Ein gutes Frühstück senkt das Verlangen nach fetten oder süßen Snacks und bewirkt, dass man mehr Obst und Gemüse isst.

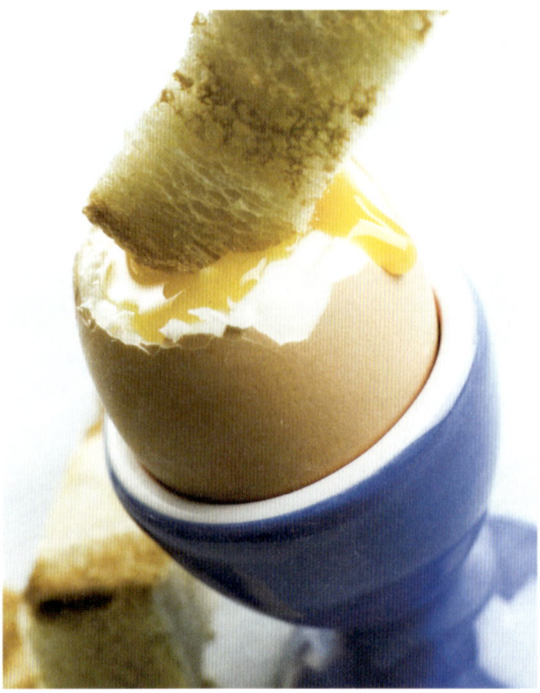

GANZ EINFACH

Das Schöne am gesunden Essensplan ist seine Einfachheit. Es ist keineswegs nötig, stundenlang Kohlenhydrate, Fettmengen oder Kalorien zu zählen. Sie merken sich einfach, von welchen Lebensmitteln Sie Ihrem Speiseplan mehr hinzufügen und welche Sie lieber weglassen sollten. Die damit erzielten geringen Veränderungen in der Kalorienzufuhr sind wichtig, und Sie werden bald die ersten unerwünschten Pfunde loswerden – vorausgesetzt, Sie nehmen weniger Kalorien auf als sonst und verbrennen mehr Energie, als Sie mit der Nahrung aufnehmen.

DEN GEWICHTSVERLUST HALTEN

Haben Sie erst einmal den Entschluss gefasst, auf Ihr Gewicht zu achten, sollten Sie für den Rest Ihres Lebens damit weitermachen. Das Programm, das auf diesen Seiten beschrieben wird, ist als lebenslange Strategie gedacht. Ermutigend ist, dass diese geringfügigen Anpassungen im Laufe der Zeit zu einem beträchtlichen Gewichtsverlust führen können. Sie werden feststellen, dass allein schon die Befolgung der Ernährungsrichtlinien in Schritt 5 Ihnen hilft, die Pfunde wieder zu verlieren, die Sie mit den Jahren angesammelt haben.

EIN HINWEIS ZUM THEMA KALORIEN

Wenn es um die Aufnahme und den Verbrauch von Energie geht, sprechen wir gewöhnlich von „Kalorien“. Auf Lebensmitteletiketten hingegen ist die Energiemenge in Kilokalorien (kcal) angegeben. Der Grund ist, dass eine Kalorie eine winzige Einheit Wärmeenergie ist, die sich einfacher in Kilokalorien – tausend Kalorien – messen lässt. Eine Kalorie (umgangssprachlich) ist eigentlich korrekt eine Kilokalorie.

Expertenwissen

Männer können „abschalten“

Männer, die eine Diät machen, können verführerischen Speisen oft leichter widerstehen als Frauen. In einer Studie zeigten Wissenschaftler Männern und Frauen, die einen Tag lang nichts gegessen hatten, verlockende Speisen und sagten ihnen dann, dass sie gegen den Hunger ankämpfen sollten. Das Gehirn der Männer zeigte in den Bereichen Emotionsregulierung, Erinnerung und Motivation viel weniger Aktivität als das der Frauen – als ob Männer ihre Lust auf Lieblingsspeisen wie gebratenes Hähnchen, Lasagne, Eis und Pizza „abschalten“ könnten.

Doch unabhängig davon, ob Mann oder Frau, kann Ihre Willenskraft durch Stress und Sorgen geschwächt werden. Wenn Sie also abnehmen wollen und einen schweren Tag im Büro hatten, gehen Sie auf dem Heimweg besser nicht an einer Bäckerei vorbei.

Goldene Regeln

Nach der Umstellung auf einen gesunden Essensplan wird Ihre Willenskraft vermutlich auf eine harte Probe gestellt. Die folgenden goldenen Regeln helfen Ihnen, standhaft zu bleiben. Nützlich ist ein Ernährungstagebuch.

Notieren Sie in der ersten Woche jedes Lebensmittel und jedes Getränk, das Sie zu sich nehmen, zu welcher Uhrzeit und wie Sie sich dabei fühlen (oder machen Sie Fotos, siehe S. 124). Das ermöglicht Ihnen einen Rückblick auf die gewählten Lebensmittel und auf das Bedürfnis, das Sie essen lässt. Sie müssen unterscheiden lernen, ob Sie Hunger haben oder nach Essen verlangen, weil Sie sich langweilen oder gestresst sind.

Maßnahme

RICHTIG PORTIONIEREN

Wir sind inzwischen so daran gewöhnt, große Portionen zu sehen (und zu essen), dass viele von uns gar nicht mehr wissen, wie eine mittlere Portion tatsächlich aussieht.

Die folgenden Beispiele zeigen Ihnen anhand von Vergleichen die Größe einer mittleren Portion:

- 85 g Fleisch **die Größe eines Kartenspiels**
- 1 Ofenkartoffel **eine geballte Faust**
- 45 g Haferflocken (ungekocht) **⅓ Becher**
- 25 g Käse **4 aufeinander gestellte Spielwürfel**
- Butter oder Margarine auf Brot **5-Cent-Münze**
- Nüsse oder Trockenobst **ein Golfball**
- Nudeln, Reis, Kartoffelpüree **Computermaus**
- 180 ml Saft **ein Joghurtbecher**
- Kartoffelchips **eine Handvoll**
- ein kleines Brötchen **eine halbe Faust**

(Für die Portionsgrößen von Obst und Gemüse gibt es im Allgemeinen keine Beschränkungen.)

WENIG ABER OFT

Frühstück, Mittagessen, Abendessen und Snacks so sorgfältig zu planen wie andere Termine des Tages hilft, übermäßigem Essen vorzubeugen. Nehmen Sie Ihre Mahlzeiten regelmäßig und zu festen Zeiten ein. Essen Sie wenig, aber oft. So ist es einfacher, das Hungergefühl zu lindern und Schwankungen des Blutzuckerspiegels, die zu Heißhunger führen, zu vermeiden. In einer Studie nahmen Männer, die häufiger aßen, bis zu 27 Prozent weniger Kalorien zu sich. Bauen Sie statt drei großer Mahlzeiten fünf oder sechs kleine mit gesunden Lebensmitteln in Ihren Tagesablauf ein.

GESUNDE SNACKS WÄHLEN

Wann immer Sie zu einer Nascherei greifen, denken Sie darüber nach, warum. Weil andere zulangen? Weil Sie enttäuscht oder müde sind? Essen kann eine emotionale Reaktion sein. Wenn Sie verstehen, warum Sie Appetit verspüren, können Sie leichter widerstehen.

Um plötzlich auftretenden Hunger zu stillen, ist es gut, gesunde Snacks griffbereit zu haben. Wählen Sie Snacks, die viele Nährstoffe enthalten und Sie satt machen, wie Obst oder zerkleinertes Gemüse – Sie sollten immer einen Vorrat an Äpfeln und Möhren im Haus haben.

Knabbern mit Verstand

Die meisten von uns naschen gern – durchschnittlich drei Snacks täglich. Daran ist an sich nichts auszusetzen. Wir entscheiden uns aber zu oft für kalorienreiche, fetthaltige Snacks und verzichten dann entweder auf Mahlzeiten, die wichtige Nährstoffe enthalten, oder wir essen die Snacks zusätzlich zu unseren regulären Mahlzeiten und konsumieren somit zu viele Kalorien.

Dabei gibt es auch gesunde Snacks, die nahrhaft sind. Diese können einen Teil der täglichen Nahrungszufuhr darstellen und sind somit keine „Extras". Sie stillen sowohl Ihren Appetit als auch Ihren Hunger. Versuchen Sie es doch einmal mit einem Stück Obst oder einem Becher fettarmem Joghurt anstatt Kartoffelchips.

SNACK	KCAL
250 ml Tomatensaft	35
25 g getrocknete Aprikosen	40
1 mittelgroßer Apfel	47
100 g Trauben	60
3 Vollkornkekse	75
1 mittelgroße Banane	95
1 fettarmer Müsliriegel	95
1 Toast plus 2 Teelöffel Diätmarmelade	100
1 Haferkeks mit Hüttenkäse	100
200-g-Becher fettarmer Joghurt	125
150-g-Becher fettarmer Reispudding	150

DIESE SNACKS SOLLTEN SIE MEIDEN – es sind Kalorienbomben:

1 kleines Croissant	230
2 Vollkornkekse mit Schokolade	168
1 kleine Tüte Kartoffelchips	150
1 kleine Tüte Käsegebäck	155

KLEINERE PORTIONEN ESSEN

Viele von uns haben sich daran gewöhnt, weitaus mehr zu essen als nötig. Das liegt auch daran, dass die Größe einer durchschnittlichen Portion bei Fertiggerichten, Gebäck und Süßspeisen in den letzten 20 Jahren drastisch zugenommen hat („Familienpackung"). Auch zu Hause servieren wir gewöhnlich mehr – die Portionen sind heute bis zu achtmal größer als empfohlen. Wir verlieren den Überblick, was für eine Person angemessen ist.

Servieren Sie Gerichte doch einmal auf kleineren Tellern. So lässt sich die Menge, die Sie essen, um 25 Prozent verringern. Das haben Psychologen der Cornell University (New York) festgestellt. Andere Studien zeigen, dass Menschen 34 Prozent weniger flüssige Kalorien zu sich nehmen, wenn Sie aus hohen, besonders schmalen Gläsern trinken.

EINFACHE VERÄNDERUNGEN

- Reduzieren Sie Ihre Portionen um etwa zehn Prozent. Wenn Sie sich daran gewöhnt haben, reduzieren Sie sie um weitere zehn Prozent.
- Nehmen Sie etwas weniger Butter und etwas weniger Speiseöl. Verwenden Sie beschichtete Pfannen.
- Wenn Sie gerne leckere Kekse essen, kaufen Sie einzeln verpackte Waren. Wenn Sie jede einzelne Portion gesondert öffnen müssen, wird Sie das davon abhalten, übermäßig zuzulangen.
- Dünsten und Grillen (nicht auf dem Holzkohlengrill) ist besser als Braten.
- Essen Sie täglich eine Mahlzeit ohne stärkehaltige Kohlenhydrate (wie Reis, Kartoffeln, Nudeln und Brot). Essen Sie z. B. ein Stück magere Hühnerbrust mit Salat oder zwei Portionen verschiedener Gemüse.
- Entfernen Sie von Fleisch alles sichtbare Fett und von Geflügel die Haut.
- Ersetzen Sie zuckerhaltiges Frühstücksmüsli durch eine Scheibe Vollkorntoast und ein Stück Obst.
- Wenn Sie im Restaurant essen, meiden Sie cremige und sahnehaltige Saucen, z. B. die Sauce Hollandaise.

Essen sollte Genuss sein

Wie in Schritt 5 beschrieben, ernähren sich die Bewohner der Mittelmeerländer gesünder und nehmen gewöhnlich nicht so schnell zu, wenn sie älter werden – zwei Faktoren, die zumindest teilweise erklären, warum die Menschen am Mittelmeer ein geringeres Risiko für Herzerkrankungen und Schlaganfälle aufweisen als Nordeuropäer. Aber spielt dabei wirklich nur das, was sie essen, eine Rolle?

Südeuropäer nehmen sich für ihre Mahlzeiten generell mehr Zeit und achten gewöhnlich darauf, dass sie in einer angenehmen Umgebung und an einem schön gedeckten Tisch essen. Abendessen vor dem Fernseher sind nicht an der Tagesordnung. Sie genießen ihr Essen, unterhalten sich, machen aus ihren Mahlzeiten ein gesellschaftliches Ereignis. Diese Art des Essens dient in jeder Hinsicht der Gesundheit – Geselligkeit ist gut für Ihr Herz, wie in Schritt 9 zu lesen ist, und kann beim Abnehmen helfen. Außerdem unterhält man sich ausgiebig, und allein das führt dazu, dass weniger gegessen wird.

Einer Studie mit 3000 Probanden zufolge verdoppelt die Gewohnheit, Mahlzeiten hastig zu verschlingen, das Risiko für Übergewicht. Warum ist das so? Wenn Sie schnell essen, hat Ihr Magen nicht genügend Zeit, das Signal „ich bin satt“ an Ihr Gehirn zu senden. Auch das Kauen sendet Sig-

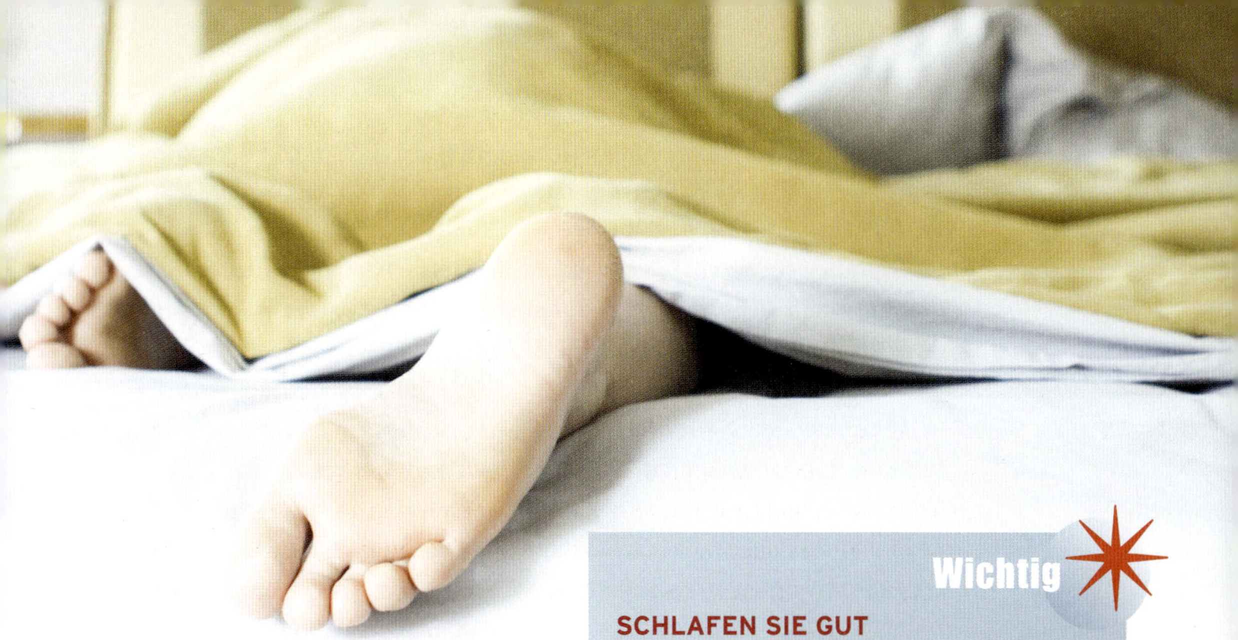

Guter Schlaf verringert die Lust auf ungesundes Essen.

Wichtig

SCHLAFEN SIE GUT

Wenn Sie nachts gut schlafen, können Sie Ihre Widerstandskraft gegen Essgelüste stärken. Schlaf reguliert den Stoffwechsel. Wenn Sie pro Nacht sieben bis acht Stunden Schlaf bekommen, fühlen Sie sich wie neugeboren. Schon eine Nacht ohne Schlaf erhöht das Hungergefühl erheblich. Bei Menschen mit Schlafmangel ist das Risiko für Fettleibigkeit doppelt so hoch. Zu wenig Schlaf senkt die Leptinwerte – das Hormon signalisiert, wann Sie satt sind – und erhöht die Ghrelinwerte. Dieses Hormon ist für Hungergefühle verantwortlich.

Als Schlafforscher der Universität von Chicago den Schlaf gesunder Probanden auf vier Stunden beschränkten, glichen deren Leptinwerte denen von Personen, die drei Tage nur 1000 kcal täglich verzehrt hatten. Männer und Frauen mit Schlafdefizit verlangten zudem nach süßen, stärkehaltigen und salzigen Lebensmitteln. Was Sie bei Schlafprobleme tun können, erfahren Sie in Schritt 9.

nale aus, die Ihrem Gehirn mitteilen, dass Sie sich satt fühlen und dass Hormone freigesetzt werden sollen, die den Appetit unterdrücken – aber erst nach 20 Minuten oder mehr, nachdem Sie mit dem Essen begonnen haben. Bei den Teilnehmern der Studie, die hastig und so lange aßen, bis sie sich satt fühlten, war die Wahrscheinlichkeit, übergewichtig zu werden, dreimal größer als bei den Probanden, die das nicht taten.

IMMER MIT DER RUHE

Wenn Sie zu schnell essen, können die Feedback-Mechanismen Ihres Körpers nicht mithalten. Ehe Ihr Körper das Signal „Ich bin satt“ geben kann, haben Sie schon große Mengen verschlungen. Deshalb ist Fastfood nicht nur wegen seiner Zutaten, sondern auch wegen des Tempos, in dem es verzehrt wird, gefährlich. Also: Konzentrieren Sie sich auf Ihr Essen, essen Sie langsam, und legen Sie Messer und Gabel regelmäßig zur Seite. Essen Sie nie am Schreibtisch zu Mittag, beim Fernsehen, Lesen, Telefonieren oder beim Schreiben von E-Mails.

Die Erfolgskombination

Ob Sie nun weniger essen oder mehr Sport treiben – Sie werden auf jeden Fall abnehmen. Aber den größten Erfolg werden Sie haben, wenn Sie beides kombinieren. So können Sie Ihre Herzgefäße auch am besten schützen.

WIR SPEICHERN ENERGIE

Viele von uns nehmen im mittleren Alter zu, weil wir körperlich weniger aktiv sind. Diese Tendenz wird dadurch verstärkt, dass wir zum Überleben nicht mehr so viel Energie aufwenden müssen wie früher. Dank der Zentralheizung brauchen wir zudem keine Fettschichten mehr, um uns warm zu halten. Autos, Busse und Eisenbahnen ersparen es uns, mit eigener Kraft ans Ziel gelangen zu müssen, und eine Vielzahl von Maschinen und Geräten ersetzt Körperkraft. Aber die Menschen sind nun einmal so veranlagt, dass sie als Reserve für Notzeiten Körperfett einlagern – die einen mehr, die anderen weniger. Fettleibige können bis zu einem Jahresenergiebedarf einlagern. Und bei dem Überangebot an Lebensmitteln ist es einfach unmöglich, alle Kalorien zu verbrennen.

Achtung!

FERNSEHKONSUM

Je mehr Zeit Sie vor dem Fernseher verbringen, desto größer ist die Gefahr, dass Sie fettleibig werden und Diabetes Typ 2 entwickeln. Das ist das Ergebnis einer sechsjährigen Studie mit 50 000 Frauen. Die Wissenschaftler stellten fest, dass durch zwei Stunden länger Fernsehen das Risiko für Fettleibigkeit um 25 Prozent zunahm und das Risiko für Diabetes um 14 Prozent. Diese Werte änderten sich auch nicht, als andere Faktoren wie Ernährung oder Rauchen berücksichtigt wurden.

Verantwortlich sind also nicht nur die Snacks, die man beim Fernsehen isst, auch nicht nur das Sitzen an sich, dessen Gefahren im nächsten Kapitel behandelt werden. Den Wissenschaftlern zufolge waren die Risiken auch bei Büroangestellten erhöht, die genauso lange saßen, jedoch nicht so stark wie beim Fernsehen. Deshalb empfehlen sie, die Fernsehzeit auf maximal 10 Stunden pro Woche zu beschränken. Menschen in Deutschland sehen im Durchschnitt 25 Stunden pro Woche fern.

ANGRIFF AN ZWEI FRONTEN

In einer Studie mit fettleibigen, inaktiven Männern und Frauen mit einer schlechten Glukosetoleranz (also hohem Diabetesrisiko) reduzierte sich mit einem zwölfwöchigen Aerobicprogramm das Körperfett, ohne die Muskelmasse zu beeinträchtigen. Blutzuckerwerte und Fitness verbesserten sich. Die Besserung war jedoch bei denjenigen größer, die sich zusätzlich kalorienreduziert ernährten. Eine andere Studie wies nach, dass körperliche Bewegung entscheidend ist, um die Bauchfettzellen zu verkleinern – eine Beschränkung der Kalorien allein wirkte nicht. Das ist wichtig, weil sich aufgrund der Fettzellengröße das Diabetesrisiko vorhersagen lässt und ob jemand nun tatsächlich fettleibig ist oder nicht.

JEDES ALTER PROFITIERT

Man ist nie zu alt, um von einem Gesundheitsprogramm zu profitieren. Wissenschaftler in Taiwan ließen 52 jüngere und 50 ältere Menschen, die fettleibig waren und Diabetes hatten, ein Jahr lang an einem Programm teilnehmen. Es kombinierte eine kalorienreduzierte Diät mit einem Trainingsplan gemäßigter Aerobicübungen. Am Ende des Jahres zeigten sich in beiden Altersgruppen bessere Werte für BMI, Gesamtcholesterin und Triglyzeride, bei den älteren Teilnehmern waren Körperfettwerte, Taillenumfang und verschiedene metabolische Indikatoren sogar besser als bei den Jüngeren.

Maßnahme

DIE OPTIMALE MISCHUNG

Um möglichst effektiv abzunehmen, sollten Sie Ausdauersport und Krafttraining kombinieren. Konditionsübungen, die Sie schneller atmen lassen und Ihren Blutkreislauf anregen, sind für die Gesundheit Ihres Herz-Kreislauf-Systems ideal. Außerdem beschleunigen Sie den Metabolismus (das Tempo, in dem Sie Kalorien verbrennen), allerdings nur für kurze Zeit. Mit Krafttraining bauen Sie Ihre Muskelmasse auf und erhöhen damit Ihren allgemeinen Metabolismus, weil mehr Muskelmasse auch im Ruhezustand mehr Kalorien verbrennt.

Ebenso nützlich sind Dehnübungen, um beweglich und körperlich fit zu bleiben. Weitere Einzelheiten finden Sie in Schritt 7.

REALISTISCHE ZIELE

Vermeiden Sie zu ehrgeizige Ziele. Der Schlüssel zum Erfolg beim Abnehmen liegt in Veränderungen, die Sie leicht in Ihren Tagesablauf einbauen können. Wenn Sie 58 kcal am Tag zusätzlich verbrennen – z. B. durch zehn Minuten Tanzen –, ohne mehr Nahrung aufzunehmen, verlieren Sie in einem Monat schon fast ein halbes Pfund an Gewicht. Nehmen Sie zusätzlich 58 kcal am Tag weniger Nahrung zu sich – das entspricht einem Keks –, verlieren Sie doppelt so viel Gewicht. Übers Jahr gesehen wäre das eine ganze Menge. Mit noch mehr Bewegung und noch weniger Nahrung nehmen Sie entsprechend mehr ab. Schon das Festhalten an einem Programmpunkt, etwa mehr Sport oder der Verzicht auf Junkfood, steigert Ihre Willenskraft und führt dazu, dass Sie auch in anderen Bereichen erfolgreich sind.

> Packen Sie beides an: Ernährung und Sport, wenn Sie wirklich abnehmen wollen.

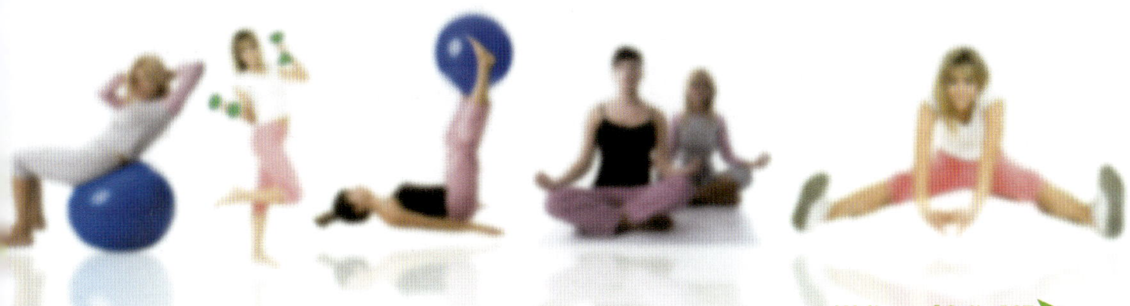

Weiter auf Seite 137

SO WAR ES BEI JOHANNA H.

Ein toller Erfolg

Als bei Johanna H. (62) vor fünf Jahren Diabetes festgestellt wurde, wog sie 102 kg. Sie hatte bei ihrem Arzt erwähnt, dass sie nachts häufig aufstehen müsse, um zur Toilette zu gehen, und immer sehr durstig sei. „Er testete meinen Blutzucker und sagte mir, dass ich Diabetes habe. Dann sagte er mir, dass ich abnehmen müsse."

Johanna schaffte es, in acht Monaten mehr als 13 kg abzunehmen. „Ich kaufte einfach keine fetten Lebensmittel mehr wie Wurst und Kuchen, und ich verwendete beim Kochen nur wenig Öl." Bevor sie etwas aß, fragte sie sich: „Soll ich das wirklich essen? Macht es dick?" Langsam ging ihr Gewicht zurück, und sie half auch ihrem Mann, Marc, 13 kg abzunehmen. „Es war einfacher mit Marcs Unterstützung, aber ich hätte auch allein abgenommen, weil ich wusste, dass es absolut wichtig für mich war."

Johanna hatte nach den Wechseljahren zugenommen. Sie glaubt, dass ihre Ernährung daran schuld war. Jetzt isst sie mehr frische Lebensmittel. Ihr Motto lautet: Maßhalten. „Ich verzichte nicht auf alles. Wenn ich Schokolade essen möchte, tue ich es, aber nur eine kleine Menge, und ich achte auf gute Qualität."

Bevor Johanna nun etwas isst, fragt sie sich: „Soll ich das wirklich essen? Macht es dick?"

Sie bewegt sich nun auch mehr. Vier Tage die Woche kümmert sie sich um ihren vierjährigen Enkel, zusätzlich zum Putzen, Kochen, Waschen, Bügeln und gelegentlichen Arbeiten im Haushalt ihrer Tochter. All das hilft ihr, das Gewicht zu halten.

„Ich habe in den letzten acht Wochen weitere 3 kg abgenommen", fügt Johanna hinzu. Sie denkt, dass dies auch an ihrem neu entdeckten Geschmack für die japanische Küche liegen könnte. „Ich habe viel Sushi zubereitet, das finde ich köstlich. Die Mengen sind eher klein, aber sättigend."

Ihre neue Lebensweise zahlt sich aus. Johanna braucht zwar noch Medikamente gegen Diabetes sowie Cholesterinsenker, aber ihr Cholesterinspiegel ist normal, ihr Blutzucker niedrig.

„Diabetes gehört zu meinem Leben, aber ich lasse nicht zu, dass er mich beherrscht. Ich nehme meine Tabletten, achte darauf, was ich esse, und halte meinen Blutzucker unter Kontrolle. Aber ich genieße das Leben in vollen Zügen, genauso wie vorher."

LANGSAM AKTIVER WERDEN

Wenn Sie Ihr Bewegungspensum täglich etwas erhöhen, können Sie damit oft mehr erreichen als mit einem intensiven Training, das Sie möglicherweise nicht lange durchhalten (und das auf Dauer schädlich sein könnte).

Zum Aufbau von 0,5 kg Fett werden 3500 kcal benötigt. Um sie wieder loszuwerden, müssen Sie diese Menge verbrennen. Bei einem halbstündigen strammen Spaziergang werden etwa 150 kcal verbrannt. Wenn Sie das fünfmal pro Woche tun, verbrennen Sie genügend Kalorien, um im Laufe eines Jahres 5 kg abzunehmen – wenn Sie Ihre Nahrungszufuhr nicht erhöhen.

Abnehmen ohne Sport?

Jeder von uns verbraucht jeden Tag Energie, um einfach nur am Leben zu bleiben und die Körperfunktionen zu erhalten. Dies ist der „Grundumsatz“. Im Durchschnitt benötigen Frauen 1300 kcal und Männer 1600 kcal. Das entspricht der Energie, die wir verbrauchen würden, wenn wir nichts anderes täten als daliegen und schlafen. Bei Personen mit inaktiver Lebensweise kann der Grundumsatz 60 Prozent ihres Energieverbrauchs ausmachen.

Durch körperliche Anstrengung verbrauchen wir zusätzliche Energie, d. h. wir verbrennen zusätzliche Kalorien. Nach Dr. James Levine von der Mayo-Klinik in den USA geschieht das auf zwei Arten: „Die eine besteht darin, ins Fitnessstudio zu gehen, die andere in Tätigkeiten des täglichen Lebens, der sogenannten NEAT.“ (Non-Exercise Activity Thermogenesis: Verbrennung durch nicht an Sport gebundene Aktivitäten.) NEAT ist die Energie, die bei den täglichen Routinearbeiten wie Abwaschen und Staubsaugen verbraucht wird, aber nicht durch sportliche Betätigung, z. B. Joggen oder Tennis spielen.

Nach Angaben von Dr. Levine ist für die meisten Menschen der westlichen Welt NEAT die wichtigste Form des Energieverbrauchs. „Bei Menschen, die überwiegend sitzen, entfallen weniger als 15 Prozent des gesamten Energieverbrauchs auf NEAT, bei sehr aktiven Menschen können es 50 Prozent sein. Allem Anschein nach ist NEAT bei fast jedem von uns für das Verbrennen von Kalorien weit wichtiger als sportliche Betätigung.“ Eine Studie der

Irrtum X

SCHWITZEN MACHT SCHLANK

Es ist ein weit verbreiteter Irrtum, dass man umso mehr Kalorien verbrennt und folglich auch mehr Fett verliert, je stärker man schwitzt. Zwar trifft es zu, dass durch sportliche Anstrengung mehr Kalorien verbrannt werden als durch leichte Übungen, aber Schwitzen ist kein Hinweis auf den Kalorienverbrauch. Durch Schwitzen verliert man Wasser, sodass ein Gewichtsverlust, der unmittelbar auf das Schwitzen zurückzuführen ist, wieder ausgeglichen wird, wenn man danach etwas trinkt.

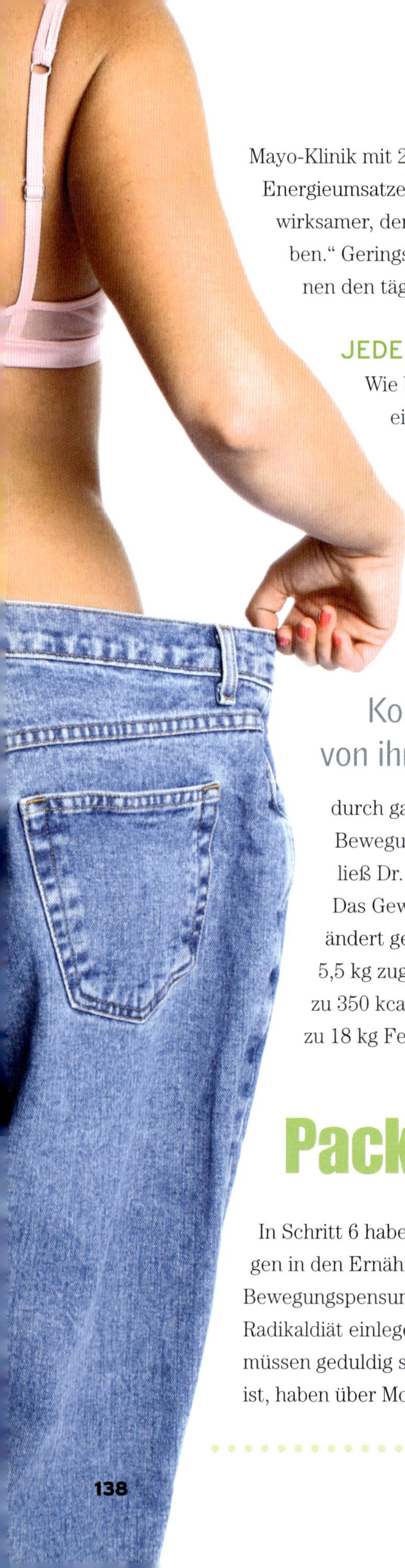

Mayo-Klinik mit 20 Probanden wies nach: „Unter dem Gesichtspunkt des Energieumsatzes ist es zum Erlangen eines gesunden Körpergewichts wirksamer, den NEAT-Anteil zu erhöhen, als organisiert Sport zu treiben.“ Geringste Veränderungen in der körperlichen Betätigung können den täglichen Energieverbrauch um 20 Prozent steigern.

JEDE ART DER BEWEGUNG ZÄHLT

Wie bringen Sie mehr NEAT in Ihr Leben? Die Antwort ist einfach: mit allem, was mit Bewegung zu tun hat, aber kein Sport ist, etwa im Beruf, bei der Hausarbeit oder in der Freizeit. Es reicht, wenn Sie nicht still sitzen. Wissenschaftlern aus den USA und Deutschland zufolge gibt es Menschen mit einem „Zappel“-Gen. Sie sind weniger anfällig für Übergewicht als jemand, der still sitzt. Wenn Sie auf Ihrem Stuhl herumrutschen oder mit den Füßen wippen (solche Verhaltensweisen sind quer

Kontrollieren Sie Ihr Gewicht, anstatt sich von ihm kontrollieren zu lassen.

durch ganze Familien zu beobachten), bekommen Sie wertvolle Bewegung, ohne es zu merken. In einer Studie der Mayo-Klinik ließ Dr. Levine 16 Personen 1000 kcal täglich mehr verzehren. Das Gewicht der Zappelphilippe war nach zwei Monaten unverändert geblieben. Hingegen hatten die, die sich kaum bewegten, 5,5 kg zugenommen. Mit Zappeln lassen sich tatsächlich bis zu 350 kcal täglich verbrennen. In einem Jahr kann man so bis zu 18 kg Fett wegzappeln.

Packen Sie es an

In Schritt 6 haben wir erklärt, dass sich durch geringfügige Veränderungen in den Ernährungsgewohnheiten und ein täglich leicht erhöhtes Bewegungspensum das Körpergewicht verringern lässt. Sie müssen keine Radikaldiät einlegen oder Mitglied in einem Fitnessstudio werden, doch Sie müssen geduldig sein. Die meisten Menschen, die mehr wiegen, als gesund ist, haben über Monate oder Jahre allmählich zugenommen. So kann auch das Abnehmen eine Weile dauern. Wiegen Sie sich nicht öfter als einmal pro Woche, besser noch alle zwei Wochen. Dafür gibt es zwei Gründe. Erstens könnten Sie von der anfänglichen Gewichtsabnahme, die meist nur ein Wasserverlust ist, getäuscht werden und dann den Mut verlieren, weil der Erfolg nicht nachhaltig ist. Zweitens könnte es sein, dass Sie gar keine Veränderung feststellen oder sogar zunehmen, vor allem wenn Sie sich sehr viel mehr bewegen, denn Muskeln wiegen mehr als Fett. Notieren Sie auch Ihren Taillenumfang. Dieser ist sogar wichtiger. Aber auch hier gilt: Nicht zu oft messen.

Denken Sie daran, dass Ihre Aussicht auf Erfolg am größten ist, wenn Sie sich realistische Ziele setzen. Der Schlüssel zum Erfolg ist ein stetiger Gewichtsverlust von etwa 0,5 kg pro Woche. Vielen helfen Zwischenziele: bis Ostern 2 kg weniger, rechtzeitig zum Sommerurlaub eine um 3 cm schlankere Taille oder in drei Monaten eine Konfektionsgröße kleiner.

JEDE UNTERSTÜTZUNG NUTZEN

Wenn Sie sorgfältiger auf Ihre Essgewohnheiten achten, sind Sie auf dem besten Weg, Ihr Gewicht zu kontrollieren, statt sich von ihm kontrollieren zu lassen. Nun müssen Sie planen, wie Sie Ihr Gewicht langfristig halten. Viele Menschen benötigen dabei genauso viel Unterstützung wie beim Abnehmen. Ihre Erfolgschancen sind größer und Ihr Wille, die gesunde Ernährung beizubehalten, ist stärker, wenn jedes Mitglied Ihrer Familie mitmacht, als wenn Sie für sich separat einkaufen und kochen müssen.

Unterstützung kann von vielen Seiten kommen, nicht nur von Ihrer Familie, sondern auch von Freunden, Ihrem Arzt, einer Diät- oder Sportgruppe sowie von anderen Personen, die dasselbe Ziel verfolgen wie Sie.

SIE SCHAFFEN DAS!

Sie kennen nun die Gefahren von Übergewicht. Sie haben Ihr Risiko eingeschätzt und können all das anwenden, was Sie über Nahrungsmittel gelernt haben, die für eine Gewichtsreduktion hilfreich sind.

Ohne regelmäßige Bewegung ist kein Programm vollkommen, das darauf abzielt, abzunehmen sowie Herz und Arterien zu schützen. In Schritt 7 erfahren Sie, wie Sie sich einen Fitnessplan erstellen können und wie Sie ihn umsetzen sollten (Sport muss Spaß machen) bzw. nicht umsetzen sollten (wenn Sie sich zu sehr anstrengen und zu schnell trainieren, ist die Wahrscheinlichkeit groß, dass Sie irgendwann aufgeben). Sobald Sie mehr Bewegung in Ihren Alltag einbauen, purzeln die ersten Pfunde. Sie werden sehen, es ist einfacher, als Sie dachten.

Aktionsplan

SCHRITT 7

Sie wissen, dass Sport Ihrer Gesundheit gut tut. Doch um Ihren Kreislauf in Schwung zu bringen, müssen Sie nicht Mitglied in einem Fitnessstudio werden, und Sie brauchen auch nicht für einen Marathon zu trainieren.

Es genügt schon, wenn Sie sich aufraffen und mehr Bewegung in Ihren Alltag bringen. Schritt 7 wird Ihnen helfen, diesen Entschluss umzusetzen.

Bringen Sie sich in Form

Bei „Sport" denken viele von uns sofort an Krafttraining im Fitnessstudio oder Zehnkilometerläufe. Doch um Herz und Arterien gesund zu erhalten, müssen Sie kein Athlet werden. Wichtig ist, dass Sie im Alltag aktiv sind und möglichst viel von dem, was Sie zu tun haben, mit körperlicher Bewegung verbinden. Wenn Sie sich diesen Ansatz zu eigen machen, werden Sie feststellen, dass Ihre Energie wächst und Sie Gewicht verlieren.

SCHLECHTE GEWOHNHEITEN ABLEGEN

Das Leben im 21. Jahrhundert lässt sich mit erstaunlich wenig Bewegung bewältigen. In unserer technisch fortgeschrittenen, automatisierten Welt verbringen immer mehr Menschen ihre Tage mit sitzenden Tätigkeiten. Hinzu kommt, dass die Hausarbeit dank moderner Geräte und Maschinen viel weniger beschwerlich ist als früher und physische Anstrengung trotz aller Hektik im Alltag nur selten von uns gefordert wird. Um Dinge schnell zu erledigen, nehmen wir das Auto, und nach einem ermüdenden Tag entspannen wir uns gern vor dem Fernseher. Es bedarf schon einiger Anstrengung, solche tief verwurzelten Gewohnheiten zu ändern.

Die Deutschen sind Bewegungsmuffel. Einer Studie der Techniker Krankenkasse zufolge treibt nur jeder zweite regelmäßig Sport und befolgt damit den offiziellen Rat, sich mindestens 30 Minuten pro Tag bei mäßiger Belastung zu bewegen. Dieses Pensum ist notwendig, um das Herz-Kreislauf-System zu schützen. Bei der Generation 50+ sind es nur noch 6,6 Prozent, die regelmäßig Sport treiben – so eine Studie des Marktforschungsinstituts GfK. Häufigster Grund: mangelnde Freude an Bewegung. Viele sind in einem Teufelskreis gefangen: Sie werden älter und nehmen zu, treiben weniger Sport und nehmen noch mehr zu. Dieses Verhalten schadet der Gesundheit. Nach einem Bericht der Weltgesundheitsorganisation (WHO) kann einer von fünf Todesfällen bei über 35-Jährigen teilweise auf Bewegungsmangel zurückgeführt werden.

SPORT SOLLTE SPASS MACHEN

Wählen Sie Aktivitäten, die Ihnen Freude machen – tanzen, schwimmen, an einer Yogagruppe teilnehmen, mit den Kindern oder Enkeln kicken, im Garten arbeiten oder Spaziergänge in der Natur machen. Für was Sie sich auch entscheiden, jede Form der körperlichen Betätigung bringt Ihnen gesundheitliche Vorteile – sei sie auch noch so geringfügig.

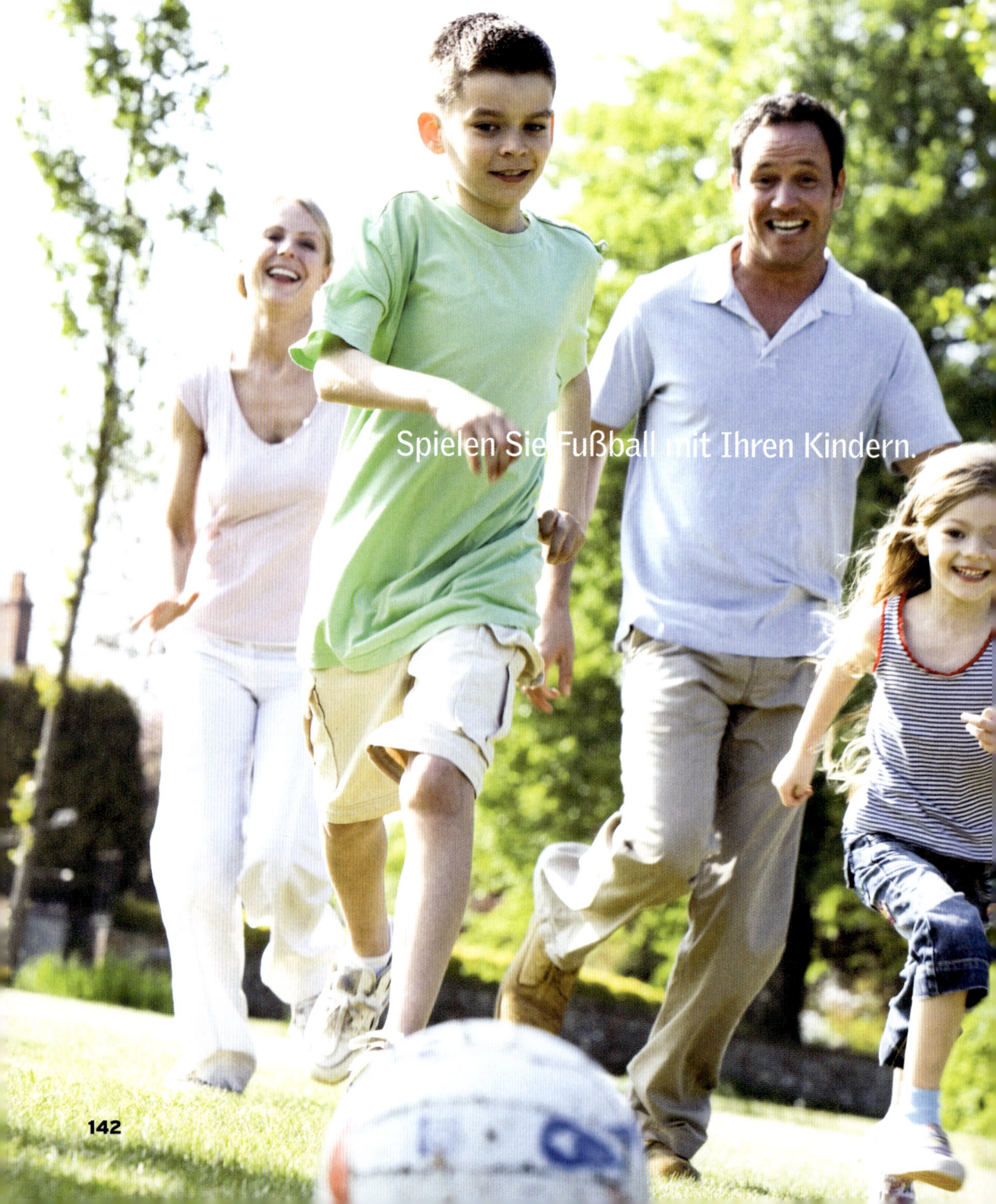

Spielen Sie Fußball mit Ihren Kindern.

Das Gesundheits-Plus

Sport wäre ein Wundermittel, könnte man ihn in Tabletten pressen. Wenn Sie regelmäßig moderat Sport treiben, halbiert sich langfristig Ihr Risiko einer Herzerkrankung oder eines Schlaganfalls. Verglichen mit Menschen, deren Alltag ohne körperliche Anstrengung verläuft, ist bei Ihnen die Wahrscheinlichkeit, an einer Herzerkrankung zu sterben, fünfmal geringer. In Deutschland ließen sich pro Jahr mehr als 6500 Herz-Kreislauf-Todesfälle vermeiden, wenn sich die Hälfte der körperlich inaktiven Männer zwischen 40 und 69 Jahren regelmäßig bewegen würde.

Sport hilft selbst Menschen, die an einer Herzkrankheit leiden. Eine norwegische Studie, durchgeführt über einen Zeitraum von 18 Jahren, zeigte: Selbst Männer und Frauen mit einer Erkrankung der Herzkranzgefäße, die lediglich eine halbe Stunde pro Woche Sport trieben, hatten eine höhere Lebenserwartung als solche, die sich gar nicht sportlich betätigten.

Irrtum X

MIR GEHT'S GUT. MEIN GEWICHT IST OK. ICH BRAUCHE KEINEN SPORT.

Auch wenn Sie sich einer ausgezeichneten Gesundheit erfreuen und Ihr Gewicht im Verhältnis zu Ihrer Körpergröße ideal ist, müssen Sie sich unbedingt körperlich betätigen, um gesund zu bleiben. Regelmäßiger Sport und viel Bewegung halten nicht nur Herz und Lungen fit und schützen vor Herzinfarkt und Schlaganfall, sondern verringern auch das Risiko chronischer Krankheiten, darunter Diabetes, Osteoporose, Bluthochdruck und bestimmte Krebsarten.

Fragen & Antworten

Ich war früher sehr aktiv. Jetzt bin ich 68 und bewege mich eher wenig. Welche Art von Sport wäre für mich am besten?

Für jemanden in Ihrer Situation sind zügiges Gehen, Pilates sowie Krafttraining (siehe S. 160/161) am besten geeignet, denn all dies beugt einem altersbedingten Abbau der Muskelmasse vor. Da Muskeln mehr Kalorien verbrennen als anderes Gewebe, werden Sie so auch weniger Fett einlagern.

Zum Aufbau von Muskelmasse ist es nie zu spät. In einer Studie verdreifachten einige der Freiwilligen, die 90 Jahre und älter waren und acht Wochen lang an einem Krafttraining teilnahmen, ihre Muskelkraft. Wenn Sie aktiver werden, vergrößert sich auch Ihr Lungenvolumen, was wiederum Ihrem Herzen zugute kommt. Aber beginnen Sie langsam, steigern Sie das Training allmählich und stetig.

Übungen, die die Muskeln stärken, tragen auch dazu bei, dass Ihre Körpergröße im Alter nicht abnimmt. Sie bewahren Ihre Kraft, Beweglichkeit und Ausdauer, erhalten Ihren Gleichgewichtssinn und Ihre Koordinationsfähigkeit, schützen Ihre Knochen und unterstützen Ihre geistige Regsamkeit.

EIN KRÄFTIGES HERZ

Sport stärkt Ihr Herz, denn wenn Sie sich körperlich anstrengen, pumpt Ihr Herz das Blut kräftiger durch den Körper. Dabei werden die Arterien durchgespült, sodass sich keine Ablagerungen bilden können. Den besten Hinweis darauf, wie kräftig Ihr Herz schlägt, liefert Ihr Ruhepuls, das ist die Herzfrequenz ohne Anstrengung. Bei einem untrainierten Menschen kann die Ruhepulsfrequenz um die 80 Schläge pro Minute betragen, das heißt, der einzelne Schlag ist nicht so kräftig. Bei einem trainierten Menschen liegt die Pulsfrequenz bei 60 Schlägen pro Minute, und bei Leistungssportlern kann sie sogar auf 40 Schläge pro Minute heruntergehen.

SCHUTZ VOR ÜBERGEWICHT UND DIABETES

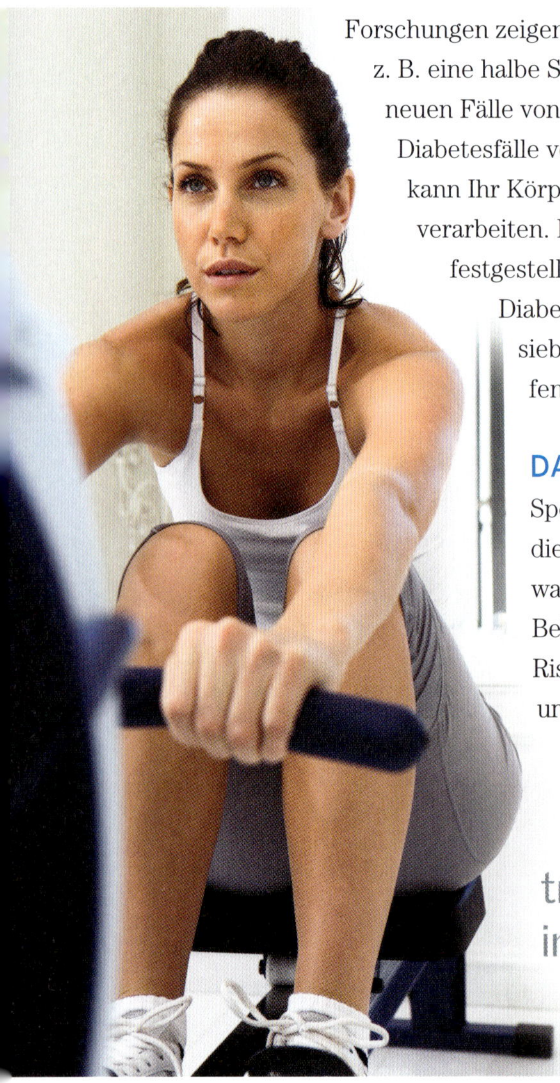

Forschungen zeigen, dass sich bei einer relativ aktiven Lebensweise – z. B. eine halbe Stunde zügig gehen pro Tag – fast ein Drittel aller neuen Fälle von Fettleibigkeit und mehr als 40 Prozent aller neuen Diabetesfälle vermeiden ließen. Wenn Sie Ihre Muskeln trainieren, kann Ihr Körper Energie leichter zu Glukose oder Blutzucker verarbeiten. In einer wissenschaftlichen Untersuchung wurde festgestellt, dass die Insulinresistenz bei Frauen mit hohem Diabetesrisiko um 22 Prozent zurückging, nachdem sie sieben Wochen an einem Trainingsprogramm mit Laufen, Radfahren und Aerobic teilgenommen hatten.

DAS GEHEIMNIS DER JUGEND

Sport hält jung. Studien ergaben, dass Frauen über 50, die körperlich aktiv blieben, mindestens genauso fit waren wie 20 Jahre Jüngere, die keinen Sport trieben. Bei Männern, die im mittleren Alter fit waren, ging das Risiko, im Laufe der folgenden 20 Jahre zu sterben, um fast ein Viertel zurück.

Wenn Sie Ihre Muskeln trainieren, kann Ihr Körper Energie in Form von Blutzucker besser verarbeiten.

Regelmäßiger Sport kann Ihr Leben verändern

Wenn Sie regelmäßig Sport treiben, werden Sie feststellen, dass sich das auf vielfältige Weise positiv auf Ihre Gesundheit auswirkt. Alle folgenden Vorteile verringern auch das Herzinfarkt- und Schlaganfallrisiko.

- Regelmäßiger Sport senkt die Werte Ihres Gesamtcholesterins und Ihres „schlechten" LDL-Cholesterins. Die Werte Ihres „guten" HDL-Cholesterins steigen, und es kommt zu weniger Ablagerungen in den Arterien.
- Sport verringert das Gewicht und den Anteil an Körperfett.
- Regelmäßige Bewegung senkt den Blutdruck.
- Während Sie aktiv sind, schlägt Ihr Herz schneller – das ist ein gutes Training für Ihr Herz-Kreislauf-System. Auf lange Sicht senkt Sport jedoch die Herzfrequenz und verbessert Herzkapazität und Kondition.
- Sport verbessert Durchblutung und Atmung. Herz und Lunge werden leistungsfähiger, Organe und Gewebe besser mit Sauerstoff versorgt.
- Körperliche Betätigung stabilisiert den Blutzuckerspiegel, verbessert den Glukosestoffwechsel und verringert so das Risiko für Diabetes Typ 2.
- Stress und innere Unruhe gehen zurück. (In Schritt 9 erfahren Sie, wie wichtig dies ist, um das Risiko von Herzerkrankungen zu reduzieren.)
- Sport hebt die Stimmung. Depressionen werden gelindert oder ganz vermieden, da Glückshormone, die Endorphine, freigesetzt werden. Zudem wird die bei Depressionen verminderte geistige Regsamkeit verbessert.
- Körperliche Betätigung hilft Ihnen, besser zu schlafen.

Körperlich aktiv zu sein bietet noch weitere Vorteile:

- Bei Menschen über 45 Jahren halbiert sich das Risiko einer Hüftfraktur. Sport wirkt einer Abnahme der Knochendichte (Osteoporose) entgegen. So kann man körperlichen Beeinträchtigungen im Alter vorbeugen.
- Sport reduziert das Risiko von Brust-, Darm- und Lungenkrebs.
- Er steigert die allgemeine Fitness, Muskelkraft und Ausdauer.
- Sport verbessert Beweglichkeit und Gleichgewichtssinn.
- Ihr Körper gewinnt an Spannkraft, sodass Sie besser aussehen.
- Bei Männern verringert Sport das Risiko von Erektionsstörungen.
- Er senkt das Risiko von Atemwegserkrankungen.

Und vor allem erhöht Sport Ihre Lebenserwartung – es gibt also absolut kein Argument gegen den Rat, regelmäßig Sport zu treiben.

Weiter auf Seite 149 ➤

Öfter mal stehen und gehen

Lange Zeit sitzen – und viele von uns mit einer Bürotätigkeit oder einer inaktiven Lebensweise tun das – kann die Gesundheit gefährden, da es die natürliche Funktionsweise unseres Körpers stört. Knapp 5,5 Stunden verbringt jeder Deutsche pro Tag sitzend. Die 18- bis 29-Jährigen sitzen sogar mehr als sechs Stunden.

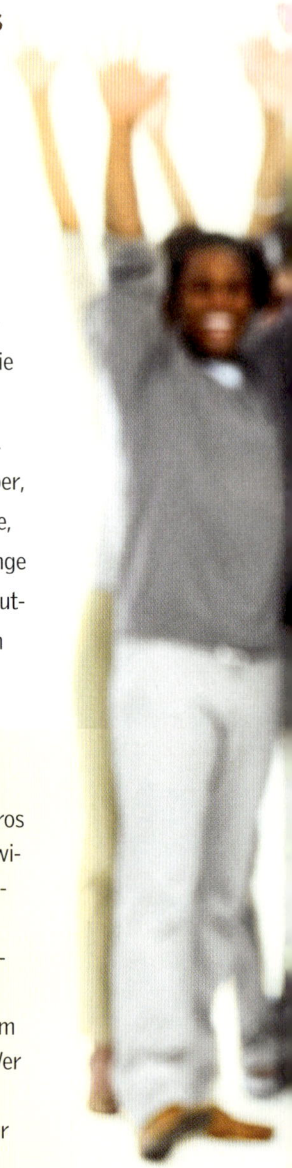

DAS SITZ-SYNDROM

Viele von uns haben einen Schreibtischjob. Und auch zum Entspannen setzen wir uns gewöhnlich hin – ganz gleich, ob wir fernsehen, eine CD hören, ein Buch lesen oder mit Freunden im Internet chatten.

Langes Sitzen ist nach Angaben von Wissenschaftlern so gefährlich, weil es dabei nicht einmal zu den kurzen, aber häufigen Muskelkontraktionen kommt, die beim Stehen oder Gehen auftreten. Diese kleinen, kontinuierlichen Bewegungen sind für einen guten funktionsfähigen Zustand unseres Körpers aber notwendig.

Wenn wir zu lange sitzen, stellen bestimmte chemische Substanzen im Körper, die bei der Fettverbrennung eine Rolle spielen, ihre Arbeit ein. Das Enzym Lipase, mit dessen Unterstützung die Muskeln Fette aus der Blutbahn aufnehmen, solange wir uns körperlich betätigen, schaltet praktisch ab, wenn wir uns hinsetzen. Die Blutfette, die nirgendwo mehr hinwandern können, bleiben in den Arterien und bilden dort an den Wänden Ablagerungen, oder sie werden als Körperfett gespeichert.

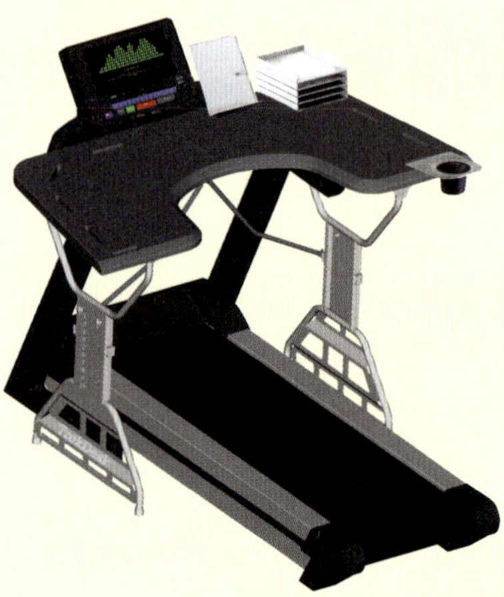

Im Büro etwas für die Fitness tun

Seit den 1980er-Jahren erlebt das Stehpult in Büros eine Renaissance. Denn während der Büroarbeit zwischen Sitzen und Stehen wechseln zu können, mindert Beschwerden im Nacken und Rücken, so die Bundesanstalt für Arbeitsschutz und Arbeitsmedizin. Dass sich ein Stehpult auch zum Fitnessgerät umfunktionieren lässt, zeigt der „TrekDesk" auf dem Bild links. Er passt über ein gängiges Laufband. Wer während des Trainings auf dem Laufband weiterarbeiten möchte, kann mit einem Manuskripthalter das Papier so platzieren, dass er beim Laufen den Inhalt erfassen kann.

Langes Sitzen verringert das „gute" HDL-Cholesterin um fast ein Viertel, sodass das Risiko von Herzproblemen und Stoffwechselerkrankungen wie Diabetes zunimmt. Das erklärt vielleicht, warum schon durch leichte Bewegung die Blutzuckerwerte abnehmen.

TÄGLICH EIN HALBE STUNDE ZÜGIG GEHEN

Andererseits reduzieren jeweils zwei Stunden Stehen oder Gehen das Adipositasrisiko um neun Prozent und das Diabetesrisiko um zwölf Prozent, wie Dr. Frank Hu, Ernährungsexperte an der Harvard School of Public Health, in einer Studie herausgefunden hat. Im Vergleich zum Sitzen werden durch Stehen zusätzlich 60 kcal mehr pro Stunde verbrannt. Auf den ersten Blick scheint das nicht viel, doch an einem achtstündigen Arbeitstag ergibt das 480 kcal – oder rund 15 kg in 46 Arbeitswochen pro Jahr. Wenn Sie also gewöhnlich eher sitzen als stehen, müssen Sie entweder die entsprechende Menge weniger essen oder diese Kalorien durch mehr Aktivität verbrennen. Dr. Hus Empfehlung lautet: Täglich mindestens eine halbe Stunde zügig gehen und die Zeit, die Sie vor dem Fernseher sitzen, auf zehn Stunden pro Woche begrenzen. Aber genauso wichtig wie eine Verkürzung der Zeit, die Sie im Sitzen verbringen, ist eine sportliche Betätigung. Deshalb rät Dr. Hu, ein Laufband vor den Fernseher zu stellen und darauf zu trainieren, wenn Sie z. B. die Nachrichten sehen.

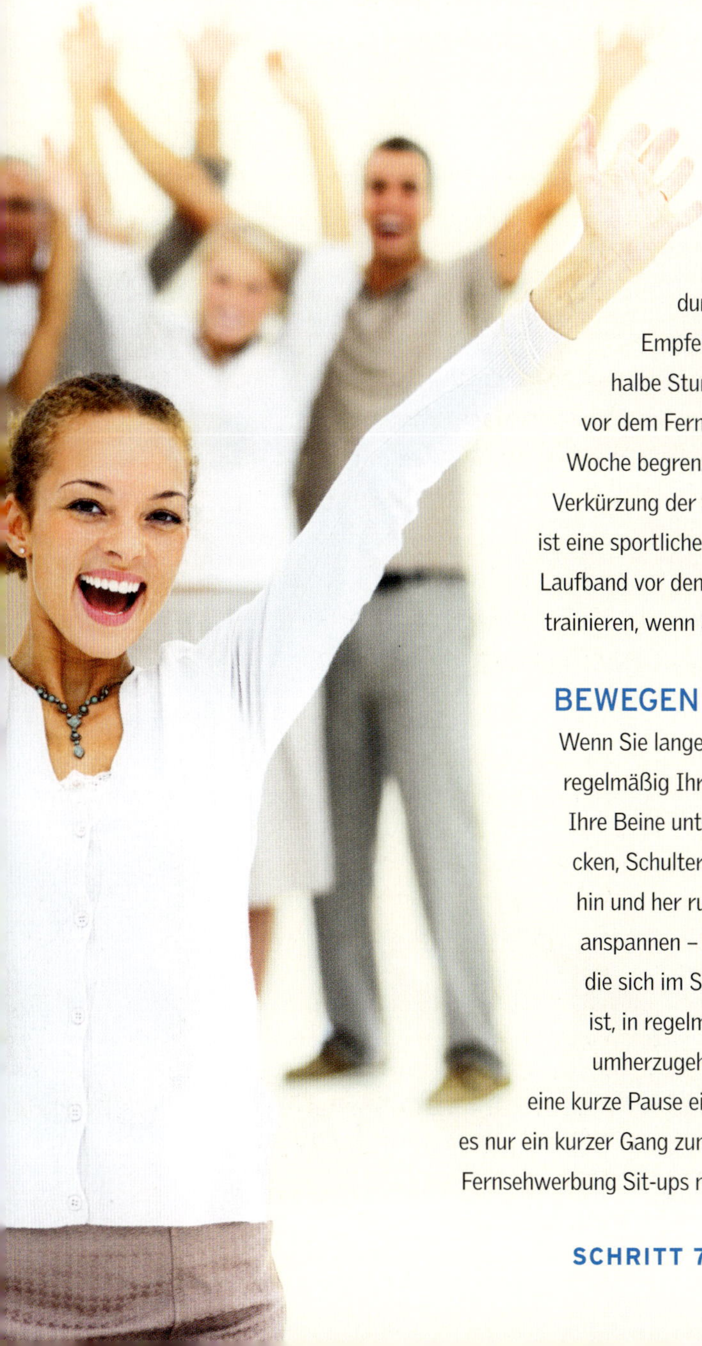

BEWEGEN SIE IHRE MUSKELN

Wenn Sie lange Zeit sitzen müssen, versuchen Sie, regelmäßig Ihre Position zu verändern. Sie können Ihre Beine unter dem Schreibtisch bewegen, Nacken, Schultern und Arme dehnen, auf dem Stuhl hin und her rutschen, Gesäß- und Bauchmuskeln anspannen – kurz: alles tun, was die Körperteile, die sich im Stillstand befinden, bewegt. Wichtig ist, in regelmäßigen Abständen aufzustehen und umherzugehen. Legen Sie möglichst jede Stunde eine kurze Pause ein, und bewegen Sie sich, selbst wenn es nur ein kurzer Gang zum Kopierer ist oder Sie während der Fernsehwerbung Sit-ups machen.

Übungen für Schreibtischtäter

Ob Sie zu Hause oder in einem Büro arbeiten – Sie können etwas gegen die Probleme tun, die ununterbrochenes stundenlanges Sitzen am Schreibtisch verursacht. Die folgenden Übungen bekämpfen Anspannung und Stress, außerdem verhindern sie Kopfschmerz und Müdigkeit.

- **Hals neigen** Neigen Sie Ihren Kopf erst zur einen Schulter, dann zur anderen. Ihr Schultergürtel ist locker, das Gesicht zeigt nach vorn. Beugen Sie den Kopf nach vorn, bis Ihr Kinn die Brust berührt. Kopf dann so weit nach hinten beugen, wie es angenehm ist. Zweimal wiederholen.
- **Schultern kreisen** Heben Sie die Schultern so weit wie möglich nach oben, und kreisen Sie sie dann nach vorn und nach hinten, bis Sie eine Lockerung spüren.
- **Brust dehnen** Falten Sie Ihre Hände hinter dem Kopf, und ziehen Sie Ihre Ellbogen nach hinten. Pressen Sie dabei Ihre Schulterblätter gegeneinander. Dreimal wiederholen.
- **Arme strecken** Strecken Sie die Arme mit den Handflächen nach oben waagerecht zur Seite. Dann beugen Sie die Arme und berühren mit den Fingern die Schulterspitzen. Locker lassen.
- **Arme kräftigen** Sie brauchen einen Stuhl mit stabilen Armlehnen. Setzen Sie sich hin, die Füße fest auf dem Boden, Handflächen auf den Armlehnen. Drücken Sie sich mit den Händen hoch, als wollten Sie aufstehen. Wenn Ihre Beine fast gestreckt sind, bleiben Sie kurz so und sinken langsam wieder nach unten. Am ersten Tag zweimal, am zweiten viermal, bis insgesamt zehnmal.
- **Handgelenke stärken** Lockern Sie Ihre Schultern, machen Sie mit einer Hand eine Faust, und biegen Sie diese so weit Sie können Richtung Unterarm. Drücken Sie mit der anderen Hand drei Sekunden lang sanft gegen die Faust. Kreisen Sie dann Ihr Handgelenk und die Faust dreimal nach innen und außen. Machen Sie die Übung mit der anderen Hand. Die Übung wiederholen.
- **Rücken dehnen** Kreuzen Sie Ihre Arme vor der Brust, schieben Sie die Hände weit nach hinten, als wollten Sie sich umarmen. Zehn Sekunden halten. Dann die Arme so kreuzen, dass der andere Arm oben liegt. Als Nächstes legen Sie Ihre Handflächen flach auf Ihr Kreuz, Ellbogen zeigen nach außen. Nun beugen Sie den Rücken nach vorn und pressen gleichzeitig die Schulterblätter nach innen. Drei Sekunden halten, dann lösen.
- **Oberschenkel dehnen** Stellen Sie den rechten Fuß auf das linke Knie, beugen Sie sich nach vorn, bis die Stirn Ihr Knie berührt. Mit der anderen Seite wiederholen.
- **Bein anheben** Setzen Sie sich mit dem Rücken zum Schreibtisch, strecken Sie Ihre Beine weit aus, heben Sie sie abwechselnd so hoch, dass sich Ihr Oberschenkel vom Stuhl abhebt. Zehnmal mit jedem Bein wiederholen.

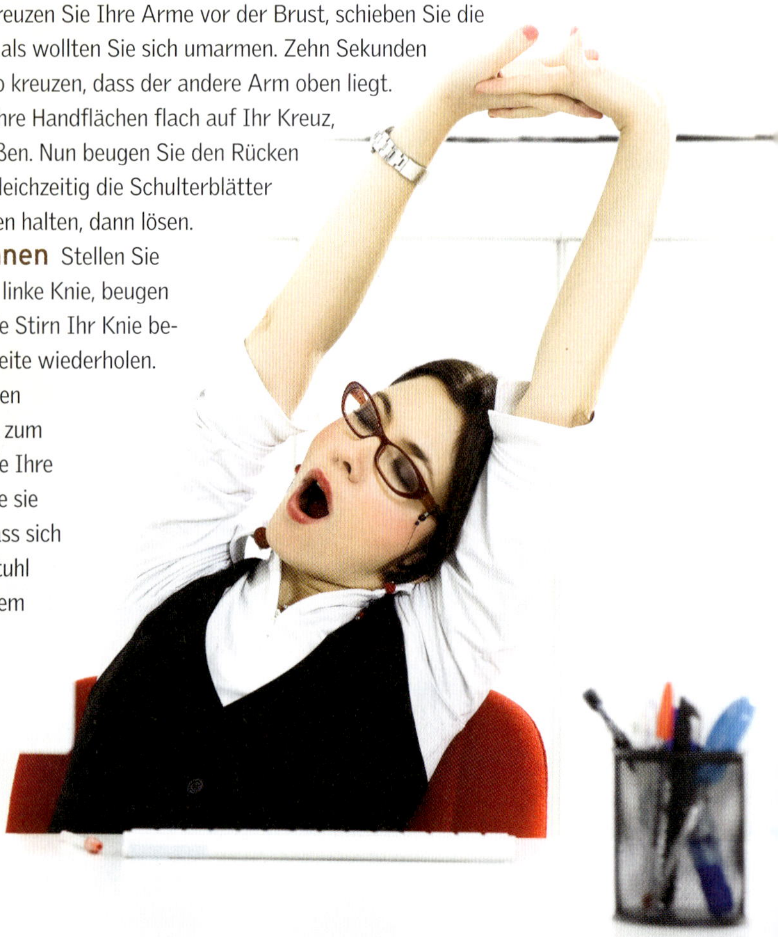

Der Weg zur Motivation

Das Alltagsleben im 21. Jahrhundert ist zum großen Teil durch sitzende Tätigkeiten geprägt. Die meisten von uns, die ihre Fitness verbessern möchten, müssen dazu einen konkreten Entschluss fassen. Wie gut wir diesen umsetzen, hängt vor allem davon ab, wie motiviert wir sind.

Positiv formulierte Gründe wirken sich günstiger auf die Aufnahme einer sportlichen Betätigung aus als negativ formulierte, meinen Psychologen. Wenn Sie vorhaben, in Zukunft regelmäßig Sport zu treiben, weil ein Mensch, der Ihnen nahe steht, einen Herzinfarkt hatte, versuchen Sie, dies positiv auszudrücken. Nicht: Ich will keinen Herzinfarkt bekommen. Sondern: Ich will gesund und kräftig bleiben (oder werden). Jemand, der positiv motiviert ist, bewegt sich mehr, hält länger durch und hat mehr Spaß am Training. Es kann sein, dass Sie sich anfangs erschöpft fühlen und Muskelkater haben, was Sie vorher nicht kannten. Die Kunst besteht darin zu verstehen, dass diese Beschwerden vorübergehen, und sie als Anreiz für eine weitere sportliche Betätigung anzusehen. Sagen Sie sich: Ich will auch mit zunehmendem Alter körperlich und geistig fit bleiben.

Denken Sie daran: Je länger Sie an Ihrem Trainingsprogramm festhalten, desto größer ist die Chance, dass die gesundheitsfördernden Übungen fester Bestandteil Ihres Lebens werden.

Wichtig

SPORT MIT FREUNDEN

Ihr Durchhaltevermögen ist größer, wenn Sie sich jede Woche zu einer bestimmten Zeit zu einem Spaziergang mit jemandem treffen oder sich einer Walkinggruppe anschließen. Studien zufolge sind Menschen motivierter, die mit einem Ehe- oder Lebenspartner, mit einem Freund oder in einer Gruppe Sport treiben. Wenn Sie sich fest verabreden, lassen Sie den Sport nicht so leicht ausfallen, nur weil es regnet oder Sie sich zu müde fühlen.

GELEGENHEITEN, SICH ZU BEWEGEN, GIBT ES IMMER

Manche glauben, dass nur intensive oder strukturierte Übungen, z. B. Aerobic, das Herz-Kreislauf-System trainieren. Doch mehr noch kommt es auf die Summe der körperlichen Aktivität im Alltag an. Der Weltgesundheitsorganisation zufolge gliedert sich das Leben der meisten Menschen in vier Hauptbereiche: Arbeit, Reisen, Zuhause und Freizeit. In jedem Bereich gibt es Möglichkeiten, sich körperlich zu betätigen. Vielleicht liegt der Schlüssel zum Erfolg gerade darin, überhaupt nicht daran zu denken, dass es sich um Übungen handelt, sondern nur zu überlegen, wie, wann und wo Sie körperliche Bewegung in Ihren Tagesablauf einbauen können. Suchen Sie nach Gelegenheiten, um im Laufe des Tages, und zwar jeden Tages, aktiv zu sein.

Weiter auf Seite 151

SO WAR ES BEI RICHARD W.

Zum Joggen ist man nie zu alt

Richard W. begann mit dem Joggen, als er in reiferem Alter noch ein Hochschulstudium aufnahm. „Nach stundenlangem Lesen von Texten, allein in meinem Arbeitszimmer, war mein einziger Wunsch nur noch, raus an die frische Luft zu kommen“, erzählt er, „In jungen Jahren war ich ein begeisterter Sportler. Mein Körper schien das zu brauchen.“

„Sport selbst ist ein Quell großer Freude. Er steigert das Wohlbefinden, schärft die Aufmerksamkeit und schenkt mir das gute Gefühl, dass ich auch in reiferem Alter noch leistungsfähig bin. Wenn ich das ganze Jahr hindurch laufe, erhöht sich meine Aufmerksamkeit für die Natur und den Wechsel der Jahreszeiten. Ich genieße es, durch die Gärten, Parks und Siedlungen zu laufen.“

> „Sport ist für mich ein Quell großer Freude“, sagt Richard. „Er steigert das Wohlgefühl und schärft die Aufmerksamkeit.“

Inzwischen ist Richard Rentner und lebt im Hamburger Norden. Jeden Morgen joggt er schon früh im Niendorfer Gehege. „Da ich nun fitter und schlanker bin, laufe ich leichter und müheloser. Während mein Körper den Grundrhythmus meines Laufens übernimmt, wird mein Geist freier, um den Weg vor mir auszuwählen und zu sondieren. Ich konzentriere mich auf die Geschwindigkeit, in der ich laufen, und die Art der Schritte, die ich machen möchte. Der Rhythmus verbindet sich mit meiner Stimmung und mit dem, was ich denke und fühle.“

Was ihn zusätzlich freut, ist, dass seine Begeisterung offensichtlich ansteckend wirkt. „Vor einigen Monaten sprach mich ein drahtiger Mann im mittleren Alter an, der gerade im Wald Dehnübungen machte. Er erzählte mir, dass er mich beobachtet hatte und jetzt meinem Trainingsbeispiel folgte – wenn auch auf seine Art.“

Außerdem fiel Richard beim Joggen kürzlich auf, dass ein älterer Mann in Jeans, dem er regelmäßig begegnete, wenn der seinen Hund ausführte, plötzlich nicht mehr da war. Er fragte sich, wo er wohl sein mochte. „Sechs Monate vorher hatte er mir erzählt, dass sein Hund für lange Spaziergänge zu alt werde“, berichtet Richard. „Doch jetzt habe ich ihn zweimal wiedergesehen: Das erste Mal ging er spazieren – ohne Hund. Ein paar Tage später sah ich ihn noch einmal: Er joggte und trug noch immer seine Jeans. Ich musste lächeln, als ich sah, wie er zwischen den Bäumen verschwand.“

SO GEHT ES LEICHTER

Die folgenden einfachen psychologischen Anreize sollen Ihnen helfen, Ihre Motivation und Ihr Durchhaltevermögen zu steigern:

- **Verändern Sie Ihre Denkweise** Denken Sie nicht: „Ich sollte/müsste Sport treiben." Denken Sie: „Wenn ich jetzt einen kurzen Spaziergang mache, bekomme ich einen klaren Kopf." Oder: „Wenn ich morgens schwimmen gehe, gibt mir das Kraft für den ganzen Tag."
- **Tun Sie, was Ihnen Spaß macht** Die einen gehen gern ins Fitnessstudio, andere fühlen sich von den Geräten eingeschüchtert. Die einen motiviert gemeinsames Training, andere joggen lieber allein. Die einen haben morgens den größten Schwung, andere sind nachmittags fitter. Stimmen Sie Ihre Aktivität auf Ihre Persönlichkeit und Ihre Lebensweise ab.
- **Beginnen Sie langsam** Wenn Sie Sport anstrengend finden, beginnen Sie mit zehn Minuten an drei Tagen pro Woche und fahren mit 15 Minuten an vier Tagen pro Woche fort. Dann nach Belieben weiter steigern.
- **Stimmen Sie die Übungen auf Ihren Tagesablauf ab** Wenn Sie zu Ihrem Trainingsort weit fahren müssen oder die Zeit ungünstig ist, werden Sie schnell aufgeben. Wählen Sie einen günstigen Ort und Zeitpunkt.
- **Tragen Sie die richtige Kleidung** Ihre Sportkleidung sollte bequem sein. Zum Joggen brauchen Sie entsprechende Schuhe, um Schmerzen oder Verletzungen zu vermeiden. Wenn es Ihr Selbstvertrauen stärkt, kaufen Sie sich gut aussehende Laufschuhe oder einen schicken Sportdress.

Joggen – aber richtig

Joggen hält Ihr Herz-Kreislauf-System fit und verbrennt Kalorien, aber Sie müssen vorsichtig anfangen, besonders wenn Sie noch nie gelaufen sind. Beachten Sie deshalb folgende Ratschläge:

- Kaufen Sie sich ein Paar gute Laufschuhe, die Ihre Füße abfedern und stützen. Wenn Sie regelmäßig laufen, sollten Sie alle sechs Monate ein neues Paar kaufen.
- Wärmen Sie sich vorher immer gut auf, und dehnen Sie den ganzen Körper (siehe S. 155).
- Lassen Sie es langsam angehen – gehen Sie z. B. anfangs große Teile des Weges, und bauen Sie allmählich kurze Joggingintervalle ein. Wenn Sie langsam fitter werden, können Sie zunehmend größere Strecken laufend zurücklegen.
- Damit Ihr Körper mehr Sauerstoff bekommt, müssen Sie tiefer atmen, aber Sie sollten stets in der Lage sein, sich beim Laufen zu unterhalten – ein Zeichen, dass Sie es nicht übertreiben. Geraten Sie zu sehr außer Atem, laufen Sie langsamer oder gehen Sie, bis Sie sich wieder erholt haben.

Denken Sie daran: Joggen ist zwar weniger anstrengend als Sprinten, aber für Menschen mit Knie- oder Sprunggelenkproblemen nicht immer eignet. Sind Sie unsicher, fragen Sie vorher Ihren Arzt.

- **Bleiben Sie bei Ihrem Programm** Wenn Sie es nicht schaffen, 30 Minuten Sport zu treiben, machen Sie stattdessen einen Spaziergang. Aber halten Sie an Ihrem Programm fest. Beginnt es in dem Augenblick, in dem Sie radeln wollten, zu regnen, saugen Sie den Wohnzimmerteppich oder putzen die Fenster (auch Hausarbeit zählt, siehe S. 166).
- **Seien Sie ehrlich** Reden Sie sich nicht damit heraus, dass Sie zu viel zu tun haben. Denken Sie vielmehr darüber nach, wie viel Zeit Sie nur dasitzen (im Durchschnitt sitzen wir 3,5 Stunden täglich vor dem Fernseher). Wenn Sie wirklich unter Zeitdruck stehen, gliedern Sie die sportlichen Übungen in kürzere Abschnitte und verteilen diese über den Tag.

BEVOR SIE BEGINNEN

Obwohl Sport für die meisten von uns uneingeschränkt empfehlenswert ist, gelten für Menschen, die eine Zeitlang inaktiv waren, gewisse Vorsichtsmaßnahmen. Wenn einer der folgenden Punkte auf Sie zutrifft, müssen Sie mit Ihrem Arzt sprechen, bevor Sie mit einem Programm beginnen:

- Sie hatten einen Herzinfarkt oder Schlaganfall.
- Sie leiden an einer Herzerkrankung, Diabetes oder starkem Übergewicht.
- Sie haben Asthma, eine Lungen-, Leber- oder Nierenerkrankung.
- Sie haben Osteoporose oder Arthritis oder hatten eine Gelenkoperation.
- Sie hatten kürzlich eine Gelenk-, Muskel-, Sehnen- oder Bänderverletzung.
- Sie haben Gleichgewichtsstörungen oder Schwindelanfälle.
- Sie sind ein Mann über 45 oder eine Frau über 55 mit Bluthochdruck oder hohen Cholesterinwerten.

Wenn Sie länger keinen Sport getrieben haben, ist es wichtig, langsam anzufangen und das Pensum allmählich zu steigern. Vielleicht beginnen Sie mit Walken und sanften Dehnübungen oder gehen mit einer Freundin ein paar Mal die Woche zum Schwimmen. Wenn Sie Mitglied in einem Fitnessstudio werden, bitten Sie den Trainer, ein Programm aufzustellen, das genau auf Sie abgestimmt ist (Anhaltspunkt ist Ihr Ruhepuls, siehe S. 144).

SPRECHEN SIE MIT IHREM ARZT

Für Menschen mit Bewegungseinschränkungen kann es besonders schwierig sein, mit einem Trainingsprogramm zu beginnen. Wenn Sie einen Schlaganfall hatten oder sich gerade von einem Herzinfarkt erholen, sprechen Sie mit Ihrem Arzt, und nehmen Sie erst einmal an einem Rehabilitationsprogramm teil. Auch Ihre Krankenkasse berät Sie. Oder bitten Sie einen Physiotherapeuten, für Sie ein spezielles Übungsprogramm zu erstellen.

Fragen & Antworten

Ich habe Angina pectoris. Erhöht Sport mein Herzinfarktrisiko?

Ja und nein. Bei Menschen mit einer ernsthaften Verengung der Herzarterien belasten Aktivitäten wie Liegestütze oder Gewichtheben das Herz häufig so stark, dass es zum Herzinfarkt kommen kann. Andererseits machen regelmäßige sanfte aerobische (den Sauerstoffverbrauch steigernde) Übungen – wie Walken oder Schwimmen – Ihr Herz langfristig weniger anfällig für einen Infarkt.

SCHONEN SIE IHRE GELENKE

Falls Sie unter Arthrose leiden, bessern sanfte Übungen die Symptome. Schmerzen und Steifheit der Gelenke lassen nach, die Muskeln, die Ihre Gelenke stützen, werden aufgebaut, Sie werden beweglicher, Ihre Ausdauer nimmt zu. Mit Sport können Sie Übergewicht abbauen bzw. vermeiden, sodass Ihre Kniegelenke geschont werden.

Bei einem Spaziergang werden die Kniegelenke um etwa 25 Prozent weniger belastet als bei zügigem Gehen. Die Verletzungsgefahr ist geringer, trotzdem werden Kalorien verbrannt. Beim Nordic Walking (siehe S. 169) nehmen Stöcke die Last von den Gelenken, und Sie verbrennen mehr Kalorien. Bei Schwimmen oder Tai-Chi ist die Verletzungsgefahr ebenfalls niedrig.

Wärmen Sie sich vor jeder sportlichen Betätigung mit Dehnübungen auf, damit Sie beweglicher werden. Falls Ihnen anfangs selbst sanfte Übungen Schmerzen bereiten, versuchen Sie es mit Wassergymnastik. Im Wasser werden Hüften, Knie und Wirbelsäule weniger belastet, und Bewegungen fallen leichter.

WIE VIEL SPORT IST NÖTIG?

Damit Sport Ihrem Herz-Kreislauf-System nützt, sollten Sie mindestens fünfmal pro Woche 30 Minuten trainieren, und zwar mäßig bis intensiv. Dabei wird Ihnen warm, und Sie kommen etwas außer Atem. Schreckt Sie das ab, beginnen Sie mit dreimal am Tag zehn Minuten und steigern allmählich auf 30 Minuten am Stück.

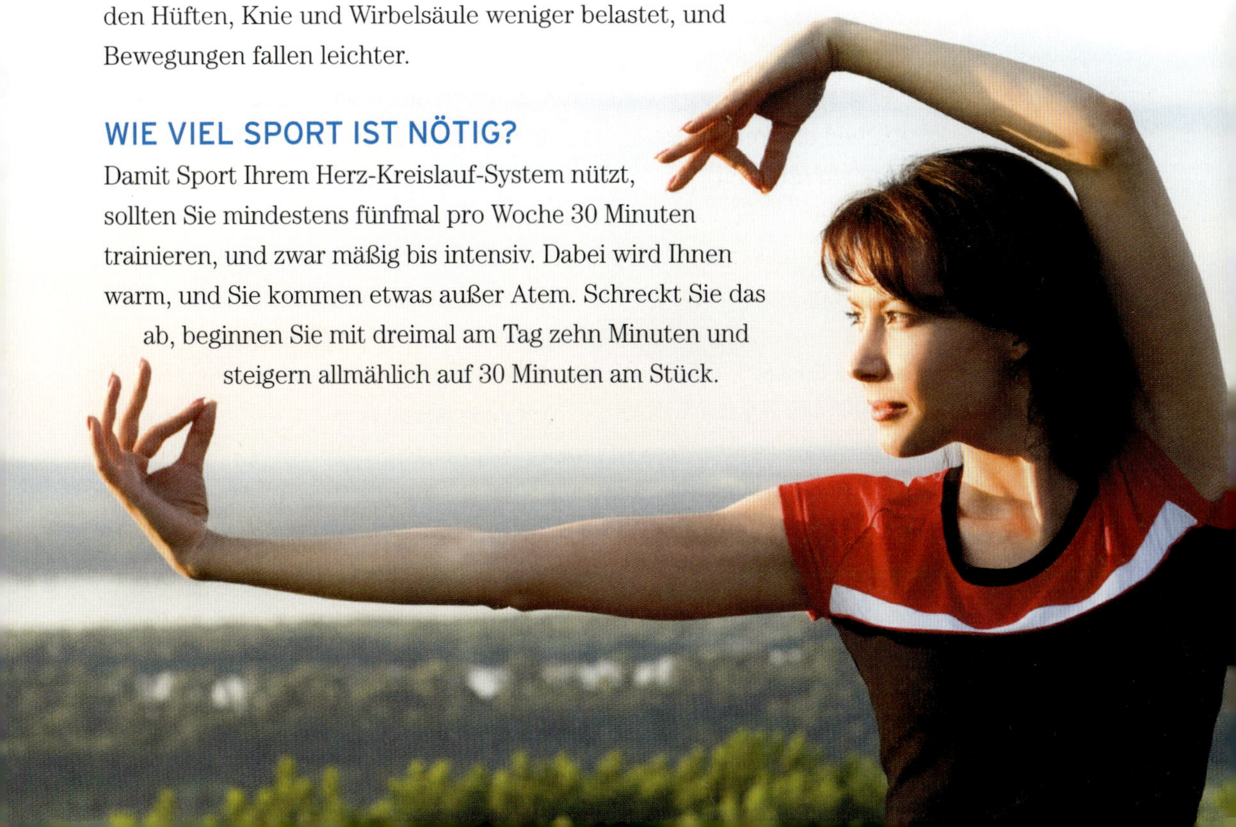

Die ideale Kombination

Es gibt zwei Arten von Übungen: aerobische, die den Herzschlag beschleunigen und Ihre Lunge stärker fordern, und Krafttraining, auch als isometrische Übungen bekannt, mit denen durch Heben, Ziehen oder Bewegen eines schweren Gegenstands Muskelmasse aufgebaut wird. Klassisches Krafttraining erfolgt mit Gewichten in einem Fitnessstudio. Einfache Übungen mit Hanteln können Sie jedoch auch zu Hause durchführen. Ein ideales Kombi-Programm besteht aus folgenden Komponenten:

- Aufwärmen zu Beginn jedes Trainings, um Muskeln, Sehnen und Bänder zu lockern. Das beugt Verletzungen vor.
- Dehnübungen, um die Beweglichkeit des Körpers und der Gelenke zu steigern, die Haltung zu verbessern und die Durchblutung anzukurbeln.
- Konditionsübungen, um die Ausdauer zu erhöhen und die Herzgefäße zu stärken, z. B. zügiges Gehen, Laufen, Schwimmen, Radfahren, Tanzen und bestimmte Haus- oder Gartenarbeiten. Die jeweilige Übung sollte etwa 20 Minuten dauern.
- Krafttraining durch Widerstandsübungen, um die Muskelmasse zu halten und aufzubauen und dabei Kalorien effektiver zu verbrennen.
- Übungen für die Muskulatur im unteren Rücken-, Bauch- und Beckenbereich, um Gleichgewicht und Stabilität zu erhöhen.

Wichtig

EINFACHE TRAININGSHILFEN

Zwei preiswerte Geräte können Ihnen zu kräftigen Muskeln und einem gesunden Herz verhelfen: ein Gymnastik- oder Pezziball und Hanteln. Sie sind in Kaufhäusern und Sportgeschäften erhältlich.

Ein Gymnastikball eignet sich vor allem für Kraftübungen. Wenn Sie auf dem Ball sitzen, müssen Sie sich anstrengen, um das Gleichgewicht zu halten. Sie können sämtliche Muskeln einsetzen, vor allem im Bereich von Bauch, Rücken und Hüften. Der Ball ist gut für Körperhaltung und Koordination. Achten Sie darauf, dass Sie den für Ihre Größe richtigen Ball kaufen. Dafür gibt es Größentabellen. Wer zwischen 1,55 m und 1,75 m groß ist, sollte einen Ball mit 65 cm Durchmesser kaufen, über 1,75 m Große einen mit 75 cm Durchmesser.

Probieren Sie, welche Position für Sie bequem ist. Dazu rollen Sie den Ball gegen eine Wand, setzen sich auf ihn, drücken Ihren Rücken gegen die Wand und stellen die Füße weit auseinander. Das erleichtert das Balancieren. Bewegen Sie den Ball dann in den Raum, und strecken Sie zur Stabilisierung eine Hand zur Wand aus. Wenn Sie sich sicherer fühlen, nehmen Sie die Hand weg. Versuchen Sie, gerade zu sitzen – strecken Sie Ihre Arme zu beiden Seiten und dann über dem Kopf aus. Um mehr solche Übungen in den Tagesablauf einzubauen, setzen Sie sich z. B. beim Fernsehen auf den Ball. (Für Anfänger gibt es einen Ring, auf dem der Ball fest steht.)

Mit Hanteln lässt sich Muskelmasse aufbauen. Zur Armkräftigung eignet sich ein Paar leichtere Hanteln, für Übungen zur Beinkräftigung ein Paar schwerere. Hanteln für Frauen sollten 1,5 bis 10 kg, für Männer 5 bis 15 kg wiegen.

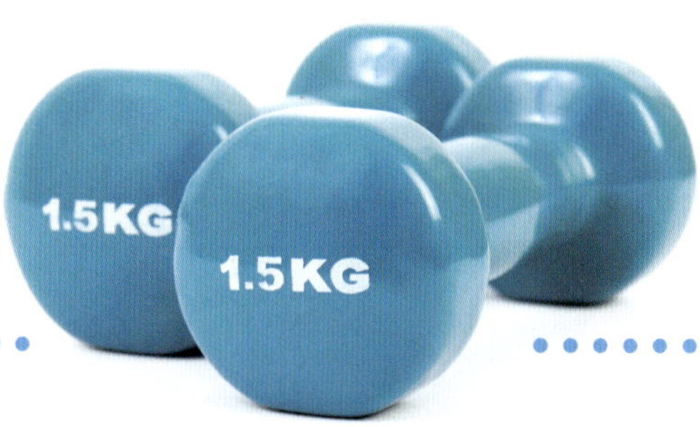

Leichte Dehnübungen

Vor dem Sport sollten Sie sich dehnen. So beugen Sie Verletzungen vor und bleiben beweglich. Viele Übungen werden Ihnen dadurch leichter fallen. Hier sind vier Beispiele: Dehnung der Wade, der Achillessehne, des Kreuzes und des Quadrizeps.

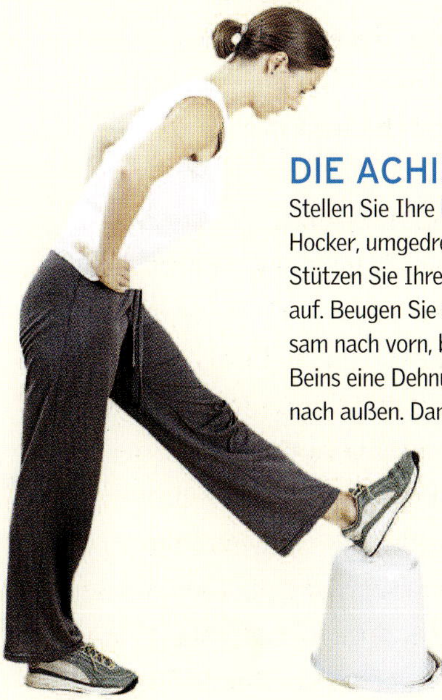

DIE ACHILLESSEHNE

Stellen Sie Ihre linke Ferse auf einen niedrigen Hocker, umgedrehten Eimer oder eine Stufe. Stützen Sie Ihre Hände oberhalb Ihrer Hüften auf. Beugen Sie sich mit geradem Rücken langsam nach vorn, bis Sie an der Rückseite Ihres Beins eine Dehnung spüren. Schultern zeigen nach außen. Dann mit dem rechten Bein.

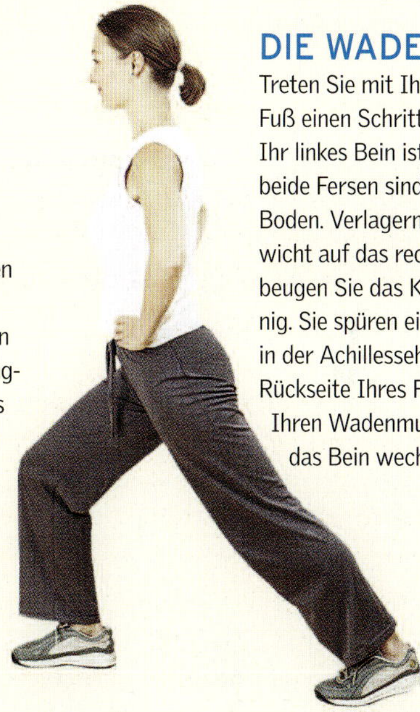

DIE WADE

Treten Sie mit Ihrem rechten Fuß einen Schritt nach vorn. Ihr linkes Bein ist gestreckt, beide Fersen sind auf dem Boden. Verlagern Sie das Gewicht auf das rechte Bein und beugen Sie das Knie ein wenig. Sie spüren eine Dehnung in der Achillessehne, an der Rückseite Ihres Fußes und in Ihren Wadenmuskeln. Dann das Bein wechseln.

DAS KREUZ

Legen Sie sich mit angewinkelten Beinen auf den Rücken. Umfassen Sie mit beiden Händen Ihr linkes Knie und ziehen es an die Brust heran. Dabei drücken Sie Ihr Kreuz in die Matte. Die Dehnung sollte am Gesäß und im Kreuz spürbar sein. Mit dem rechten Knie wiederholen.

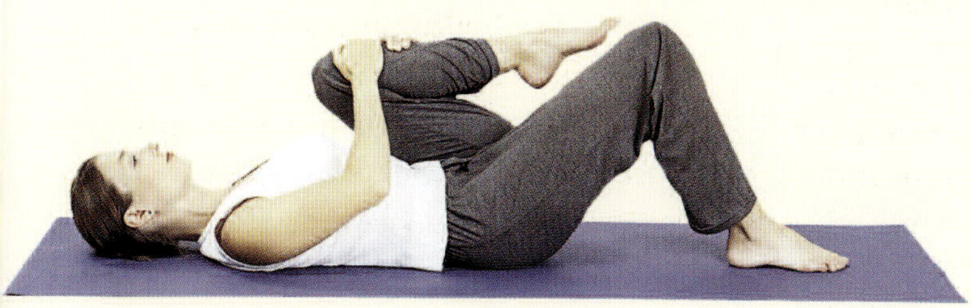

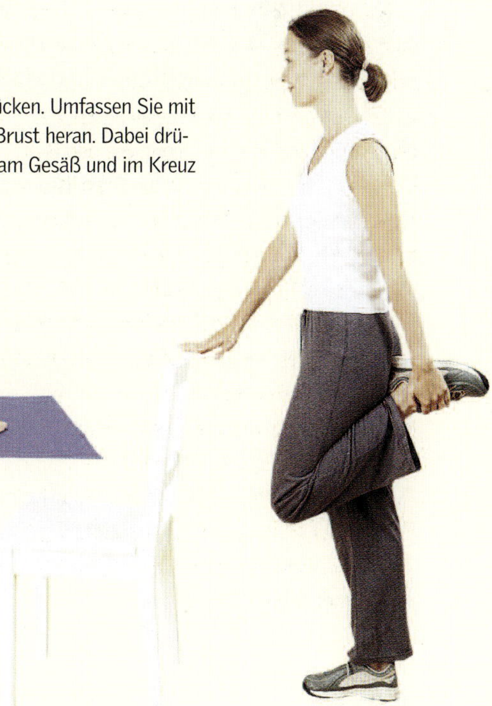

DER QUADRIZEPS

Legen Sie Ihre rechte Hand auf einen Stuhl oder Tisch, um das Gleichgewicht zu halten. Fassen Sie Ihren linken Fuß mit Ihrer linken Hand, und ziehen Sie ihn sanft Richtung Gesäß. Ihr Standbein ist leicht gebeugt. Sie sollten die Dehnung an der Vorderseite Ihres Oberschenkels spüren. Mit dem rechten Fuß wiederholen.

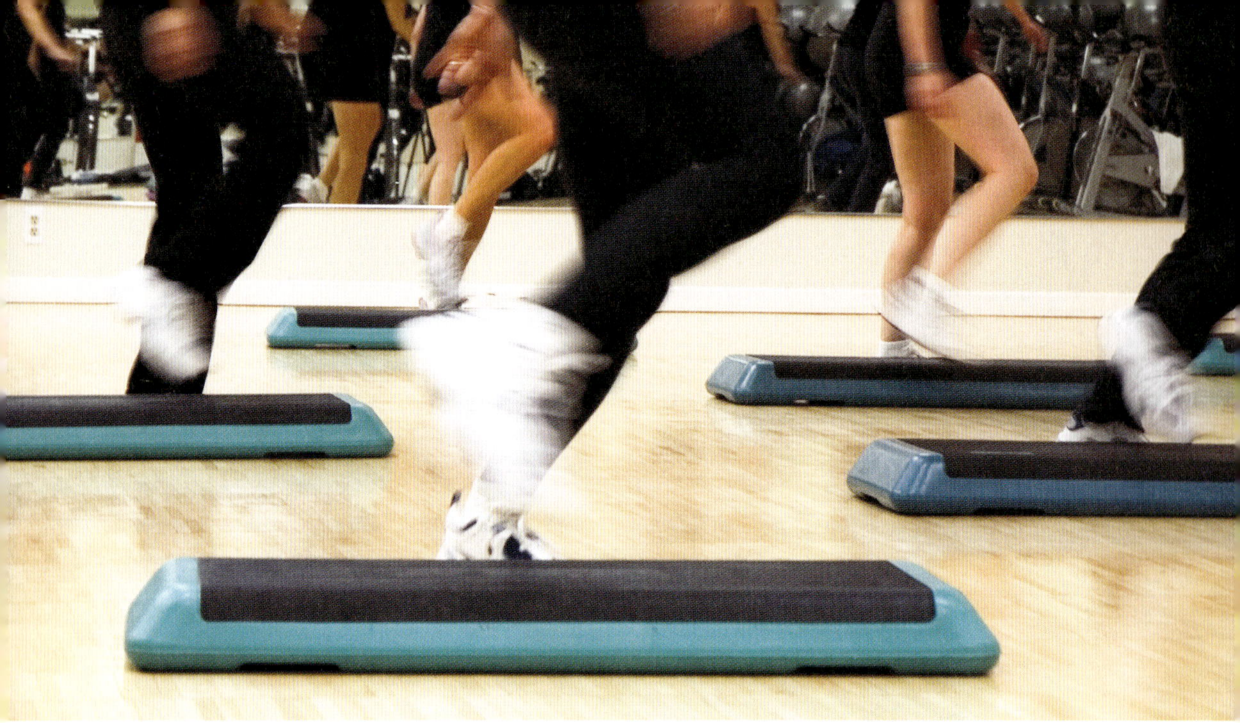

Aerobische Übungen sind ideal, um Fett zu verbrennen.

Irrtum X

OHNE SCHMERZ KEIN GEWINN

Es stimmt nicht, dass Übungen wehtun müssen, wenn sie der Gesundheit nützen und Kalorien verbrannt werden sollen. Richtig ist: Wenn Sie sich wärmer fühlen als gewöhnlich, Ihr Atem schneller geht und Ihr Herzschlag leicht erhöht ist, verhalten Sie sich angemessen. Falls Sie bisher nicht sehr aktiv waren, können Sie am Tag danach einen leichten Muskelkater spüren, das ist normal. Schmerzen Ihre Muskeln allerdings bereits während des Trainings, so bedeutet dies, dass Sie zu viel tun und es langsamer angehen müssen. Überfordern Sie sich nicht, ganz gleich, was andere sagen.

Tritt während des Trainings eines der folgenden Symptome auf, brechen Sie ab und rufen den Arzt:

- Schmerzen in Brust, Armen oder Kiefer
- Atemnot, die länger als zehn Minuten nach Abbrechen des Trainings anhält
- Schwäche- oder Schwindelgefühl
- Herzstechen
- Kalter Schweiß
- Übelkeit oder Erbrechen

AEROBISCHE ÜBUNGEN

Während aerobischer Übungen atmet man tiefer durch. Die Lunge erhält mehr Sauerstoff, und der Puls beschleunigt sich, da das Herz das Blut schneller durch den Körper pumpt. Die Blutgefäße erweitern sich, sodass mehr sauerstoffangereichertes Blut zu den Muskeln fließt. So können Sie Fett verbrennen und abnehmen, was die Knochen- und Muskelbelastung reduziert.

Aerobische Übungen kräftigen Herz und Lunge. Ihr Körper nimmt dabei Sauerstoff auf und wandelt die in Form von Zucker und Fett gespeicherte Energie in Bewegung um. Je mehr Sie trainieren, desto mehr Fett verbrennen Sie.

Jede Übung, die Ihre Herzfrequenz erhöht, nützt Ihrem Herz-Kreislauf-System und hilft Ihnen beim Abnehmen, vorausgesetzt, sie wird häufig und mit der richtigen Intensität ausgeführt. Beliebt

Sport und Herzfrequenz

Jeder von uns hat eine maximale Herzfrequenz, und wenn wir diese überschreiten, überanstrengen wir unser Herz und bringen uns selbst in Gefahr. Für die meisten Menschen liegt die maximale Herzfrequenz bei 220 minus Lebensalter in Jahren. Wenn Sie z. B. 50 Jahre alt sind, beträgt Ihre maximale Herzfrequenz 170 Schläge pro Minute.

Ärzte und Fitnesstrainer empfehlen, dass Menschen im Laufe des Trainings rund 60 bis 65 Prozent ihrer maximalen Herzfrequenz erreichen und halten sollten – und zur Förderung der Gesundheit sollte dieser Wert mindestens 30 Minuten am Tag gehalten werden. Für einen 50-Jährigen wären das 102 bis 110 Schläge pro Minute. Zum Vergleich: Der Ruhepuls beträgt im Durchschnitt der Bevölkerung etwa 70 Schläge pro Minute.

Sie können Ihre Herzfrequenz feststellen – manuell oder mit einem Gerät. Wenn Sie es manuell tun möchten, messen Sie zuerst Ihren Ruhepuls, indem Sie Ihre Pulsschläge eine Minute lang zählen (siehe S. 67). Das wiederholen Sie nach dem Training, um zu prüfen, ob Sie die empfohlenen 60 bis 65 Prozent Ihrer maximalen Herzfrequenz erreicht haben.

sind Aktivitäten wie Laufen, Radfahren, Rudern, Fußballspielen, Schlägersportarten, Aerobic sowie Übungen im Fitnessstudio, bei denen Geräte wie der Stepper eingesetzt werden.

Falls Sie Ihr Trainingsprogramm selbst ausarbeiten, sollten Sie es wie folgt gliedern: etwa 10 Minuten aufwärmen, 10 bis 20 Minuten aerobische Phase, 5 bis 10 Minuten abkühlen. Steigern Sie die Häufigkeit auf zwei- bis dreimal pro Woche. (Aerobische Übungen finden Sie auf S. 158–159.)

KRAFTTRAINING

Beim Krafttraining werden die Muskeln angespannt und gekräftigt. Zwar bringen sie dem Herz-Kreislauf-System keinen unmittelbaren Nutzen und eignen sich nicht für Menschen mit Herzproblemen oder Bluthochdruck, doch können sie dem altersbedingten Rückgang der Muskelmasse vorbeugen und eine Verlangsamung des Stoffwechsels stoppen, die dazu führt, dass viele ab dem mittleren Alter zunehmen; denn mehr Muskelmasse verbrennt auch mehr Kalorien. Bei Frauen steigern die Übungen die Knochendichte und beugen so Osteoporose vor.

Achtung!

SCHWERE GEWICHTE MEIDEN

Im Gegensatz zu aerobischen Übungen, die Ihrem Herzen und Ihrem Herz-Kreislauf-System guttun, bauen Sie mit dem Krafttraining Ihre Muskeln auf. Der vernünftige Einsatz von Gewichten ist eine gute Möglichkeit, Muskelmasse zu erhalten und die Muskeln zu stärken. Man sollte jedoch keinesfalls versuchen, Dinge zu heben oder zu tragen, die zu schwer sind – beispielsweise volle Mülleimer oder Getränkekisten –, denn das belastet das Herz und erhöht den Blutdruck. Wer bereits an einer Herzerkrankung oder Bluthochdruck leidet, sollte Krafttraining deshalb besser unterlassen.

Weiter auf Seite 162

Konditionstraining Zehn Übungen

Die folgenden Übungen sind für gesunde Menschen geeignet, die Kondition und Muskelkraft verbessern wollen. Ideal ist es, wenn Sie die Übungen alle zwei oder drei Tage absolvieren. Sie sind teilweise recht anstrengend, und da braucht der Körper Zeit zur Regeneration. Planen Sie etwa 20 Minuten für die Übungen ein.

1 Laufen am Platz Sie laufen auf der Stelle und heben dabei Ihre Knie bis zur Taille. Ihr Bauch ist angespannt. Landen Sie immer auf den Zehen. 30 Sekunden ohne Pause laufen.

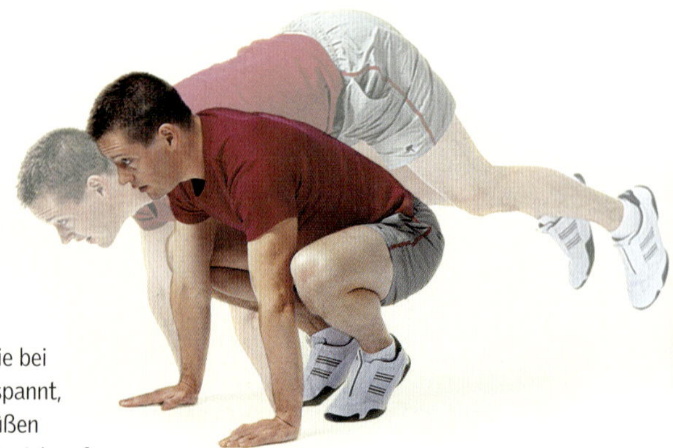

2 Liegestütz-Wechselsprung Hocken Sie sich auf Ihre Fußballen, und legen Sie Ihre Hände schulterbreit auf den Boden. Springen Sie mit den Füßen nach hinten, sodass Ihre Beine wie bei einem Liegestütz gestreckt sind. Ihr Bauch ist angespannt, Ihr Rücken fest und gerade. Springen Sie mit den Füßen wieder nach vorn in die Hockposition, und richten Sie sich auf in den Stand. 30 Sekunden ohne Pause wiederholen.

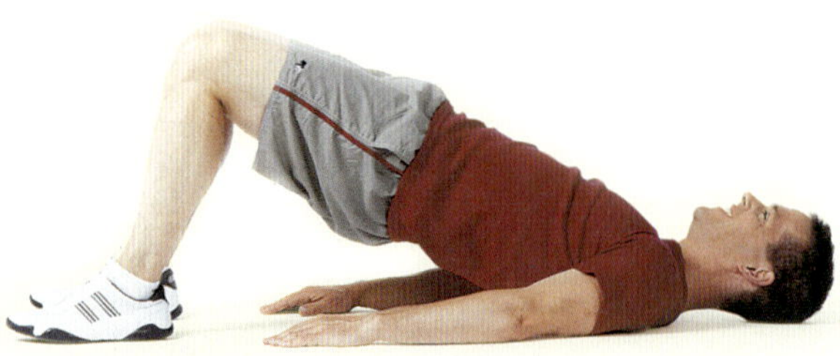

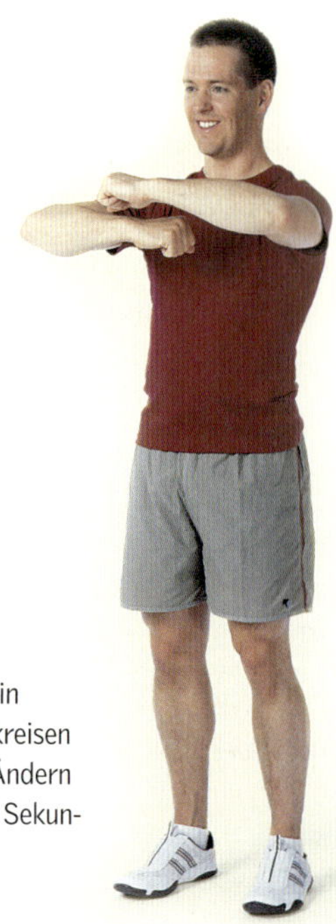

3 Brücke Legen Sie sich auf den Rücken, die Beine angewinkelt, die Füße fest auf dem Boden. Ihre Hände liegen neben Ihrem Körper fest auf den Boden. Heben Sie mithilfe Ihrer Bauchmuskeln Ihr Gesäß von der Matte ab, und atmen Sie aus. Ihr Körper bleibt gerade. Atmen Sie ein, wenn Sie sich wieder auf den Boden legen. 30 Sekunden ohne Pause wiederholen.

4 Wolle wickeln Beugen Sie Ihre Arme in Brusthöhe in einem Winkel von 90 Grad, und kreisen Sie sie 15 Sekunden ohne Pause umeinander. Ändern Sie die Richtung, und kreisen Sie sie erneut 15 Sekunden ohne Pause umeinander.

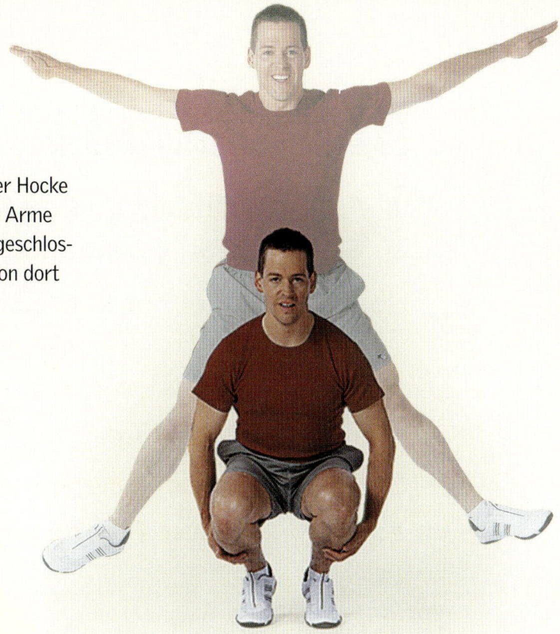

5 Hampelmann aus der Hocke Springen Sie aus der Hocke in die Höhe. Dabei öffnen Sie Ihre Beine weit und bewegen Ihre Arme seitlich nach oben wie bei einem Hampelmann. Landen Sie mit geschlossenen Beinen, gehen Sie wieder in die Hocke und springen Sie von dort erneut in die Höhe. 30 Sekunden ohne Pause wiederholen.

6 Seitenschritt Stellen Sie sich mit geschlossenen Beinen hin, legen Sie Ihre Hände auf die Hüften, halten Sie Ihren Rücken gerade. Mit Ihrem rechten Fuß machen Sie einen Schritt zur Seite und ziehen den linken Fuß nach, sodass die Füße wieder nebeneinander stehen. Machen Sie mit Ihrem linken Fuß einen Schritt nach links, und ziehen Sie Ihren rechten Fuß nach. 30 Sekunden ohne Pause wiederholen.

7 Ausfallschritt
Stehen Sie mit geschlossenen Beinen. Atmen Sie ein, machen Sie einen großen Schritt nach vorn. Wenn Ihr Fuß den Boden berührt, beugen Sie Ihr Knie und senken Ihren Körper, bis Ihr Bein einen Winkel von 90 Grad bildet. Atmen Sie aus, drücken Sie sich wieder in den Stand hoch. Wechseln sie das Bein. 30 Sekunden ohne Pause wiederholen.

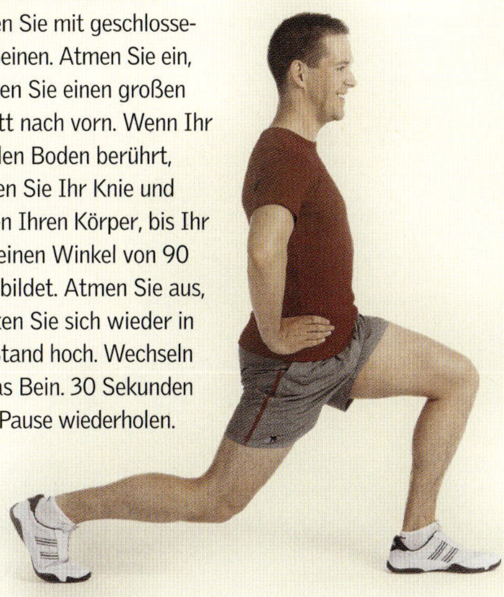

8 Seitliches Hin- und Herspringen
Stellen Sie sich mit geschlossenen Füßen hin, und denken Sie sich längs vor sich auf dem Boden eine gerade Linie. Springen Sie mit geschlossenen Füßen und leicht gebeugten Knien von einer Seite der Linie auf die andere. 30 Sekunden ohne Pause wiederholen.

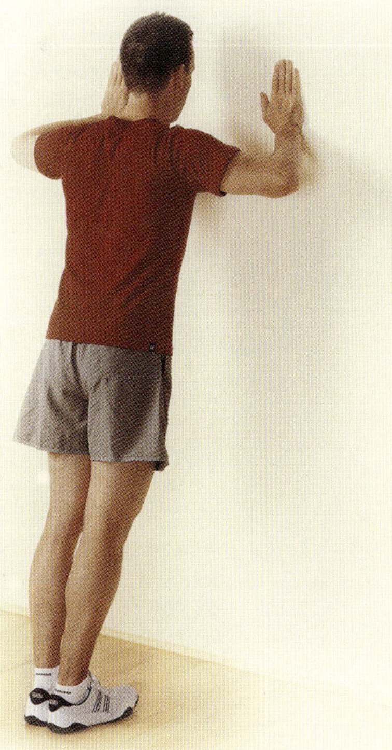

9 Liegestütz an der Wand Stellen Sie sich etwa im Abstand einer Armlänge mit dem Gesicht zur Wand. Legen Sie Ihre Handflächen in Schulterhöhe und etwas mehr als schulterbreit fest auf die Wand. Beugen Sie Ihre Arme, bis Ihr Oberkörper fast die Wand berührt. Atmen Sie dabei ein. Ihr Bauch ist angespannt, Ihr Rücken gerade. Drücken Sie sich in die Ausgangsstellung zurück, und atmen Sie dabei aus. 30 Sekunden ohne Pause wiederholen.

10 Kreuzsprung Stellen Sie sich mit geschlossenen Füßen hin. Stellen Sie sich vor, Sie stehen in der Mitte eines Kreuzes, genau im Kreuzungspunkt. Springen Sie mit geschlossenen Füßen und leicht gebeugten Knien auf den imaginären Kreuzesarmen nach vorn und wieder zur Mitte, nach hinten und wieder zur Mitte, nach links und wieder zur Mitte und schließlich nach rechts und wieder zur Mitte. 30 Sekunden ohne Pause wiederholen.

Krafttraining

Krafttraining baut Muskelmasse auf. Deshalb ist es ideal, um Kalorien zu verbrennen und Körperfett zu reduzieren. Für die Übungen sind ein paar preiswerte Hilfsmittel erforderlich – Hanteln, Gymnastikball und Fitnessmatte (siehe „Einfache Trainingshilfen", S. 154).

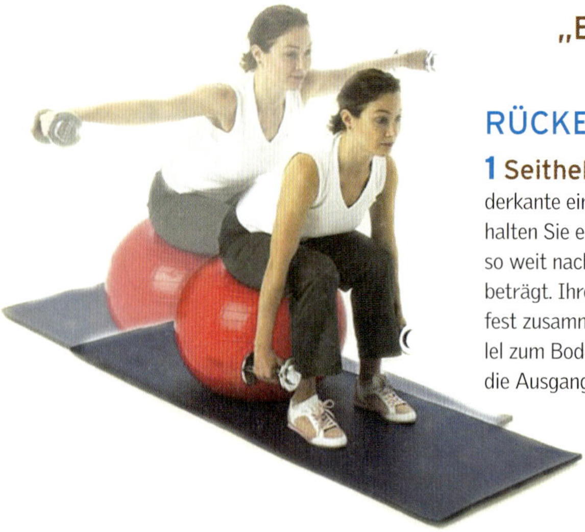

RÜCKEN UND BIZEPS

1 Seitheben Setzen Sie sich vorn auf einen Gymnastikball oder die Vorderkante eines Stuhls. Ihre Füße stehen fest auf dem Boden, in jeder Hand halten Sie eine Hantel. Beugen Sie sich mit geradem Rücken ab dem Becken so weit nach vorn, bis der Abstand zwischen Brust und Knien etwa 10 cm beträgt. Ihre Arme hängen seitlich am Körper. Pressen Sie Ihre Schulterblätter fest zusammen, heben Sie die Hanteln seitlich nach oben, bis Ihre Arme parallel zum Boden gestreckt sind. Gehen Sie nach einer kurzen Pause langsam in die Ausgangsposition zurück.

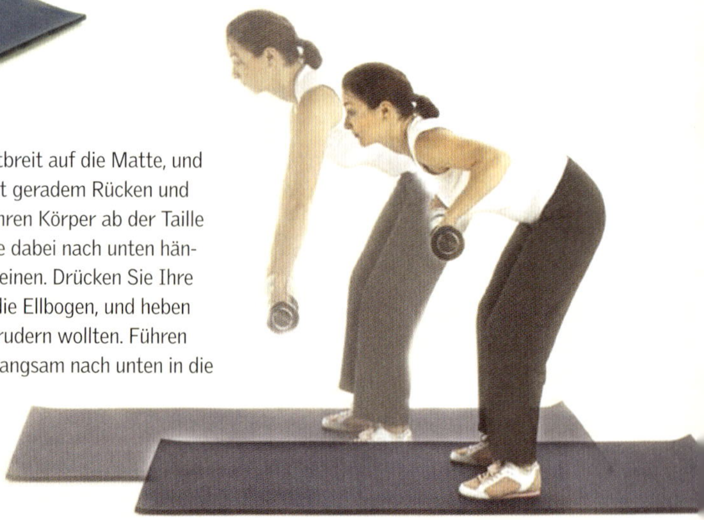

2 Rudern Stellen Sie Ihre Füße hüftbreit auf die Matte, und nehmen Sie in jede Hand eine Hantel. Mit geradem Rücken und leicht gebeugten Knien neigen Sie nun Ihren Körper ab der Taille 90 Grad nach vorn. Ihre Arme lassen Sie dabei nach unten hängen. Ihre Handflächen zeigen zu Ihren Beinen. Drücken Sie Ihre Schulterblätter zusammen, beugen Sie die Ellbogen, und heben Sie die Hanteln beidseitig an, als ob Sie rudern wollten. Führen Sie Ihre Arme nach einer kurzen Pause langsam nach unten in die Ausgangsposition zurück.

BRUST UND TRIZEPS

1 Liegestütz mit Gymnastikball Legen Sie den Gymnastikball an die Wand, und knien Sie sich dann davor. Legen Sie Ihre Hände etwa in Schulterhöhe auf den Ball. Rutschen Sie auf den Knien so weit zurück, bis Ihr Körper vom Kopf bis zu den Knien eine gerade Linie bildet. Lehnen Sie sich dabei nach vorn in den Ball hinein. Mit geradem Rumpf und angespannter Bauchmuskulatur (Sie ziehen Ihren Bauchnabel in Richtung Wirbelsäule) beugen Sie Ihre Ellbogen und senken Ihre Brust Richtung Ball, bis Ellbogen und Schultern eine Linie bilden. Gehen Sie nach einer kurzen Pause in die Ausgangsposition zurück.

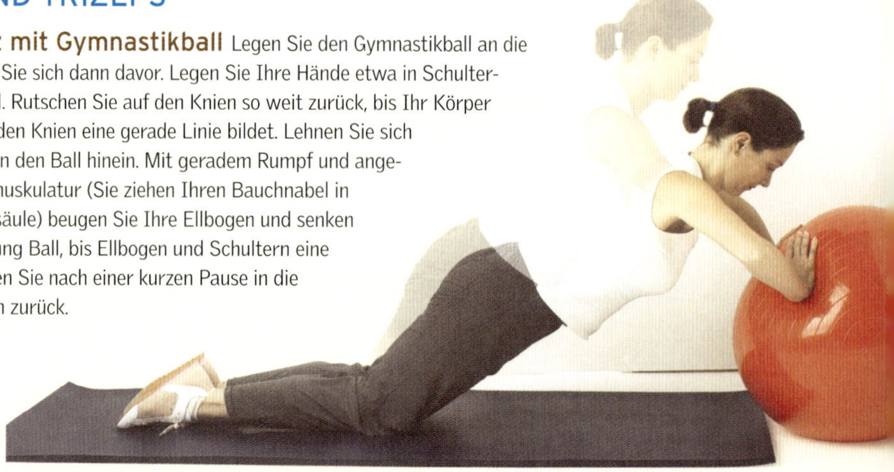

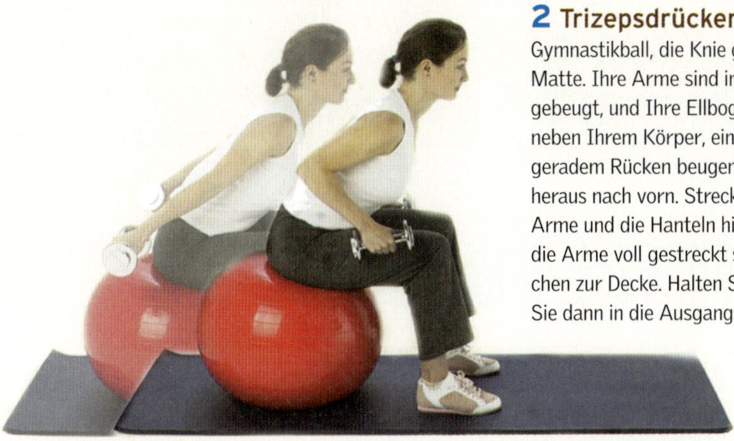

2 Trizepsdrücken Setzen Sie sich auf einen Gymnastikball, die Knie gebeugt, die Füße auf der Matte. Ihre Arme sind in einem Winkel von 90 Grad gebeugt, und Ihre Ellbogen befinden sich beidseitig neben Ihrem Körper, eine Hantel in jeder Hand. Mit geradem Rücken beugen Sie sich leicht aus der Hüfte heraus nach vorn. Strecken Sie dabei gleichzeitig die Arme und die Hanteln hinter Ihrem Rücken aus. Sobald die Arme voll gestreckt sind, drehen Sie die Handflächen zur Decke. Halten Sie die Position kurz, und gehen Sie dann in die Ausgangsstellung zurück.

BEINE UND RUMPF

1 Seitstütz Legen Sie sich mit angewinkelten Knien auf die linke Seite. Beugen Sie Ihren linken Arm so, dass der Unterarm vor Ihnen in einem Winkel von 90 Grad zum Körper ausgestreckt ist, heben Sie dann Ihren Rumpf von der Matte ab. Ihr Körper sollte von den Knien über die Hüfte bis zur Schulter eine gerade Linie bilden. Legen Sie Ihre rechte Hand auf die Hüfte, und halten Sie diese Position 5 bis 15 Sekunden. Gehen Sie in die Ausgangsposition zurück, wiederholen Sie die Übung mit der anderen Seite. Ihr Ziel sollte es sein, jede Seite 30 bis 60 Sekunden lang halten zu können.

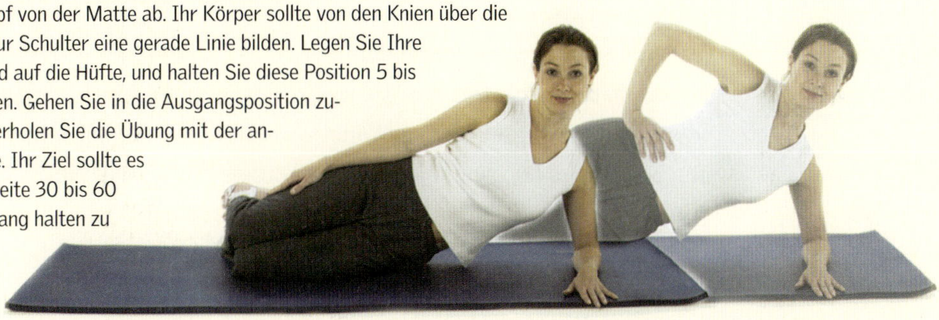

2 Unterarmstütz Legen Sie sich in Bauchlage auf die Matte, stützen Sie Ihren Oberkörper auf Ihren Unterarmen ab. Ihre Ellbogen sollten sich genau unter Ihren Schultern befinden und die Handflächen fest auf der Matte aufliegen. Stützen Sie sich auf Unterarmen und Zehen ab, und heben Sie Ihren Körper so weit an, dass Rumpf, Hüften und Beine nicht mehr den Boden berühren und Ihr Körper eine gerade Linie bildet. Der Rücken darf nicht nach oben gewölbt sein oder durchhängen. 10 bis 20 Sekunden lang halten.

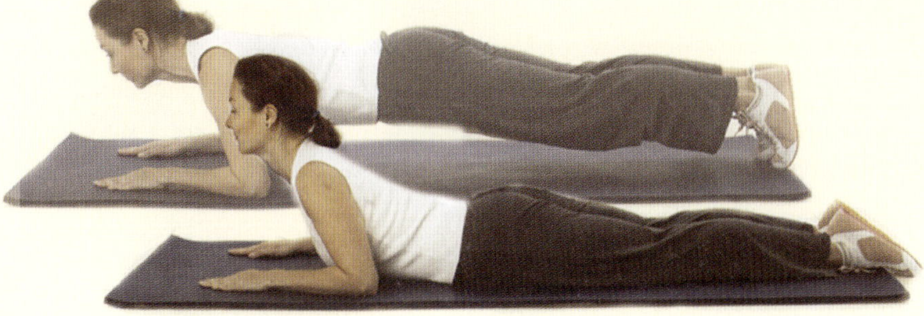

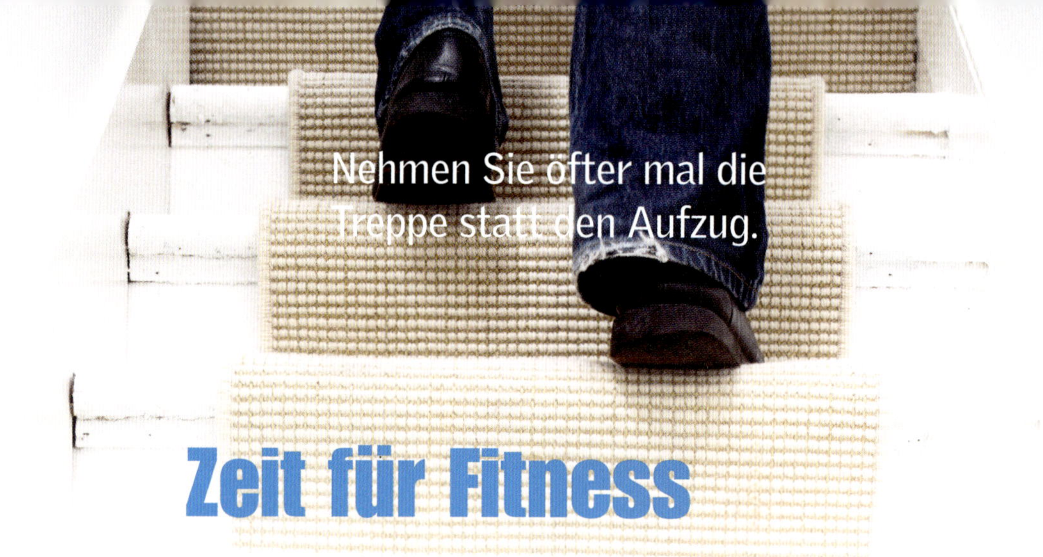

Zeit für Fitness

Bei einem vollen Terminkalender Zeit für Sport zu finden ist schwierig. Weit verbreitet ist außerdem die Auffassung, dass es keinen Sinn hat, Sport zu treiben, wenn man das empfohlene tägliche Mindestpensum von 30 Minuten nicht schafft. In vielen Umfragen geben die Befragten Zeitmangel als Hauptgrund für ihre Inaktivität an. Aber denken Sie daran, dass Sie nicht alles auf einmal tun müssen. Sie können Ihr Tagespensum erreichen, indem Sie es in drei kürzere Trainingsabschnitte von jeweils zehn Minuten unterteilen.

IM ALLTAG AKTIVER WERDEN

Hier sind ein paar Vorschläge, wie Sie mehr Bewegung in Ihren Alltag bringen können, wenn für ein richtiges Trainingsprogramm die Zeit fehlt:

- Stehen Sie einmal die Woche eine halbe Stunde früher auf. Nutzen Sie die Zeit für ein paar Bodenübungen (mit einer Übungs-DVD ist das leichter), einen Spaziergang oder um schwimmen zu gehen. Wenn Sie sich dabei wohlfühlen, tun Sie das zweimal pro Woche.
- Steigen Sie so viele Treppen wie möglich. Wenn Sie regelmäßig den Aufzug nehmen, steigen Sie einfach zwei Etagen früher aus. Sie können in einem Jahr bis zu 2,5 kg abnehmen, wenn Sie täglich zwei Etagen zu Fuß gehen.
- Statt die Mittagspause am Schreibtisch oder in der Kantine zu verbringen, essen Sie eine Kleinigkeit und machen dann einen kurzen Spaziergang.
- Steigen Sie eine Haltestelle früher aus dem Bus, und gehen Sie den Rest.
- Wenn Sie mit dem Auto zur Arbeit fahren oder Besorgungen machen, parken Sie etwas weiter weg als nötig und gehen den Rest zu Fuß. Bald können Sie die Entfernung vergrößern und etwas schneller gehen.
- Überlegen Sie, wie Sie in Ihrem Alltag aktiver sein können. Fahren Sie mit dem Fahrrad zum Einkaufen, oder tauschen Sie den Kinobesuch gegen Bowling oder Schlittschuhlaufen.
- Betrachten Sie Wartezeiten als Zeitfenster für mehr Bewegung. Machen Sie, während eine Datei herunterlädt, zwei oder drei schnelle Armdeh-

nungen. In der Küche machen Sie ein paar Kniebeugen, bis das Wasser kocht, wobei Sie sich, falls nötig, an der Arbeitsplatte festhalten.

- Achten Sie darauf, dass Sie beim Fernsehen jede Stunde für mindestens zehn Minuten etwas anderes tun – Sit-ups, Beine anheben, Dehnen. Wenn Sie bei der Werbung die Spülmaschine einräumen und die Küche in Ordnung bringen, kann das pro Stunde bis zu 15 Minuten Aktivität bringen.
- Bügeln Sie beim Fernsehen, oder stellen Sie vor dem Heimtrainer oder Laufband einen Fernseher auf. Mit Bügeln verbrennen Sie in zehn Minuten 24 kcal, auf dem Heimtrainer oder Laufband 97 kcal.

Kurz, aber intensiv

Wer viel arbeitet, aber wenig Zeit für Sport hat, den wird das Ergebnis einer Kleinstudie der Heriot-Watt University in Edinburgh freuen. Wissenschaftler kamen zu dem Schluss, dass kurze, intensive Trainingsabschnitte alle paar Tage das Risiko bestimmter Krankheiten drastisch reduzieren könnten. „Viele Menschen glauben, dass sie nicht die Zeit haben, die für sportliche Betätigung geltenden Empfehlungen umzusetzen", meint James Timmons, Professor für Sportbiologie. Die Studie rät zu mäßigen bis intensiven aerobischen Übungen und Kraftübungen mehrere Stunden pro Woche. „Regelmäßiges körperliches Training reduziert das Risiko einer Herz-Kreislauf-Erkrankung oder von Diabetes Typ 2 stark", so Timmons, „aber auch kurze Abschnitte mit intensivem Sport können sehr nützlich sein."

Das Heriot-Watt-Team beobachtete 25 untrainierte Männer, von denen jeder vier bis sechs Intervalle von jeweils 30 Sekunden auf einem Heimtrainer radelte, so schnell er konnte, und zwischen jedem Intervall eine Pause von vier Minuten einlegte. Das taten sie zwei Wochen lang dreimal pro Woche. Nach einem Training von insgesamt 15 Minuten innerhalb von 14 Tagen hatte sich die Fähigkeit ihres Körpers, mithilfe von Insulin Blutzucker (Glukose) aus dem Blutkreislauf zu entfernen, um durchschnittlich 23 Prozent verbessert. Die Erklärung ist, dass die intensiven Muskelkontraktionen genügen, um Glykogen, die Speicherform von Glukose in den Körperzellen, abzubauen.

„Bei Diabetes zirkuliert Glukose im Blut, statt in den Muskeln gespeichert zu werden, wie es sein sollte", so Professor Timmons. „Was beim Sport an gespeichertem Glykogen verbraucht wird, holen sich die Muskeln in Form von Glukose aus dem Blut." Er empfiehlt dreimal pro Woche je vier intensive Intervalle von je 30 Sekunden Dauer auf einem Heimtrainer. Den gleichen Nutzen könnten Sie erzielen, wenn Sie zweimal pro Woche dreimal vier Stockwerke hinauf und hinunter laufen. Dieses hochintensive Intervalltraining (HIT) eignet sich für Männer und Frauen aller Altersgruppen.

Sport – aber auf Ihre Art

Die liebste sportliche Betätigung ist für die meisten Menschen in Deutschland das Radfahren, gefolgt von Gymnastik und Aerobic auf Platz 2. Platz 3 belegt das Schwimmen. Aber auch das Walking wird immer beliebter. Schätzungsweise zwei bis drei Prozent der Deutschen walken regelmäßig.

Dreimal pro Woche eine halbe Stunde zügiges Gehen gehört zu den besten sportlichen Betätigungen und fördert die Gesundheit Ihres Herz-Kreislauf-Systems. Forscher der Queen's University in Belfast beobachteten 106 Erwachsene im Alter zwischen 40 und 61, die gesund, aber untrainiert waren. Zwei Gruppen wurden gebeten, an drei bzw. fünf Tagen pro Woche 30 Minuten lang zügig zu gehen, eine dritte Gruppe sollte ihr Aktivitätsniveau nicht ändern. Nach zwölf Wochen waren der Blutdruck sowie der Taillen- und Hüftumfang bei den Teilnehmern der beiden Laufgruppen beachtlich zurückgegangen, und ihre allgemeine Fitness hatte sich verbessert. In der Kontrollgruppe gab es keine Veränderungen.

AUFRECHT UND GERADE

Wenn viel Gehen für Sie ungewohnt ist, sollten Sie langsam beginnen und Ihr Tempo nach ein oder zwei Minuten steigern. Halten Sie Ihren Oberkörper aufrecht, die Schultern sind entspannt, die Arme schwingen locker vor und zurück. Spannen Sie zum Schutz der Lendenwirbelsäule den Bauch an. Rhythmus und Schrittlänge sind richtig, wenn Sie sich wohlfühlen. Möchten Sie Ihr Tempo erhöhen, machen Sie kurze, schnelle Schritte – Ihre Füße kommen so leichter in einen Rhythmus, und Sie können schneller gehen.

EIN SCHRITTZÄHLER ALS KLEINER HELFER

Ein Schrittzähler oder Pedometer ist ein so einfaches wie effektives Hilfsmittel, um Ihr tägliches Aktivitätspensum zu erhöhen. Klemmen Sie den Schrittzähler an den Hosenbund, und los geht's. Der Blick auf das Gerät verrät, wie aktiv Sie gerade sind; Sie werden kaum widerstehen können, Ihre Schrittzahl zu erhöhen.

Wenn Sie eher inaktiv sind, beträgt die Zahl Ihrer Schritte rund 3000 pro Tag. Bei Männern liegt der Tagesdurchschnitt meist bei 7000 Schritten, Frauen legen 5000 Schritte zurück (2000 Schritte entsprechen 1,5 km). Studien ergaben, dass Menschen mit einem Pedometer im Durchschnitt 2491 mehr Schritte am Tag machen als Menschen ohne. Mit einem Pedometer erhöht sich also die Aktivität. Die Zahl der Schritte konnte ebenfalls erhöht werden, wenn sich die Probanden eine bestimmte Zahl als Ziel setzten und nicht nur auf täglich 30 Minuten zügiges Gehen hinarbeiteten.

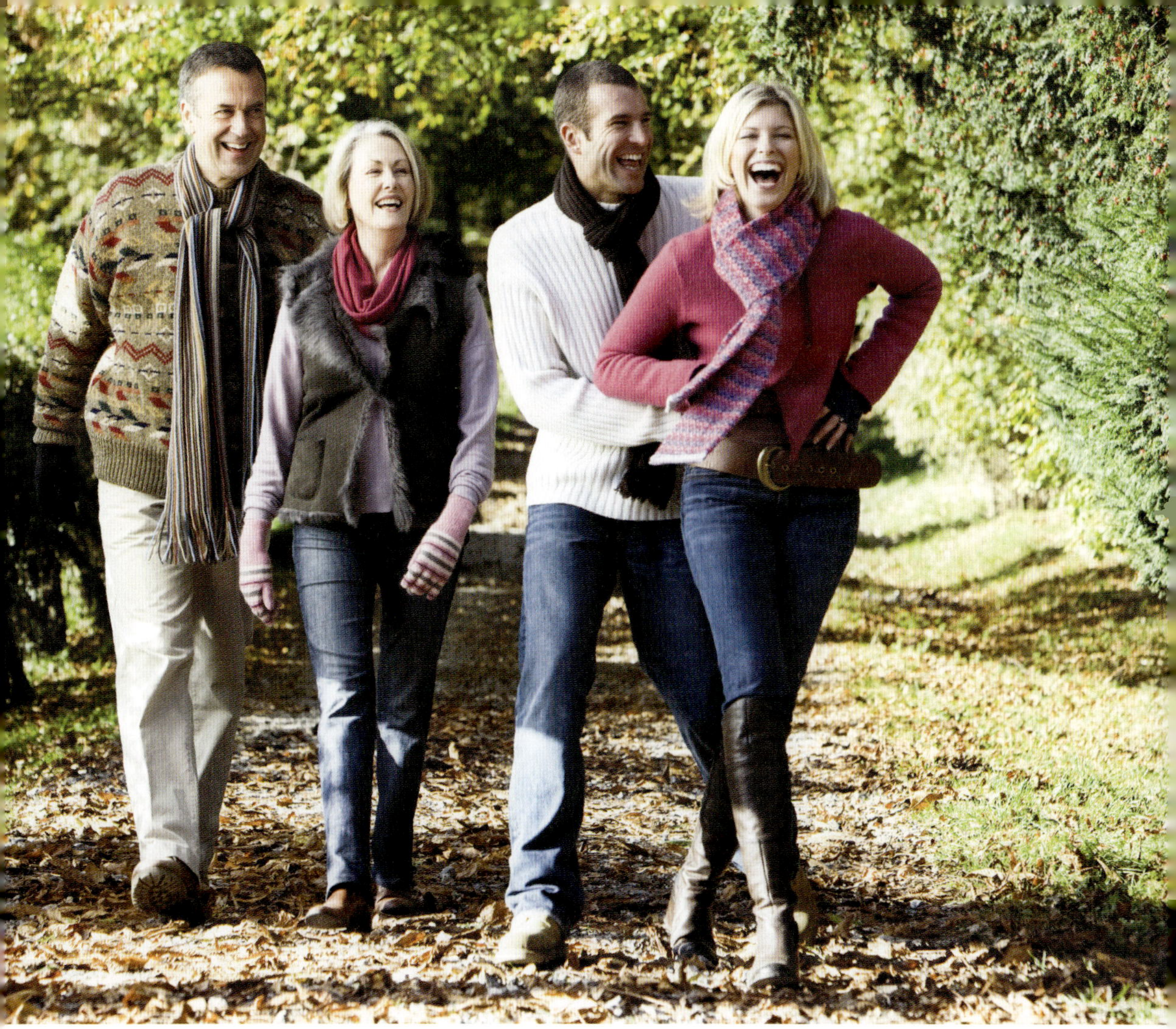

Ideal sind mindestens 10 000 Schritte am Tag.

Experten empfehlen mindestens 10 000 Schritte täglich, womit 500 kcal pro Tag oder 3500 kcal pro Woche verbrannt werden. Sofern Sie Ihre Kalorienzufuhr nicht erhöhen, werden Sie dann ein Pfund leichter sein. Falls Sie bisher wenig gegangen sind, setzen Sie sich Etappenziele – erst 5000 Schritte täglich, dann 6000 und so weiter.

Je mehr Schritte Sie gehen, desto besser. 2008 ergab eine Studie, an der sich 14 Forscher weltweit beteiligten: Zur wirksamen Gewichtskontrolle sollten Frauen unter 40 und Männer unter 50 täglich 12 000 Schritte anstreben.

INS FITNESSSTUDIO?

Wenn Sie Mitglied in einem Fitnessstudio werden möchten, sich aber scheuen, den ersten Schritt zu tun, nehmen Sie eine Freundin mit. Die meisten Studios sind gern bereit, Ihnen eine persönliche Einführung zu

Mit einer kräftigen Muskulatur leben Sie länger.

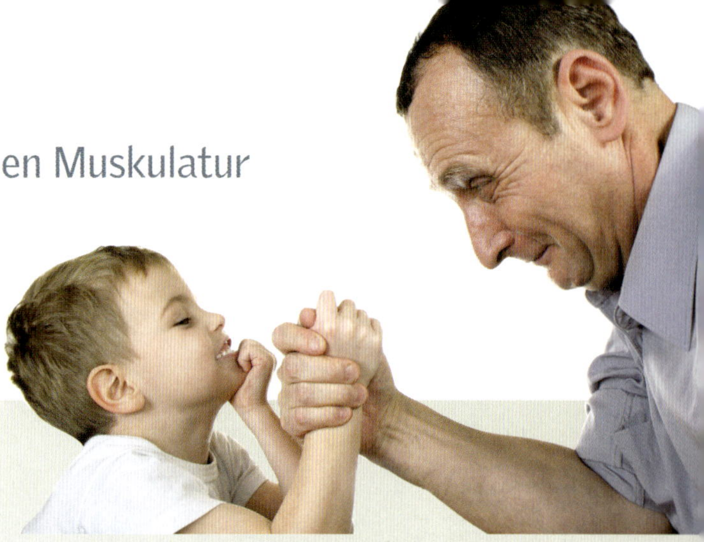

Expertenwissen

Kraft haben und länger leben

Mit einer kräftigen Muskulatur leben Sie länger. Das ist das Ergebnis einer schwedischen Studie, in der Wissenschaftler die Kraft und Fitness von 8762 Männern im Alter zwischen 20 und 80 Jahren untersuchten und sie dann fast 20 Jahre lang beobachteten. Das Ergebnis: Bei Männern, deren Muskeln zu Anfang kräftig waren, war die Zahl der Todesfälle aufgrund unterschiedlicher Ursachen, einschließlich Krebs, geringer. Am Ende der Beobachtungszeit war die Todesrate bei der fittesten Gruppe um 23 Prozent niedriger als bei der untrainiertesten Gruppe – und 29 Prozent weniger von ihnen starben an einer kardiovaskulären Erkrankung.

geben. Nachdem Sie sich die Geräte angesehen und die Mitarbeiter kennen gelernt haben, werden Sie sich mutiger fühlen. Viele Studios bieten übrigens zum Jahresanfang günstige Mitgliedsbeiträge an.

Meiden Sie Fitnessstudios mit verspiegelten Wänden. Forscher der McMaster University in Toronto (Kanada) stellten fest, dass Frauen, die vor einem Spiegel Sport treiben, nicht so energievoll, entspannt und fröhlich sind wie beim Trainieren ohne Spiegel. Auch Frauen, die sich eigentlich in ihrem Körper wohlfühlen, entwickeln vor Spiegeln negative Gefühle.

Gesundes Herz dank Hausarbeit

Hausarbeit, Fensterputzen, Gartenarbeit und Heimwerken gehören zu den idealen Betätigungen, um die Herzfrequenz zu erhöhen. Bei allen ist NEAT im Spiel – die Thermogenese durch nichtaktive Tätigkeit (siehe S. 137/138). NEAT ist die Energie, die wir bei täglichen Routinearbeiten verbrauchen. Dr. James Levine von der Mayo-Klinik, dessen Team die NEAT-Forschung leitete, schätzt, dass wir wegen der vielen arbeitssparenden

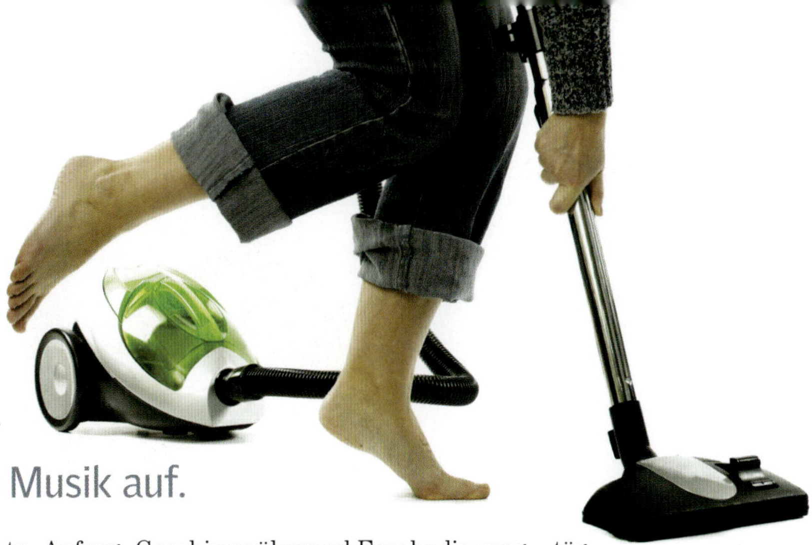

Legen Sie bei der Hausarbeit flotte Musik auf.

modernen Geräte – Auto, Aufzug, Geschirrspüler und Fernbedienung – täglich 100 bis 200 kcal weniger verbrauchen. Seiner Ansicht nach kann das eine Ursache für „die epidemieartigen Ausmaße der Adipositas" sein.

Wenn Sie das nächste Mal Ihre Hausarbeit erledigen, versuchen Sie es mit folgendem Programm. Es hilft Ihnen garantiert, einen Gang zuzulegen.

- Legen Sie flotte Musik auf, um schneller zu arbeiten, und singen Sie dabei, damit auch Ihre Lungen- und Brustmuskulatur trainiert werden.
- Beginnen Sie zum Aufwärmen mit leichter Arbeit, z. B. Staubwischen.
- Achten Sie darauf, dass Ihre Bauch- und Oberschenkelmuskeln beim Bücken oder Strecken (wenn Sie z. B. die Betten machen) angespannt sind, und halten Sie diese Spannung jeweils zehn Sekunden lang.
- Laufen Sie so oft wie möglich die Treppen hinauf und hinunter. Dies ist ein wunderbares aerobisches Training.
- Machen Sie beim Fensterputzen oder beim Wischen bewusst kräftige kreisförmige Bewegungen. Das stärkt die Armmuskeln.
- Schieben Sie den Staubsauger jedes Mal so weit Sie können nach vorn.
- Wenn Sie beim Aufräumen eines Zimmers oder beim Füllen eines Waschkorbs Dinge aufheben, machen Sie dabei jedes Mal eine Kniebeuge. Während Sie die Knie beugen, bleibt Ihr Rücken gerade.
- Bevor Sie beginnen, eine Treppe zu wischen, nutzen Sie die unterste Stufe für Step-Übungen.

MUSKELN KRÄFTIGEN IM HAUSHALT

Wussten Sie, dass Sie bei zehn Minuten Fensterputzen 30 Kalorien verbrennen? Sehen Sie sich die Tabelle auf der nächsten Seite an. Darin sind Tätigkeiten aufgeführt, für die Sie Muskelkraft benötigen und mit denen Sie fit werden. Außerdem sparen Sie dabei Geld, denn Sie müssen dann niemanden bezahlen, um diese Arbeiten zu erledigen. Die Zahlen sind Durchschnittswerte und geben die Kalorien an, die Sie zusätzlich zum Grundumsatz verbrauchen. Je mehr Sie wiegen, desto mehr Kalorien verbrennen Sie.

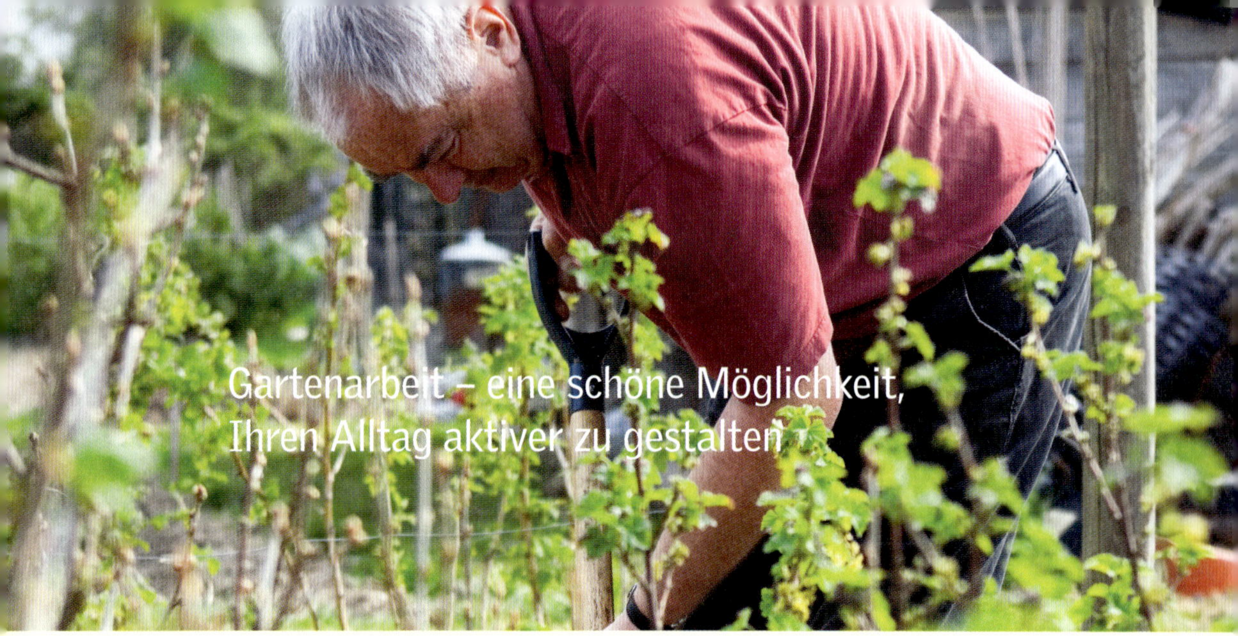

Gartenarbeit – eine schöne Möglichkeit, Ihren Alltag aktiver zu gestalten

Kalorienverbrauch bei Haus- und Gartenarbeit

Tätigkeit	kcal/Stunde	kcal/10 Minuten
Tapezieren/Heimwerken	383	63,8
Anstrengende Gartenarbeit	340	56,7
Rasen mähen	333	55,5
Boden wischen	268	44,7
Unkraut jäten	248	41,3
Fenster putzen	180	30
Staub wischen	174	29
Abwaschen	171	28,5
Bügeln	142	23,7
Stehen (statt Sitzen)	91	15,2

WICHTIG IST, DASS SIE SPASS HABEN

Um aktiv zu bleiben, kommt es vor allem darauf an, dass Sie Dinge tun, die Ihnen Spaß machen. Wählen Sie Aktivitäten, die Ihr Leben bereichern und die Sie nicht als Zwang empfinden. Sicher gibt es etwas, das Sie schon immer tun wollten, zu dem Sie sich aber irgendwie nie richtig durchringen konnten, wie Golf oder Tennis spielen, Tauchen oder Judo lernen. Manche Aktivitäten eignen sich besonders, um die ganze Familie, auch Kinder, einzubinden, z. B. Wandern oder Minigolf spielen.

- **Werden Sie Mitglied in einem Wanderverein** Organisierte Wanderungen sind eine hervorragende Gelegenheit, um fit zu werden. Sie bekommen außerdem Kontakt zu Personen, mit denen Sie gemeinsam wandern und die Sie motivieren können. Vorher sollten Sie sich erkundigen, wie lang die Märsche sind und ob sie Ihrer Kondition entsprechen. Sie möchten ja nicht 30 km wandern, wenn Sie bisher immer nur eine halbe Stunde spazieren gegangen sind.

- **Nordic Walking** Diese Art des Gehens gewinnt in Deutschland ständig mehr Anhänger. Spezielle Stöcke, die Sie dabei benutzen, entlasten Ihre Knie. Nordic Walking gleicht ein wenig dem Skilanglauf und trainiert gleichermaßen Ober- und Unterkörper. Es ist ein hervorragendes Herz-Kreislauf-Training, denn es werden mehr Muskeln eingesetzt und mehr Kalorien verbrannt als beim normalen Walken. Es ist aber weniger anstrengend, fördert die Beweglichkeit und eignet sich für Menschen mit Gleichgewichtsproblemen.
- **Werden Sie wieder Kind** Kinder stecken mit ihrer Aktivität an. Sie bleiben nicht im Haus, weil es regnet, setzen sich nicht hin, weil sie müde sind. Kinder brauchen Bewegung – auch um einen Ausgleich zu Fernsehen und Computerspielen zu bekommen. Bewegung macht ihnen Spaß, und ihre Lebensfreude wirkt ansteckend. Gehen Sie mit Kindern radeln, spielen Sie mit ihnen Fußball, laufen Sie mit ihnen durch den Wald, hüpfen Sie in Pfützen, spielen Sie Frisbee, lassen Sie einen Drachen steigen, spielen Sie Verstecken ... die Möglichkeiten sind endlos.

Wie wäre es mit einem Hund?

- **Einen Hund anschaffen** In Ihrem Haushalt leben keine Kinder? Haben Sie schon einmal daran gedacht, sich einen Hund anzuschaffen? Hunde dulden keine Entschuldigung, wenn Ihnen nicht nach Gassigehen zumute ist, und bieten die Gelegenheit, andere Hundebesitzer zu treffen. Studien haben ergeben, dass Hundebesitzer weniger gestresst sind, mehr Bewegung bekommen, einen niedrigeren Blutdruck und niedrigere Cholesterinwerte als der Rest der Bevölkerung haben. Außerdem ist ihr allgemeiner Gesundheitszustand besser.
- **Fit mit Seilspringen** Seilspringen ist gut für Herz, Knochen, Beweglichkeit und Koordination. Zehn Minuten verbrennen zwischen 70 und 110 kcal.
- **Gehen Sie ins Schwimmbad** Wenn Sei keine Lust zum Schwimmen in Bahnen haben, schließen Sie sich einer Wassergymnastikgruppe an.

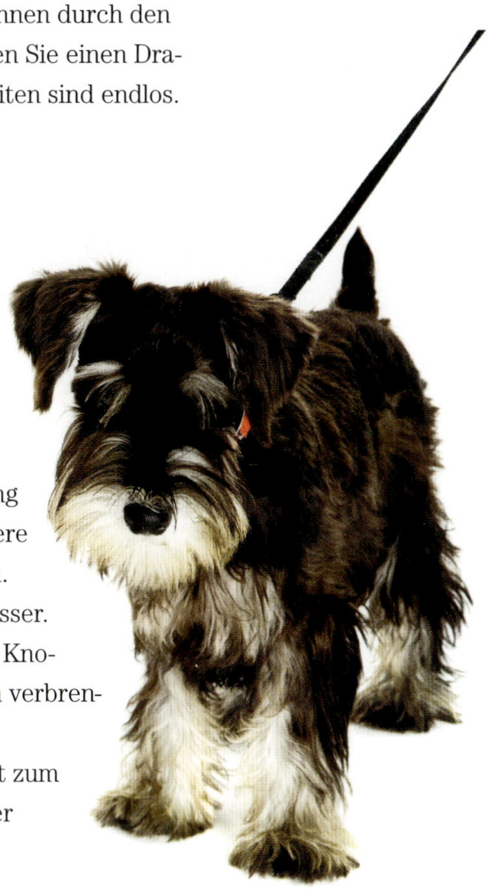

- **Yoga** Yoga wirkt sich günstig auf die Fitness Ihres Herz-Kreislauf-Systems, Ihr Lungenvolumen, Ihre Muskelkraft und Beweglichkeit aus und hilft Ihnen zu entspannen. Eine Auswertung von 70 Studien ergab, dass regelmäßige Yogaübungen Risikofaktoren reduzieren, die mit kardiovaskulären Erkrankungen in Verbindung gebracht werden.
- **Singen Sie aus vollem Halse** Singen trainiert Herz und Lungen, kurbelt den Kreislauf an und verbessert die allgemeine Durchblutung, es erhöht die Sauerstoffaufnahme, steigert Ihre Aufmerksamkeit und ist ein ausgezeichnetes Training für die Oberkörpermuskulatur. Außerdem verleiht es einem neue Energie und eine positive Einstellung zu sich selbst. Singen kann Schmerzen lindern und Menschen helfen, sich von einem Schlaganfall oder Herzinfarkt zu erholen.
- **Tai-Chi** Diese traditionelle chinesische Technik besteht aus einer Reihe von klar festgelegten, fließenden Körperbewegungen, die auch als „bewegte Meditation" bezeichnet werden. Ziel ist es, zwischen Geist und Körper einen Zustand der Harmonie zu schaffen und dabei Beweglichkeit, Kraft, Gleichgewicht, Haltung und Ruhe zu erreichen. Da die Bewegungen sehr sanft sind, eignet es sich für fast jeden, selbst für Personen, die sich von Verletzungen erholen, und für gebrechliche ältere Menschen. Tai-Chi ist auch ein wirksames Training zur Blutdrucksenkung.

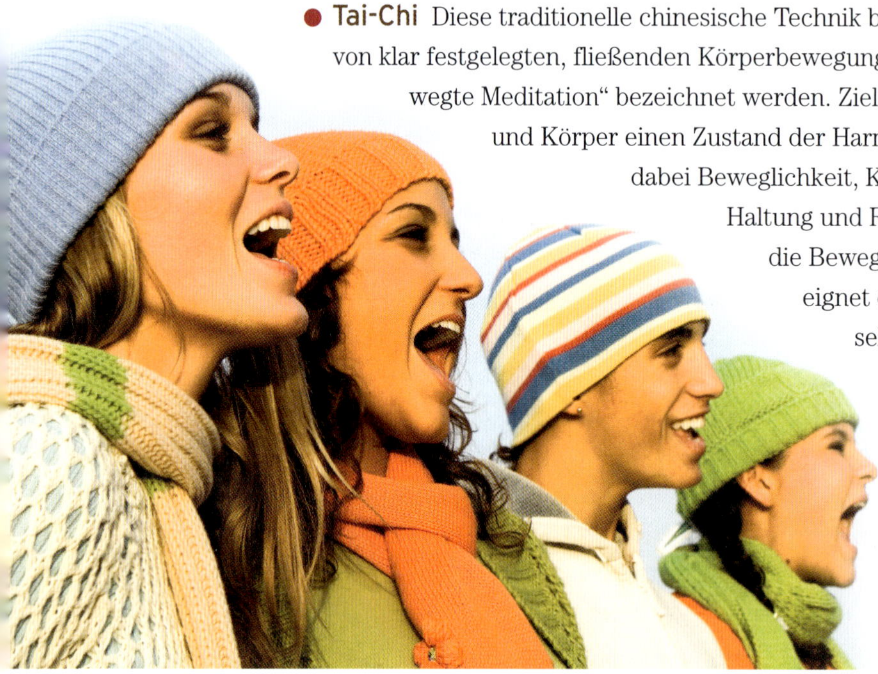

Singen trainiert Herz und Lungen, kurbelt den Kreislauf an und verbessert die allgemeine Durchblutung.

TESTEN SIE IHRE FITNESS – WERDEN SIE NOCH FITTER

Egal wie fit Sie sind, es ist immer gut, wenn Sie ein Ziel haben und eine Möglichkeit, Ihren Erfolg zu messen. Bevor Sie beginnen, führen Sie einige Messungen durch und notieren die Ergebnisse. Wiederholen Sie das alle sechs Wochen, und beobachten Sie, wie Ihre Fitness zunimmt. Setzen Sie sich realistische Ziele – und belohnen Sie sich, wenn Sie Ihr Ziel erreichen.

- Wenn Sie Ihren Ruhepuls bestimmen, können Sie herausfinden, wie fit Sie sind (siehe S. 67). Je niedriger die Frequenz, desto fitter sind Sie – bei Leistungssportlern kann die Herzfrequenz auf 60 bis 40 Schläge pro Minute sinken. Eine hohe Herzfrequenz im Ruhezustand signalisiert ein Infarktrisiko. Ihr Ziel sollte eine niedrige Frequenz sein.
- Machen Sie das, was Sie als einen angemessenen Spaziergang in zügigem Tempo betrachten. Messen Sie Ihren Puls unmittelbar danach und noch einmal zwei Minuten später. Notieren Sie, wie weit Sie gegangen sind, und wie viel Zeit Sie gebraucht haben. Ihr Ziel ist, jede Woche weiter und schneller zu gehen und zu beobachten, wie Ihr Puls in immer kürzerer Zeit zur Ruhefrequenz zurückkehrt.
- Sehen Sie sich die Werte an, die Sie früher gemessen haben – BMI, Taillen- und Hüftumfang, Verhältnis Taille zu Hüfte (siehe S. 66–67). Bei Übergewicht sollten Sie versuchen, all diese Werte zu reduzieren.
- Wenn Sie ein Pedometer haben, notieren Sie sich, wie viele Schritte Sie an einem durchschnittlichen Wochentag und an einem typischen Tag am Wochenende machen. Versuchen Sie, diese Zahl zu erhöhen. Setzen Sie sich ein realistisches kurzfristiges Ziel, das von Ihrer anfänglichen Schrittzahl abhängt, und streben Sie als Endziel mindestens 10 000 Schritte an.
- Verbessern Sie Ihre „Erholungsfrequenz". Für eine genaue Einschätzung Ihrer Fitness müssen Sie wissen, wie schnell Ihre Herzfrequenz nach einer sportlichen Betätigung in den Normalzustand zurückkehrt. Wenn Sie gerade erst beginnen, körperlich aktiv zu werden, nehmen Sie die Werte, die Sie zuvor für den Test nach einem zügigen Spaziergang gemessen haben. Sie können auch eine kurze, intensive Übung machen, die Ihre Pulsfrequenz stark erhöht, wie Liegestütze oder Seilspringen zwischen zwei und fünf Minuten (aber hören Sie auf, wenn Ihnen etwas wehtut oder Sie sich unwohl fühlen). Messen Sie Ihren Puls unmittelbar nach Beendigung der Übung und erneut zwei Minuten später.

Sich rundum wohlfühlen

Wenn es Ihnen gelingt, körperliche Betätigung zu einem Teil Ihres Alltags zu machen, wird die Vorstellung von „30 Minuten täglich" Sie nicht länger abschrecken. Sie werden sich gesünder fühlen, werden besser aussehen, munterer sein und vor Energie sprühen. Sie werden besser schlafen und Stress leichter bewältigen. Es fühlt sich gut an, aktiv und gesund zu sein. Beginnen Sie langsam, steigern Sie sich allmählich, und bewegen Sie sich vor allem regelmäßig – und schon bald werden Sie sich wohler fühlen.

Aktionsplan SCHRITT 8

Wer sich gesund ernährt und ausreichend bewegt, ist bereits gut gegen Herzinfarkt und Schlaganfall geschützt. Denn Übergewicht und mangelnde körperliche Fitness gehören zu den wichtigsten Risikofaktoren.

Doch Sie sollten auch die anderen Gefahren kennen, die in Ihrem Alltag lauern und Herz-Kreislauf-Probleme verursachen können. Schritt 8 zeigt die zehn häufigsten Risiken auf und erklärt die Maßnahmen, mit denen man ihnen begegnen kann.

Den Körper schützen

Wir alle kennen das wunderbare Gefühl, draußen in der Natur zu sein, weit weg von Lärm und Verkehr, und saubere, frische Luft einzuatmen. Verschmutzte Luft ist nicht nur unangenehm, sie kann auch unser Herz-Kreislauf-System schädigen. Zudem stellt eine andauernde Lärmbelastung durch den Verkehr an stark befahrenen Straßen eine Bedrohung für unser Herz dar. Das Gleiche gilt für starke Kälte und einen Mangel an Sonnenschein.

Unser Körper ist tagtäglich einer Vielzahl von Umweltgiften ausgesetzt. Einige dieser Übeltäter kennen Sie – z. B. das Rauchen, das für Herz und Arterien besonders schädlich ist. Andere unter Umständen gefährliche Gifte sind weniger bekannt, und man kann sich ihnen schwerer entziehen. Dazu gehören chemische Verbindungen in Kunststoffen, die häufig zum Verpacken von Speisen und Getränken verwendet werden.

Eine Gefahr für Ihre Arterien stellen auch Infektionen dar, die Entzündungen im Körper verursachen, die ihrerseits zur Bildung von Ablagerungen in den Arterien führen (siehe S. 18). Erkältungen und Grippe bedeuten nicht nur, dass Sie sich einige Tage elend fühlen. Oft haben sie auch schwerwiegende Folgen. Und während der mäßige Konsum von Alkohol, besonders Rotwein, vor kardiovaskulären Erkrankungen zu schützen scheint, kann starkes Trinken das Risiko beträchtlich erhöhen.

DAS RICHTIGE GEGENMITTEL

In Schritt 8 erfahren Sie, wie wir unsere Arterien vor den zehn größten Alltagsgefahren schützen können. Zudem erhalten Sie eine Fülle nützlicher Ratschläge, wie man deren schädliche Wirkungen effektiv bekämpft. Auch wenn sich das Wetter, die Luft draußen oder der Verkehrslärm nicht ändern lassen, gibt es viele Dinge, die Sie tun können, damit ihr Körper diesen negativen Einflüssen weniger stark ausgesetzt ist.

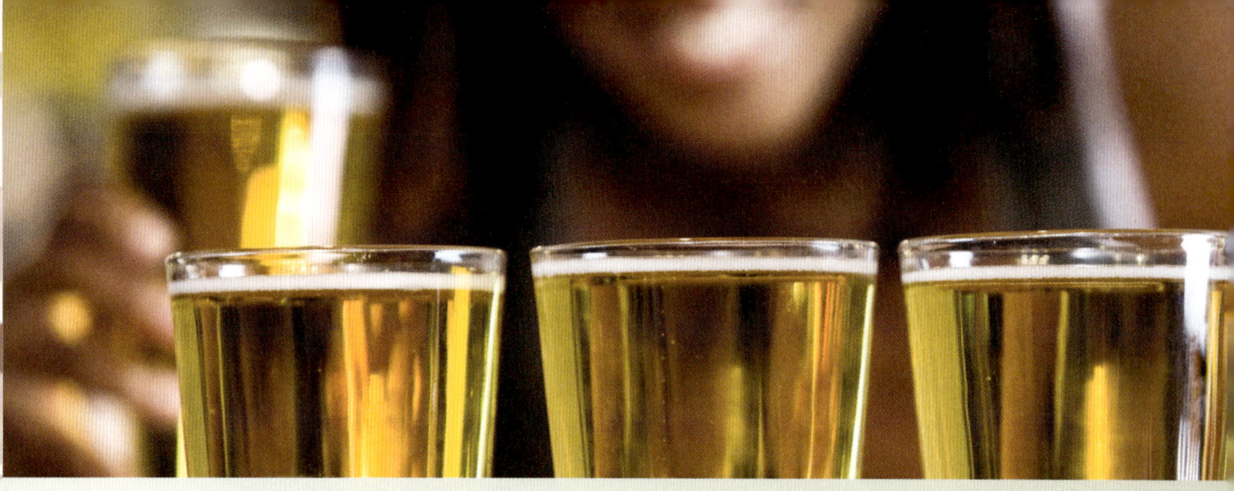

Expertenwissen

Wieviel Alkohol ist drin?

Die Bundeszentrale für gesundheitliche Aufklärung empfiehlt als Obergrenze für den Alkoholkonsum für Frauen eine Einheit täglich und für Männer zwei. Mit der Tabelle können Sie Ihren Konsum berechnen. (Eine Einheit entspricht etwa 10 g reinem Alkohol.)

1 großes Bier (0,5 l) = 2 Einheiten
1 kleines Bier (0,25 l) = 1 Einheit
1 Glas Wein (0,2 l) = 2 Einheiten
1 Glas Sekt (0,1 l) = 1 Einheit
1 Alkopop (0,25 l)= 1,5 Einheiten
1 Schnaps (25 ml) = 1 Einheit

Nr. 1 Zu viel Alkohol

Ein oder zwei Gläschen alle paar Tage bieten durchaus Schutz vor kardiovaskulären Erkrankungen – aber Sie dürfen es nicht übertreiben. Wenn Sie zu viel trinken, erhöht sich Ihr Risiko für Krebserkrankungen sowie für Herzinfarkt und Schlaganfall.

Viele Menschen trinken heute gewohnheitsmäßig viel zu viel. Deutschland gehört mit einem Konsum von 10,1 Litern reinem Alkohol pro Kopf und Jahr zu den Ländern der Welt, in denen am meisten Alkohol getrunken wird. Die Menge, die man zu sich nimmt, wird leicht unterschätzt, denn Bars und Restaurants bieten Wein in Gläsern von 0,2 l oder sogar von 0,25 l an, und der Alkoholgehalt vieler Biersorten ist heute höher als früher. Viele Gaststätten schenken zudem bei Hochprozentigem gern „einen Doppelten" aus (50 ml). Die Angaben in obiger Tabelle helfen, den Alkoholgehalt vieler beliebter Getränke zu erkennen.

VERMEIDEN SIE EINEN RAUSCH

Wenn Sie während der Woche wenig oder gar keinen Alkohol trinken, heißt das nicht, dass Sie sich Ihre Einheiten für eine Party am Wochenende „aufsparen" können. Übermäßiger Alkoholkonsum ist, auch wenn nicht regelmäßig, gefährlich für Ihr Herz und erhöht das Schlaganfallrisiko. Der Blutdruck steigt schlagartig, und wenn solche Exzesse zur Gewohnheit werden, entsteht ein permanenter Bluthochdruck, der vor allem Arteriosklerose fördert und das Herzinfarktrisiko verdoppelt. Wenn Sie regelmäßig sechs oder mehr Einheiten in sechs Stunden trinken, verdoppelt sich im Vergleich zu Abstinenzlern die Wahrscheinlichkeit, dass Sie einen Schlaganfall erleiden.

Als starkes Trinken ist zu bezeichnen, wenn ein Mann täglich acht oder mehr Einheiten und eine Frau sechs oder mehr Einheiten zu sich nimmt. Wenn Sie regelmäßig so viel trinken, dass Sie einen Rausch haben, nimmt das Risiko, dass es bei Ihnen zu starken Herzrhythmusstörungen, Herzversagen, Schlaganfall und plötzlichem Tod kommt, erheblich zu – auch wenn Sie bisher noch keine Herzkrankheit hatten.

SO BLEIBEN SIE NÜCHTERN

Mit den folgenden Tipps können Sie einen Abend genießen und dabei weitgehend nüchtern bleiben. Erstens sollten Sie etwas essen, bevor Sie ausgehen. Nahrung verlangsamt die Aufnahme von Alkohol in die Blutbahn. Trinken Sie langsam, wechseln Sie von alkoholischen Getränken zu nichtalkoholischen, und nehmen Sie zwischendurch Mineralwasser. Bestellen Sie alkoholfreies Bier. Wenn Sie in einer Bar sind: Attraktive Cocktails gibt es auch in alkoholfreien Varianten. Falls Sie mal eine Entschuldigung brauchen, sagen Sie, Sie müssten fahren oder Medikamente nehmen.

Achtung!

RISKANTE TRINKGEWOHNHEITEN

Wenn Sie meinen, dass Sie vielleicht zu viel trinken, lesen Sie die nachfolgenden Aussagen und zählen Sie, wie viele davon zutreffen.

- Sie konsumieren oft sechs oder mehr Einheiten.
- Sie haben den Ruf, besonders trinkfest zu sein.
- Sie meiden gesellschaftliche Ereignisse, bei denen es nichts zu trinken gibt.
- Freunde oder Verwandte äußern sich besorgt über die Mengen, die Sie trinken.
- Sie trinken am Morgen – oder würden es gern.
- Sie kommen zu spät zur Arbeit oder bleiben zu Hause, weil Sie einen Kater haben.
- Durch Ihr Trinken gibt es Probleme mit Kollegen.
- Sie trinken manchmal allein.
- Sie trinken, weil Sie schüchtern sind und Ihr Selbstvertrauen stärken müssen.
- Sie trinken, um Ihren Problemen oder Sorgen zu entfliehen.
- Sie sagen nicht ehrlich, wie viel Sie trinken, und verstecken Flaschen.
- Nach einer durchzechten Nacht können Sie sich nicht erinnern, was Sie getan haben.

Wenn drei oder mehr dieser Behauptungen auf Sie zutreffen, gerät Ihr Alkoholkonsum möglicherweise aus dem Ruder. Je mehr zutreffen, desto größer ist Ihr Problem. Es ist nicht leicht, Trinkgewohnheiten zu ändern, aber in Selbsthilfegruppen unter geschulter, verständnisvoller Leitung finden Sie die nötige Kraft (Adressen siehe S. 241).

Nr. 2 Krankes Zahnfleisch

Zwischen einer chronischen Entzündung des Zahnfleischs, Parodontitis genannt, und Arteriosklerose besteht ein Zusammenhang. Das ergab eine Studie, in der die Plaque (der klebrige Film auf den Zähnen) von 659 Personen mit einem Durchschnittsalter von 69 Jahren untersucht wurde. Bei einem Teil der Probanden waren vier Bakterien, die nachweislich Parodontitis verursachen, in größeren Mengen vorhanden. Bei ihnen hatten die das Gehirn versorgenden Arterien dickere Wände. Das ist ein Hinweis auf Arteriosklerose, also auf ein erhöhtes Schlaganfall- und Herzinfarktrisiko.

MUNDHYGIENE

Mit sorgfältiger Mundhygiene und regelmäßigen Zahnarztbesuchen beugt man Zahnfleischentzündungen am besten vor. Zahnärzte raten: Putzen Sie Ihre Zähne zweimal täglich mindestens zwei Minuten lang mit einer fluoridhaltigen Zahnpasta, benutzen Sie täglich Zahnseide (alternativ dazu reinigen Sie die Zahnzwischenräume mit einer Interdentalbürste), und gehen Sie so oft zum Zahnarzt, wie dieser es Ihnen empfiehlt. Kaufen Sie sich eine antibakterielle Mundspülung, die die Plaque reduziert. Bei einer professionellen Zahnreinigung, die eine Zahnhygienikerin in einer Zahnarztpraxis vornimmt, wird vorhandene Plaque entfernt.

Wenn Sie nicht sicher sind, ob Sie Ihre Zähne gründlich genug putzen, bitten Sie Ihren Zahnarzt, das zu prüfen, oder kaufen Sie sich in der Apotheke Plaque-Färbetabletten, die Plaquereste kurzzeitig verfärben und Ihnen zeigen, an welchen Stellen Sie gründlicher putzen müssen. Denn wenn sich auf Ihren Zähnen keine dentale Plaque sammeln kann, ist auch das Risiko geringer, dass sich in Ihren Arterien sklerotische Plaques ablagern.

Als Wissenschaftler das Blut von Probanden vor und nach einer Parodontosebehandlung untersuchten, stellte sich heraus, dass nach der Behandlung die Risikofaktoren für Blutgerinnsel und Entzündungen deutlich zurückgegangen waren. Das lässt darauf schließen, dass die Heilung von Zahnfleischentzündungen das Herzinfarkt- und Schlaganfallrisiko reduziert. Menschen mit einer Zahnfleischerkrankung sind fast viermal stärker gefährdet, einen Herzinfarkt zu erleiden, als Menschen mit gesundem Zahnfleisch.

WARNSIGNALE

Ältere Menschen, Raucher und Personen, die mit den Zähnen knirschen und unter Stress stehen, sind anfällig für Zahnfleischentzündungen. Eine frühe Behandlung kann vor einer Schädigung der Arterien schützen.

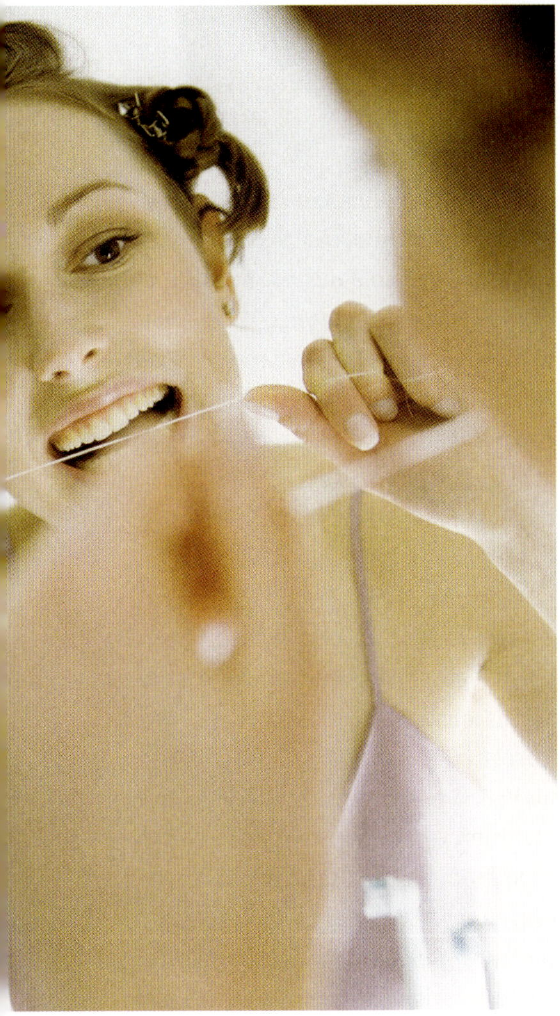

Wichtig

REINIGEN MIT ZAHNSEIDE

Gehen Sie beim Reinigen der Zahnzwischenräume mit Zahnseide immer in folgender Reihenfolge vor, damit Sie nichts vergessen:

- Ein etwa 45 cm langes Stück Faden abschneiden. Den längsten Teil davon um den Mittelfinger der einen Hand, den kurzen Teil um den Mittelfinger der anderen Hand wickeln.
- Den Faden in jeder Hand straff zwischen Daumen und Zeigefinger halten und mit einer sanften „Schaukel"-Bewegung zwischen zwei Zähnen hin und her ziehen.
- Wenn Sie mit der Zahnseide beim Zahnfleisch angekommen sind, biegen Sie sie in Form eines C gegen einen Zahn.
- Sanft an der Zahnseite entlang schaben und den Faden dabei vom Zahnfleisch weg bewegen, damit Sie nicht in das Zahnfleisch schneiden.
- Dies im nächsten Zwischenraum wiederholen.

Es gibt auch fertig zugeschnittene Zahnseide. Bei dieser ist der mittlere Teil des Fadens verdickt zu einem Bürstchen, etwa wie eine Mini-Flaschenbürste. Diesen Bürstchen-Teil zieht man zwischen den Zahnzwischenräumen hin und her.

Zu den Warnsignalen gehören:

- Rotes, geschwollenes oder blutendes Zahnfleisch
- Zahnfleisch, das beim Putzen oder beim Benutzen von Zahnseide blutet
- Lockere Zähne und/oder Lücken zwischen den Zähnen
- Zurückweichendes Zahnfleisch, was die Zähne länger erscheinen lässt
- Mundgeruch
- Ein metallischer Geschmack im Mund
- Eine Veränderung im Biss oder im Sitz von Zahnersatz

REGELMÄSSIG ZUM ZAHNARZT

Halten Sie die Untersuchungstermine ein, die Ihr Zahnarzt empfiehlt, damit kleinste Veränderungen wie Entzündungen des Zahnfleischs frühzeitig erkannt werden. Lassen Sie zudem regelmäßig eine professionelle Zahnreinigung durchführen, bei der auch Stellen gereinigt werden, die Bürste und Zahnseide nicht erreichen.

Nr. 3 Rauchen

Mit dem Rauchen aufzuhören ist die wichtigste Maßnahme, um das Herzinfarktrisiko zu senken. Außerdem halbiert sich dadurch das Schlaganfallrisiko, und die Lebenserwartung steigt – um durchschnittlich 14 Jahre bei Frauen und um 13 Jahre bei Männern. Etwa einer von acht Menschen, die an einer kardiovaskulären Erkrankung sterben, erliegt den Folgen des Rauchens. Und es gibt Erkenntnisse, dass auch das Passivrauchen ein Risiko darstellt, besonders im Hinblick auf Schlaganfall.

Wir alle wünschen uns ein langes, gesundes, erfülltes und aktives Leben. Wenn Sie Raucher sind, denken Sie an den immensen Schaden, den Sie Ihrem Körper zufügen.

- Rauchen schädigt die Arterienwände und begünstigt die Bildung klebriger Plaques, die mit der Zeit die Arterien verstopfen können.
- Rauchen vermehrt das Fibrinogen im Blut und die Blutplättchen, wodurch die Gefahr von Blutgerinnseln steigt.
- Rauchen verursacht neun von zehn Lungenkrebsfällen und erhöht das Risiko für über zwölf andere Arten, z. B. Mund-, Kehlkopf-, Speiseröhren-, Leber-, Bauchspeicheldrüsen-, Magen-, Blasen- und Gebärmutterhalskrebs.
- Durch Rauchen erhöht sich das Risiko von Aneurysmen, einer Erweiterung der Arterien.
- Wenn Sie Diabetes haben, nimmt das bereits erhöhte Risiko einer kardiovaskulären Erkrankung weiter zu.
- Rauchen erhöht das Risiko eines diabetesbedingten Nierenversagens oder

Achtung!

TÖDLICHER ALS ARSEN

Tabakpflanzen produzieren Nikotin als chemische Abwehr, um nicht von Insekten gefressen zu werden. Es ist eines der stärksten Pflanzen- und Nervengifte überhaupt. Beim Rauchen nimmt man zwar keine tödliche Dosis zu sich – aber immerhin ein Gift, von dem ein Tropfen gefährlicher ist als Strychnin, Arsen oder das Gift der Klapperschlange.

Fragen & Antworten

Ich inhaliere den Rauch nicht. Bin ich trotzdem gefährdet?

Ja. Bedauerlicherweise macht es wenig Unterschied, ob Sie Lungenzüge machen oder nicht. Nikotin kann durch die Mundschleimhaut ebenso aufgenommen werden wie durch die Lunge.

Fragen & Antworten

Kann ich nicht einfach weniger rauchen oder zu einer Marke mit niedrigerem Teergehalt wechseln?

Nein. Weniger rauchen ist besser, aber so lange Sie weiterhin rauchen, ist die Gefahr nicht gebannt. In der Interheart-Studie (siehe S. 17) wurde festgestellt, dass selbst eine bis fünf Zigaretten pro Tag das Herzinfarktrisiko um 38 Prozent erhöhen. Das Risiko steigt proportional zur Anzahl der gerauchten Zigaretten. Wenn Sie täglich zwei Schachteln rauchen, steigt ihr Risiko um 900 Prozent!

Marken mit einem niedrigen Teergehalt enthalten ähnliche Mengen Teer und Nikotin wie normale Marken. Der Hauptunterschied zwischen den beiden Sorten liegt im Filter. Allerdings haben Studien ergeben, dass Raucher von Zigaretten mit einem niedrigen Teergehalt stärker inhalieren und häufiger rauchen, um ihre Nikotinsucht zu befriedigen. Sie inhalieren 80 Prozent mehr Rauch als die Raucher normaler Marken und haben ähnlich viele krebserregende Substanzen im Blut.

einer peripheren Arterienerkrankung, die in letzter Konsequenz eine Amputation erforderlich machen kann.

- Rauchen erhöht das Gesamtcholesterin sowie das „schlechte" LDL-Cholesterin und senkt die Werte des „guten" HDL-Cholesterins.
- Außerdem begünstigt Rauchen die Ausschüttung des Stresshormons Adrenalin, wodurch sich Herzfrequenz und Blutdruck erhöhen. Folglich muss das Herz stärker arbeiten.
- Rauchen setzt Sie einer hohen Zufuhr von Kohlenmonoxid aus, einem Gas, das die Fähigkeit der roten Blutkörperchen, Sauerstoff zu transportieren, reduziert. Das macht Sie anfälliger für Angina pectoris.
- Durch das Rauchen werden Körperfette anders verteilt – Sie bekommen mehr Bauchfett und ein größeres Taille-Hüfte-Verhältnis.

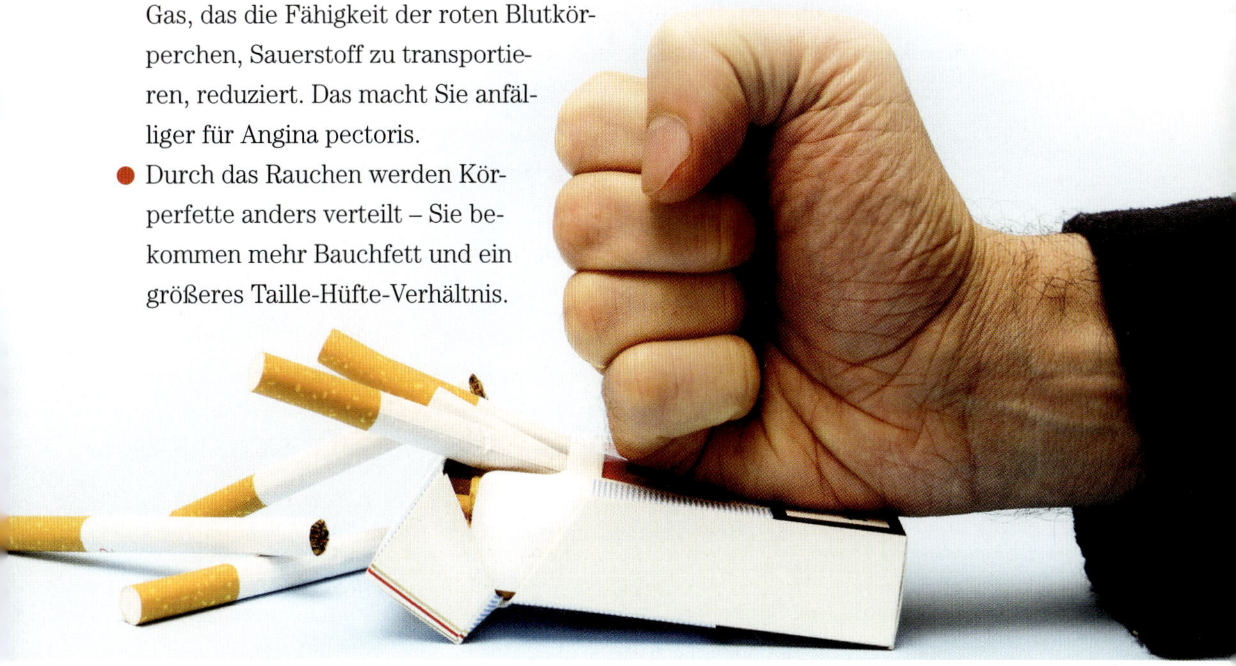

WIE DIE SUCHT ENTSTEHT

Wenn Sie mit dem Rauchen aufhören möchten, sollten Sie verstehen, auf welche Weise das Suchtmittel im Tabak – das Nikotin – wirkt. Sobald Sie an einer Zigarette ziehen, erreicht das Nikotin innerhalb von zehn Sekunden Ihr Gehirn. Keiner anderen Substanz gelingt das in so kurzer Zeit.

Nikotin ist ein Stimulans. Es macht Sie kurzzeitig belastbarer und geistig wacher. Durch Freisetzung körpereigener Glückshormone, Endorphine genannt, kann Rauchen Ihrer Stimmung Auftrieb verleihen und Ihre Niedergeschlagenheit verschwinden lassen.

Diese Wirkungen sind jedoch nur vorübergehend, denn nach einer Weile gewöhnt sich Ihr Gehirn an die Nikotinzufuhr. Um Ihre Kraft und gute Stimmung aufrechtzuerhalten, benötigen Sie dann regelmäßig Nikotin: Sie müssen rauchen, um sich „normal" zu fühlen. Wenn Sie versuchen aufzuhören, beginnen die Symptome des Nikotinentzugs: Sie leiden unter innerer Unruhe, Schlaflosigkeit, Niedergeschlagenheit, Konzentrationsmangel und Müdigkeit.

EINE STRATEGIE ENTWICKELN

Deshalb ist es so wichtig, schon im Voraus eine Strategie zum Aufhören zu entwickeln. Einigen Menschen gelingt das von heute auf morgen – sie rauchen einfach nicht mehr, und das war's. Diese rigide Methode kann mit der richtigen Unterstützung erstaunlich erfolgreich sein.

Auch eine gute Planung hilft: Sie setzen sich einen Termin, wann Sie Ihre letzte Zigarette rauchen wollen, und beginnen Sie, Gewohnheiten und Tagesabläufe zu ändern, die Sie mit dem Rauchen assoziieren. Das macht den Verzicht leichter, wenn es soweit ist. Wählen Sie einen Tag, an dem Sie wahrscheinlich nicht gestresst sein werden. Denn während intensiver Arbeitsphasen oder wenn starke familiäre Verpflichtungen Sie einbinden, sind die Erfolgsaussichten eher gering.

Willensstärke ist zwar Ihr Hauptinstrument, doch lassen Studien darauf schließen, dass die Wahrscheinlichkeit, es zu schaffen, größer ist, je mehr Unterstützung Sie haben – sei es von Freunden, der Familie oder Experten. Sprechen Sie mit Ihrem Hausarzt über Hilfen, die die Krankenkassen anbie-

Wichtig

DER RICHTIGE ZEITPUNKT

Sind Sie eine Frau, hören Sie in der zweiten Hälfte Ihres Monatszyklus mit dem Rauchen auf. Studien haben ergeben, dass die Erfolgsrate bei Frauen, die in der ersten Hälfte ihres Zyklus das Rauchen aufgeben wollten, nur bei 14 Prozent lag, verglichen mit 34 Prozent bei Frauen, die zwischen Eisprung und dem Tag vor der Periode aufhörten.

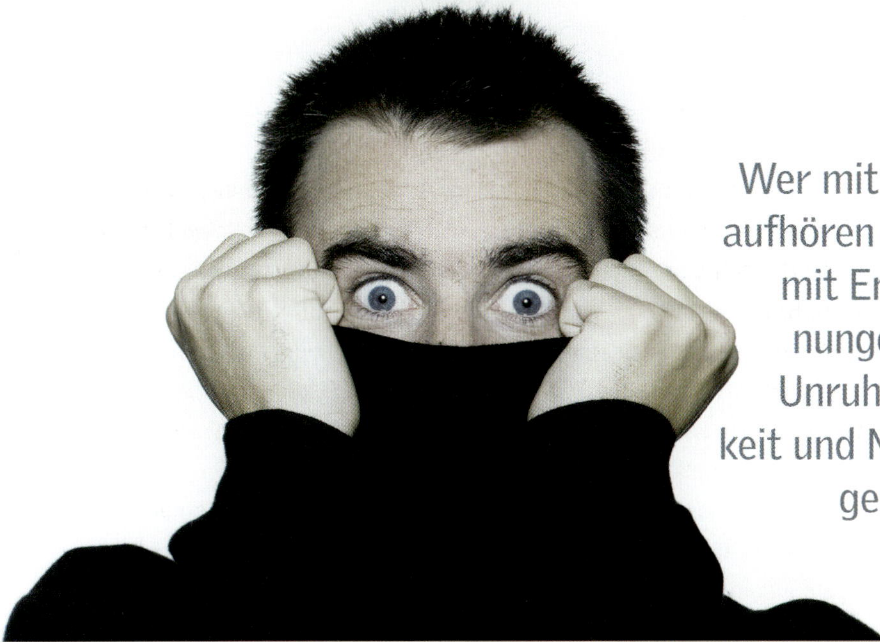

Wer mit dem Rauchen aufhören möchte, muss mit Entzugserscheinungen wie innerer Unruhe, Schlaflosigkeit und Niedergeschlagenheit rechnen.

Expertenwissen

Therapien und Medikamente

Ihr Arzt kann eine Nikotinersatztherapie (NET), z. B. in Form von Kaugummi oder Pflastern, empfehlen. Diese Produkte gibt es rezeptfrei in Apotheken. Bei einer NET wird der Blutbahn Nikotin zugeführt, allerdings in einer geringeren Dosis als bei einer Zigarette und ohne den Teer, das Kohlenmonoxid und die 4000 anderen Giftstoffe, die Tabakrauch enthält. Den meisten Menschen hat eine NET nach drei Monaten geholfen; bei starken Rauchern kann es länger dauern, da der Organismus ja weiterhin eine gewisse Dosis Nikotin bekommt, und auch davon muss er entwöhnt werden.

Bupropion und Vareniclin sind Stoffe, die in Antidepressiva enthalten sind. Sie werden zur Entwöhnung eingesetzt, da sie die Entzugssymptome mildern. Diese Stoffe können die Chance, das Rauchen aufzugeben, sogar verdoppeln, falls die Therapie von einem Motivationsprogramm begleitet wird. Vareniclin scheint eine bessere Erfolgsquote zu haben und weniger Nebenwirkungen. Es reduziert das Verlangen nach Nikotin und schwächt den „Kick" einer Zigarette ab. In einer Studie von 2008 rauchten in einer Vareniclin-Gruppe 63 Prozent der Teilnehmer auch vier Wochen nach Beginn der Behandlung nicht wieder, in einer Vergleichs-NET-Gruppe 48 Prozent. Bei denen, die von heute auf morgen aufgehört hatten, rauchten 51 Prozent nach vier Wochen nicht wieder.

ten, beispielsweise Raucherentwöhnungskurse. Er kann Ihnen auch Selbsthilfegruppen nennen. Die Erfolgsquoten sind wesentlich höher, wenn Personen, die mit dem Rauchen aufhören möchten, an Programmen teilnehmen, die Unterstützung, Informationen, Tipps zur Problembewältigung, Beratung und Verhaltenstherapie anbieten – praktisch alles, was dem Raucher deutlich macht, dass er nicht allein gelassen wird (Adressen siehe S. 241). Auch die Unterstützung von Familie und Freunden kann sehr wichtig sein.

DIE RICHTIGE PLANUNG

Stellen Sie sich darauf ein, dass die ersten drei Entzugstage die schlimmsten sind. Überlegen Sie, wie Sie diese Zeit so stressfrei und aktiv wie möglich gestalten – füllen Sie sie mit interessanten und beruhigenden Aktivitäten aus. Wenn möglich, verlassen Sie Ihre gewohnte Umgebung, z. B. für einen dreitägigen Aktivurlaub, die lang ersehnte Reise in ein Wellness-Hotel, einen Tag im Fitnessstudio oder für einen Kurs, in dem Sie nicht rauchen dürfen.

Wenn Sie zu Hause bleiben, planen Sie Dinge, die Sie im Alltag sonst nicht tun, die aber ein klares Ziel haben und zu Ergebnissen führen – tapezieren Sie ein Zimmer, machen Sie einen Frühjahrsputz, arbeiten Sie im Garten, oder beschäftigen Sie sich mit einem Heimwerkerprojekt. Oder ruhen Sie sich aus, nehmen ein Bad, lesen oder hören Musik.

UNTERSTÜTZUNG VON FREUNDEN UND VERWANDTEN

Wenn Sie Freunden, Verwandten und Kollegen erzählen, dass Sie mit dem Rauchen aufhören wollen, und sie um Unterstützung bitten, setzen Sie sich selbst positiv unter Druck. Es wird schwieriger, eine Ausrede zu finden, warum Sie erst „morgen" oder „nächste Woche" damit beginnen wollen.

DENKEN SIE ÜBER IHRE GRÜNDE NACH

Wenn man mit dem Rauchen aufhören möchte, ist es wichtig zu erkennen, weshalb man eigentlich raucht. Ist es für Sie z. B. die Entschuldigung für eine Arbeitspause, eine Gelegenheit, sich fünf Minuten hinzusetzen und auszuruhen oder Stress, Anspannung, Müdigkeit und Langeweile zu bekämpfen? Ist die Zigarette Ersatz für einen Snack? Rauchen Sie bei gesellschaftlichen Anlässen, wenn Sie bei der Arbeit unter Druck stehen oder weil andere in Ihrer Umgebung rauchen?

Denken Sie darüber nach, aus welchen Gründen Sie aufhören wollen: Sie möchten ohne Husten aufwachen, Ihre Familie vor dem Passivrauchen schützen, nicht mehr draußen in der Kälte vor dem Bürogebäude rauchen müssen oder Geld sparen. Wenn Sie früher schon einmal erfolglos versucht haben, mit dem Rauchen aufzuhören, betrachten Sie das nicht als Versagen, sondern als Probelauf. Egal wie schnell Sie wieder angefangen haben, es hat funktioniert, und jetzt ist die Zeit, darauf aufzubauen.

Wichtig

POSITIV FORMULIERTE ZIELE

Mit positiven Zielen gelingt das Aufhören eher. Sagen Sie sich nicht „Ich darf nicht mehr rauchen" (es lenkt das Augenmerk darauf, wie gern Sie rauchen würden). Denken Sie: „Ich wünsche mir eine saubere Lunge", „Ich möchte mein Essen wieder richtig schmecken" oder „Ich möchte gesund bleiben, wenn ich älter werde".

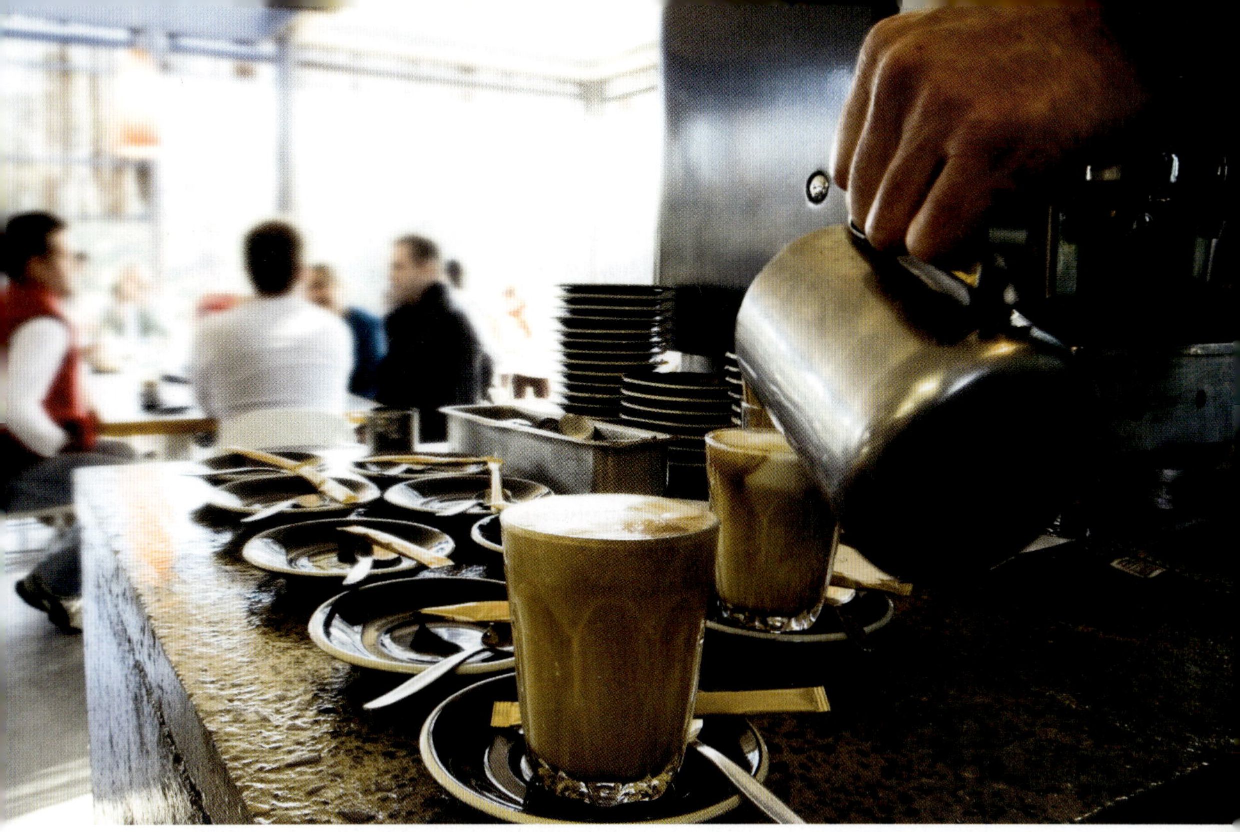

Ändern Sie Ihren Tagesablauf. Wenn Sie zu Hause nach dem Frühstück rauchen, gehen Sie stattdessen in ein Café.

WAS MAN SICH ANGEWÖHNT HAT, KANN MAN SICH AUCH WIEDER ABGEWÖHNEN

Rauchen ist nicht nur eine körperliche Sucht, es ist auch ein erlerntes Verhalten. Deshalb müssen Sie die damit verbundenen Gewohnheiten wieder verlernen. Je besser Sie verstehen, wie Gewohnheiten von Ihnen Besitz ergriffen haben, desto größer ist Ihre Chance, davon loszukommen. Wenn Sie täglich eine Schachtel Zigaretten rauchen, machen Sie in einem Jahr mehr als 70 000 Züge. Bei jedem empfinden Sie ein momentanes „Hochgefühl", sobald das Nikotin in Ihr Gehirn gelangt. Aber Ihr Gehirn verbindet dieses Hochgefühl auch mit der Art, wie Sie die Zigarette aus der Schachtel nehmen, sie anzünden, inhalieren, sie halten – und mit all den Situationen, in denen Sie rauchen – nach dem Essen, zum Kaffee, nach dem Sex, am Telefon, während der Arbeit, beim Trinken.

Erstellen Sie lange vor dem Tag, an dem Sie aufhören wollen, eine Liste mit den Standardsituationen, in denen Sie rauchen, damit Sie die häufigsten davon in den ersten drei Entzugstagen meiden können. Gewohnheiten, die Sie erstmals durchbrechen, sollten Sie durch andere ersetzen, die Sie als ähnliche Wohltat empfinden, die aber besser für Ihre Gesundheit sind.

EIN TAG OHNE ZIGARETTE

Nehmen Sie sich für Ihren Rauchstopp überschaubare Zeitspannen vor. Konzentrieren Sie sich darauf, ohne Zigarette durch einen einzigen Tag zu kommen. Ihr Verstand kann mit „heute keine Zigarette" fertig werden, würde aber bei einem „nie wieder eine Zigarette" Gründe für einen Rückfall finden.

DAS VERLANGEN BESIEGEN

Die Lust auf Nikotin dauert im Durchschnitt drei Minuten, die sich aber wie Stunden anfühlen können. Folgende Taktiken helfen zu widerstehen:

- **Ändern Sie Ihren Tagesablauf** Wenn Sie immer nach einer Mahlzeit eine Zigarette rauchen, stellen Sie das Geschirr in den Geschirrspüler, sobald Sie mit dem Essen fertig sind, und putzen Sie sich die Zähne. Rauchen Sie beim Telefonieren, legen Sie neben Ihr Telefon (oder Ihr Handy) zuckerfreies Kaugummi oder Pfefferminzbonbons, die Sie kauen oder lutschen. Zünden Sie sich morgens zum Kaffee eine Zigarette an, trinken Sie eine Weile Tee oder Fruchtsaft, oder frühstücken Sie im Café.
- **Machen Sie es sich schwer** Es sollten keine Zigaretten im Haus sein. Falls Sie doch noch welche haben, bewahren Sie die Schachtel weit weg in einem Schrank oder in einer verschlossenen Schublade auf. Nehmen Sie beim Ausgehen keine Zigaretten mit.
- **Gehen Sie um den Block** Statt sich in einer Zigarettenpause mit Kollegen auf dem Gehsteig vor dem Büro zu drängeln, gehen Sie flott um den Block. Das hebt die Stimmung und baut Spannungen ab.
- **Lenken Sie sich ab** Gewöhnen Sie Ihrem Gehirn die Erwartung einer sofortigen Belohnung durch Nikotin ab. Wenn Sie meinen, eine Zigarette zu brauchen, warten Sie fünf Minuten ... dann zehn. Sollten Sie versucht sein nachzugeben, lenken Sie sich ab. Gehen Sie unter die Dusche, jäten Sie Unkraut, beladen Sie die Waschmaschine, oder tragen Sie den Müll raus.

Maßnahme

DAS RICHTIGE GETRÄNK

Trinken Sie in den ersten drei Tagen nach dem Rauchstopp säurehaltige Fruchtsäfte wie Cranberry-, Grapefruit- oder Ananassaft. Damit können Sie die Blutzuckerwerte stabilisieren und die Ausscheidung von Nikotin in den entscheidenden ersten 72 Stunden beschleunigen.

Seien Sie vorsichtig mit Alkohol. Fast die Hälfte der Rückfälligen hat zuvor ein Glas getrunken. Alkohol enthemmt, schwächt die Selbstdisziplin und kann Entzugserscheinungen verstärken, sodass Sie Ihr Vorhaben schneller wieder aufgeben. Deshalb ist es sinnvoll, während der ersten 72 Stunden auf Alkohol zu verzichten.

Nikotin beeinflusst die Verstoffwechselung von Koffein, sodass sich die Koffeinwerte in Ihrem Blut mehr als verdoppeln können, wenn Sie die gleiche Menge Kaffee oder Tee wie vor dem Rauchstopp trinken. Dies kann die innere Unruhe verstärken und das Aufgeben erschweren. Deshalb sollte man während der Entwöhnung Koffein meiden.

Tag für Tag ein Gewinn

Einige gesundheitliche Vorteile, die mit dem Verzicht aufs Rauchen verbunden sind, stellen sich schnell ein. In der folgenden Übersicht erfahren Sie, was wann in Ihrem Körper geschieht – egal ob Sie von heute auf morgen radikal aufhören oder sich mit Nikotinersatzmitteln über Wasser halten.

Nach dem Aufhören	Die deutlichsten Verbesserungen
8 Stunden	Die Kohlenmonoxidwerte im Blut sind halbiert, die Sauerstoffwerte sind gestiegen und haben ihren normalen Wert erreicht; dank besserer Durchblutung werden Hände und Füße wärmer.
24 Stunden	Sämtliches Kohlenmonoxid ist aus dem Körper ausgeschieden.
48 Stunden	Sie können besser schmecken und riechen.
72 Stunden	Atmung und Lungenfunktion beginnen, sich zu verbessern.
14 Tage	Das Zahnfleisch ist praktisch wieder normal durchblutet.
1 Monat	Die Haut sieht gesünder aus.
1 bis 3 Monate	Dank einer besseren Lungenfunktion und Atmungsfähigkeit fallen Ihnen das Gehen und alle körperlichen Anstrengungen leichter.
1 Jahr	Das Herzinfarktrisiko ist im Vergleich zu einem Raucher um bis zu 50 Prozent niedriger.
5 Jahre	Ihr Risiko, an einer Herzkrankheit oder einem Schlaganfall vorzeitig zu sterben, ist fast vergleichbar mit dem eines Nichtrauchers.

- **Frühstücken Sie** Rauchern macht es oft nichts aus, ohne Frühstück aus dem Haus zu gehen. Falls Sie mit dem Rauchen aufhören wollen und nicht frühstücken, kann es sein, dass Sie im Lauf des Tages der Lust auf eine Zigarette leichter erliegen oder zwischendurch zu viel Ungesundes essen.

SOFORTIGER NUTZEN

Das Großartige nach dem Aufhören sind die sofortigen gesundheitlichen Vorteile. Nach nur 24 rauchfreien Stunden verbessert sich die Versorgung Ihrer Herzmuskulatur mit Sauerstoff. Nach einem bis drei Monaten werden Sie feststellen, dass Sie unbeschwerter Sport treiben können.

Wenn Sie nach einem Herzinfarkt die Zigaretten aufgeben, halbiert sich Ihr Risiko eines weiteren Infarkts, und die Gefahr, an einem weiteren Herzinfarkt zu sterben, reduziert sich um ein Viertel. Nach fünf Jahren ist Ihr Risiko fast so gering wie bei jemandem, der nie geraucht hat, und Ihr zusätzliches Schlaganfallrisiko verschwindet auch, egal wie alt Sie sind.

DEN KÖRPER ENTGIFTEN

Wenn Sie zwei Stunden lang nicht rauchen, halbieren sich die Nikotinwerte in Ihrem Körper. Das klingt gut, aber es dauert bis zu 72 Stunden, bevor Ihr Blut und damit auch Ihr Gehirn völlig nikotinfrei sind. Genau zu diesem Zeitpunkt, also drei Tage nach Ihrem letzten Zug aus der Zigarette, erreichen Verlangen, innere Anspannung und Unruhe ihren Höhepunkt.

Am dritten Tag nach dem Aufhören verspürt der Durchschnittsraucher sechsmal das Verlangen zu rauchen, maximal für insgesamt 18 Minuten. Ist Ihnen das bewusst, können Sie leichter durchhalten, denn am Ende des dritten Tages haben Sie die Symptome des chemischen Entzugs überstanden und sind auf dem besten Weg, dauerhaft aufzuhören. Aber schon ein einziger Zug an der Zigarette kann bis zur Hälfte aller Rezeptoren im Gehirn stimulieren, die mit der Nikotinsucht verbunden sind. Sie dürfen also kein einziges Mal nachgeben!

Irrtum X

ZUNEHMEN IST GENAUSO UNGESUND WIE RAUCHEN

Das stimmt nur, wenn Sie nach der Entwöhnung stark zunehmen. Erst bei einer Gewichtszunahme von 35 kg ist Ihr Risiko für Herzinfarkt und Schlaganfall etwa so hoch, wie wenn Sie am Tag eine Schachtel Zigaretten rauchen. Doch weniger als vier Prozent der ehemaligen Raucher nehmen über neun Kilo zu. Im Durchschnitt nehmen Ex-Raucher 2,25 kg zu, und etwa einer von fünf frischgebackenen Nichtrauchern nimmt gar nicht zu.

AUF DAS GEWICHT ACHTEN

Viele Menschen, die mit dem Rauchen aufhören, nehmen zu. Das könnte an einem veränderten Stoffwechsel liegen oder daran, dass sie bevorzugt fett- und zuckerreiche Lebensmittel essen, um das Rauchen zu kompensieren. Oder der Körper stellt sich auf sein „Normalgewicht“ ein (Raucher wiegen meist weniger als Nichtraucher). Zudem reagieren Ex-Raucher auf Hungergefühle häufig mit Essanfällen, weil ihr Gehirn an den „schnellen Kick“ des Nikotins gewöhnt ist. Folgende Tipps helfen Ihnen, nicht zuzunehmen.

- Kommen Sie dem Hunger zuvor, und vermeiden Sie Essanfälle, indem Sie häufig essen und kleine Mengen gesunder Lebensmittel zu sich nehmen.
- Planen Sie Ihr Essen, kaufen Sie keine zucker- oder fettreichen Snacks.
- Greifen Sie nicht nach Süßigkeiten als Ersatz für die Zigarette in der Hand. Wenn es nicht anders geht, kauen Sie zuckerfreien Kaugummi.
- Wenn Sie versucht sind, das Verlangen nach Nikotin durch einen kalorienreichen Snack zu betäuben, atmen Sie mehrmals tief durch oder trinken Sie ein Glas kaltes Wasser. Manchmal verwechselt unser Gehirn Hunger und Durst, und der Hunger verschwindet, sobald Sie etwas trinken.
- Erhöhen Sie Ihr Aktivitätspensum – gehen Sie etwas weitere Strecken oder etwas schneller; nehmen Sie die Treppen anstatt des Aufzugs.

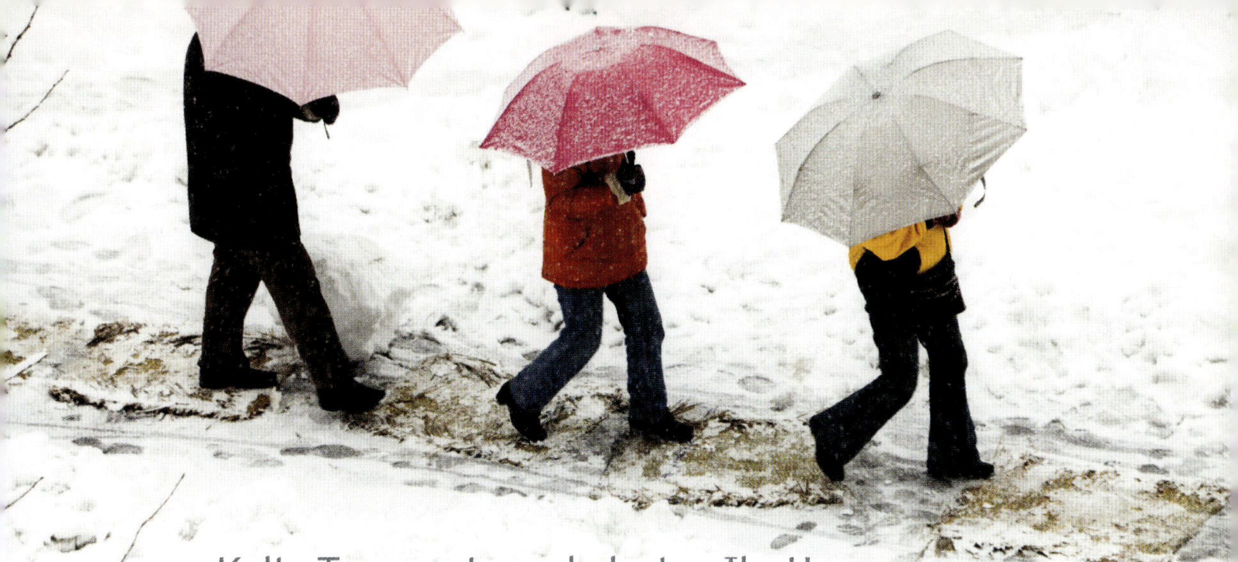

Kalte Temperaturen belasten Ihr Herz und Ihr Herz-Kreislauf-System.

Nr. 4 Kaltes Wetter

Kaltes Wetter ist etwas, dem Sie nicht entrinnen können, außer Sie sind in der glücklichen Lage, den Winter in wärmeren Gefilden verbringen zu können. Vor allem ältere Menschen sind kälteempfindlich, und Kälte bedeutet eine Belastung für Herz und Kreislauf. Als Reaktion auf die niedrige Temperatur ziehen sich unsere Blutgefäße zusammen, was zu einer Erhöhung des Blutdrucks und einem größeren Risiko für die Bildung von Blutgerinnseln führt. Gleichzeitig braucht der Körper mehr Sauerstoff, da er versucht, die Körpertemperatur zu halten. Als Folge werden lebenswichtige Organe wie das Herz manchmal unzureichend versorgt.

Das könnte erklären, warum die Zahl der Todesfälle aufgrund einer Herzerkrankung im Dezember und Januar höher ist als im Juni oder Juli. Studien zeigen: Mit jedem zusätzlichen Minusgrad erhöht sich das Risiko einer Herzattacke um zwei Prozent. Auch andere Probleme des Kreislaufsystems, wie Herzversagen, erreichen im Winter ihren Höhepunkt.

Halten Sie in der kalten Jahreszeit im Haus eine Temperatur von tagsüber 20 bis 22 Grad und nachts 15 Grad. Tragen Sie warme Kleidung. Mit leichter körperlicher Betätigung können Sie sich ebenfalls schützen.

LASSEN SIE ES LANGSAM ANGEHEN

Vermeiden Sie plötzliche Temperaturstürze. Besonders gefährlich kann es sein, wenn Sie aus dem geheizten Haus nach draußen gehen, ohne entsprechend warm angezogen zu sein. Auch eine plötzliche Steigerung körperlicher

Aktivität ist gefährlich, zumal wir im Winter gewöhnlich weniger Sport treiben, sodass unsere Kondition schlechter ist. Wenn Sie am Morgen – der gefährlichsten Zeit für einen Herzinfarkt – Schnee räumen müssen, lassen Sie es langsam angehen, und ziehen Sie sich warm an.

ESSEN SIE NICHT ZU VIEL

Bei kaltem Wetter wird das Blut dickflüssiger, und im Herbst und Winter erhöhen sich die Cholesterinwerte. Das könnte eine weitere Ursache für die zahlreichen Todesfälle sein. Essen Sie deshalb im Winter nicht mehr als üblich, vor allem nicht mehr kohlenhydratreiche Lebensmittel. Das könnte zum Anstieg der Cholesterinwerte und einer Gewichtszunahme beitragen. Stellen Sie stattdessen hausgemachte Suppen auf den Tisch.

Nr. 5 Erkrankungen der Atemwege

Etwa zwei- bis viermal im Jahr sind die meisten von uns erkältet. Eine normale Erkältung ist nicht weiter gefährlich, aber schwere Infekte wie Grippe, Bronchitis oder Lungenentzündung verdoppeln das Herzinfarkt- und Schlaganfallrisiko. Das hat die Auswertung von zwei Millionen Patientendaten ergeben, die im *European Heart Journal* veröffentlicht wurde. Die Reaktion auf die Infektionen sind Entzündungen, die die Blutgefäße schädigen und die Plaques in den Arterienwänden schneller reißen lassen.

Deshalb empfehlen Ärzte herzkranken Menschen, sich jedes Jahr gegen Grippe impfen zu lassen. Man kann zwar trotzdem erkranken, doch verläuft die Grippe dann in der Regel leichter und mit weniger Komplikationen.

DIE GEFAHR VON INFEKTIONEN

Wissenschaftler sind der Meinung, dass leichte Infekte nicht nur bei Arteriosklerose eine Rolle spielen, sondern auch bei vielen anderen Krankheiten wie Diabetes und einigen Krebsarten. Es gibt auch zunehmend Hinweise, dass Infektionen ein wichtiger Auslöser für altersbedingte Erkrankungen und Beschwerden sein können. Ein russisches Ärzteteam hat sogar behauptet, dass der Alterungsprozess selbst durch Infektionen in Gang gesetzt werden könnte. Neben zahlreichen speziellen Krankheiten habe auch das Altern „seinen Ursprung in einer Infektion“. Wenn Sie sich also vor

Erkältung, Grippe oder Zahnfleischentzündungen schützen, könnte Sie das nicht nur vor Herzinfarkt, Schlaganfall oder frühem Tod bewahren, sondern möglicherweise auch vor vielen anderen Gebrechen des Alters.

WIE SICH ERREGER VERBREITEN

Es ist richtig, dass Sie andere vor Ansteckung schützen, wenn Sie sich beim Husten und Niesen die Hand vor den Mund halten. Doch wissen viele nicht, dass sich Erkältungen und Grippe viel häufiger auf anderen Wegen verbreiten. Nach Angaben von Erkältungsforschern ist es nämlich gar nicht so einfach, sich bei einem Erkrankten anzustecken. Husten und Niesen kann zwar Keime durch Tröpfcheninfektion auf Menschen in unmittelbarer Nähe übertragen, aber viel häufiger infiziert man sich durch Hautkontakt – z. B. wenn man jemandem die Hand gibt, eine Türklinke berührt oder den Hörer eines Telefons anfasst, den zuvor jemand anderes in der Hand hatte. Ein Handschlag kann gefährlicher sein als ein Kuss! Forschungsergebnissen zufolge können Viren, die Atemwegsinfektionen verursachen, auf harten Oberflächen bis zu zwei Tage überleben. Gewöhnlich geschieht Folgendes: Sie geben jemandem die Hand und reiben sich dann die Nase oder die Augen – die meisten Menschen tun das unbewusst ganz oft. Wenn die Person, deren Hand Sie geschüttelt haben, erkältet ist, können Sie sich anstecken. Auch das Berühren der Augen überträgt die Infektion, weil die Tränenkanäle in den Nasengang münden.

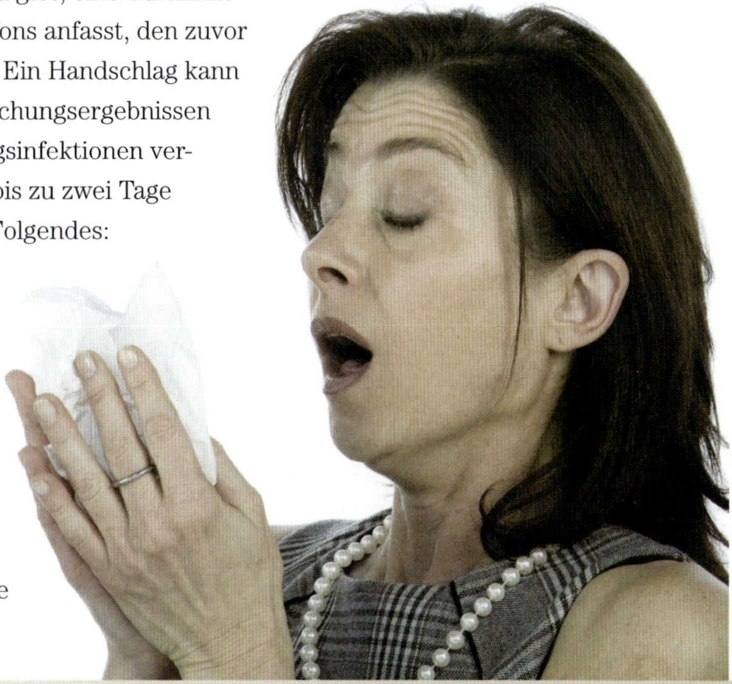

Expertenwissen

Warum Sie viel trinken müssen

Die Entzündungen, mit denen eine Erkältung oder Grippe einhergeht, lassen Ihr Blut „dicker" und für Gerinnsel anfälliger werden. Haben Sie außerdem Fieber, verliert Ihr Körper zusätzlich Flüssigkeit. Bei einem fiebrigen Infekt müssen Sie also viel trinken.

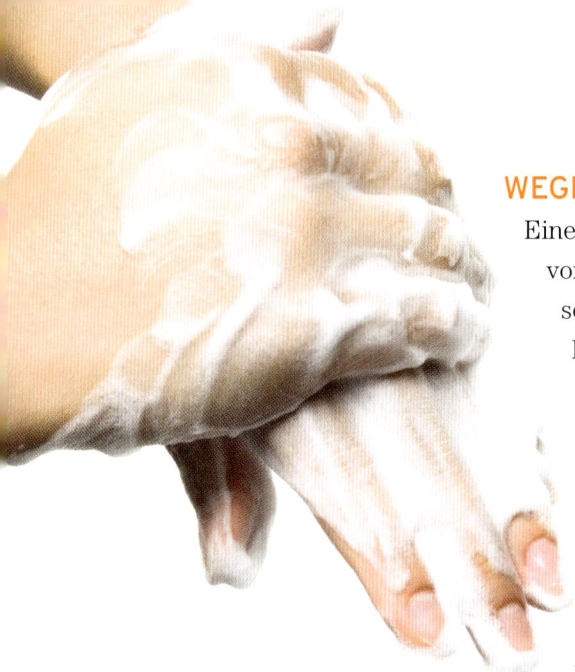

WEGE DER ANSTECKUNG

Eine Studie untersuchte, wie einfach Erkältungsviren von Oberflächen auf Finger übertragen werden. Wissenschaftler baten 15 Erwachsene, die sich mit für Erkältungen verantwortlichen Rhinoviren infiziert hatten, in einem Hotel zu übernachten, und kontrollierten dann in jedem Zimmer zehn harte Oberflächen. Auf 35 der 150 kontrollierten Flächen fanden sich Rhinoviren – besonders auf Türklinken, Kugelschreibern, Lichtschaltern, Fernbedienungen, Wasserhähnen und Telefonen.

Daraufhin wurden fünf Freiwillige gebeten, mit Viren kontaminierte Lichtschalter, Telefontasten oder -hörer zu berühren. Bei 60 Prozent der Probanden, die die Objekte eine Stunde nach der Kontamination berührt hatten, fand man Viren auf den Fingerspitzen. Bei einem Drittel derjenigen, die die Objekte 18 Stunden später berührten, fand man auch noch Viren. Die Ergebnisse belegten, wie häufig erkältete Menschen Flächen in ihrer Umgebung kontaminieren und die Viren dann von anderen im Alltag aufgenommen werden.

Da man meist nicht weiß, was eine infizierte Person angefasst hat, ist es äußerst schwierig, Erkältungsviren zu meiden. Außerdem werden die meisten Atemwegsinfektionen beim engen Kontakt mit Kindern im Schulalter ausgelöst. Da häufig auch die Oberflächen im Haushalt kontaminiert werden, sind alle dort lebenden Personen gefährdet, wenn ein Familienmitglied oder ein Besucher ein Virus in sich trägt.

GRÜNDLICHES HÄNDEWASCHEN

Nicht immer also lässt sich der Kontakt mit Bakterien und Viren vermeiden. Doch es gibt eine einfache Methode, sich vor Ansteckung zu schützen: regelmäßiges und gründliches Händewaschen. Häufiges Händewaschen reduziert die Übertragung von Erkältungskrankheiten – sogar zwischen Angehörigen im selben Haushalt. Vermeiden Sie Händeschütteln, wo immer es geht, und desinfizieren Sie Ihre Hände zusätzlich mit einem Antiseptikum, das es in jeder Apotheke gibt.

OBERFLÄCHEN PUTZEN

Wenn jemand in der Familie an Erkältung und Grippe erkrankt ist, hilft das Desinfizieren von Oberflächen im Haushalt Ansteckung zu vermeiden. Dazu genügt ein normales Reinigungsmittel. Auch Türklinken, Handläufe,

Kampf den Keimen

- **Wangenkuss statt Handschlag** Weil Infekte hauptsächlich über die Hände übertragen werden, empfehlen Wissenschaftler, Freunde mit einem Küsschen auf die Wange statt mit einem Handschlag zu begrüßen. Wenn Ihnen das nächste Mal jemand die Hand entgegenstreckt, versuchen Sie es mit einer leichten Umarmung.
- **Desinfizieren Sie Oberflächen im Haushalt** Türklinken, Wasserhähne, Fernbedienungen und Schranktüren können wahre Ansteckungsherde sein. Das gilt auch für Telefone, Computertastaturen, Lichtschalter, Arbeitsplatten in der Küche und Putzlappen.
- **Nutzen Sie die Mikrowelle** Schwämme bleiben keimfrei, wenn Sie sie zwei Minuten auf höchster Stufe in der Mikrowelle erhitzen – dabei müssen sie feucht sein, sonst besteht Brandgefahr. Dieses Verfahren tötet 99 Prozent der Keime. Wischtücher dagegen gehören regelmäßig in die Kochwäsche.
- **Gehen Sie spazieren** Eine Studie ergab, dass bei Frauen nach den Wechseljahren, die fünfmal die Woche einen flotten Spaziergang von jeweils 45 Minuten machten, die Zahl der Erkältungen im Vergleich zu Frauen, die sich nicht an der frischen Luft bewegten, um das Dreifache zurückging.
- **Essen Sie Knoblauch** In einer Studie mit 146 Freiwilligen erhielt die eine Hälfte an 90 Tagen im Winter täglich Knoblauch als Nahrungsergänzungsmittel, die andere Hälfte bekam ein Placebo. In der Knoblauchgruppe kam es zu 24 Erkältungen, in der Placebogruppe zu 65. Personen mit dem Ergänzungsmittel, die sich erkälteten, wurden schneller gesund, und das Risiko eines erneuten Infekts war geringer.
- **Stärken Sie Ihr Immunsystem** Eine Ernährung mit viel Obst und Gemüse, dazu Bewegung und regelmäßig sieben Stunden Schlaf, ist nicht nur generell das ideale Rezept für ein gesundes Leben – es macht Ihren Körper auch widerstandsfähiger gegen Infektionen.

Wasserhähne und Kühlschranktüren sowie Telefone, Computertastaturen, Lichtschalter, Arbeitsplatten in der Küche, aber auch Putzlappen und Handtücher können Ansteckungsherde sein.

WIE SIE ERKÄLTUNGEN UND GRIPPE VERMEIDEN

Wissenschaftler, die in einem Studentenwohnheim das Händewaschen propagierten und Gel zum Desinfizieren verteilten, stellten fest: Studenten die an der Kampagne teilnahmen, erkrankten weniger häufig an Erkältungen und Grippe und fehlten seltener bei Vorlesungen als Studenten einer Vergleichsgruppe, die an dem Projekt nicht teilnahmen. Einer kanadischen Studie zufolge reduzierte die Desinfektion mit einem Spray die Zahl der Viren auf einer kontaminierten Oberfläche in nur einer Minute um mehr als 99,99 Prozent.

Nr. 6 Mangel an Sonne

Sonnenlicht ist für eine gute Gesundheit sehr wichtig. Fällt Sonne auf die Haut, bildet unser Körper Vitamin D. Dieses kann vor Herzkrankheiten, Bluthochdruck und Schlaganfällen schützen sowie gegen andere gesundheitliche Beschwerden wie Diabetes und Gelenkrheuma vorbeugen.

In der dunklen Jahreszeit können unsere Vitamin-D-Vorräte stark sinken. Niedrige Vitamin-D-Werte werden mit einer höheren Zahl kardiovaskulärer Erkrankungen, Erkältungen und Grippe sowie einer Vielzahl anderer Krankheiten in Verbindung gebracht. Eine mehr als zehnjährige Studie mit 18 000 Männern zwischen 40 und 75 und anfangs gesundem Herz-Kreislauf-System zeigte: Bei niedrigen Vitamin-D-Werten war das Risiko von Herzinfarkten und einer Erkrankung der Herzkranzgefäße mehr als verdoppelt.

NICHT GENUG SONNENSCHEIN?

Nach einer Studie des Robert-Koch-Instituts hat ein Großteil der Deutschen einen zu niedrigen Vitamin-D-Wert. Eine Studie mit mehr als 4000 Teilnehmern zeigte, dass 57 Prozent der untersuchten Männer und 58 Prozent der Frauen aller Altersstufen einen Vitamin D-Spiegel im Blut unterhalb des kritischen Grenzwertes hatten. Bei den über 65-jährigen Frauen waren sogar 75 Prozent mit Vitamin D unterversorgt. In den Wintermonaten war das Vitamin D-Defizit besonders deutlich: Mehr als 80 Prozent der Elf- bis Siebzehnjährigen hatten einen unzureichenden Vitamin-D-Spiegel.

Im Winter sollte man Nahrung bevorzugen, die Vitamin D enthält, zum Beispiel Milch.

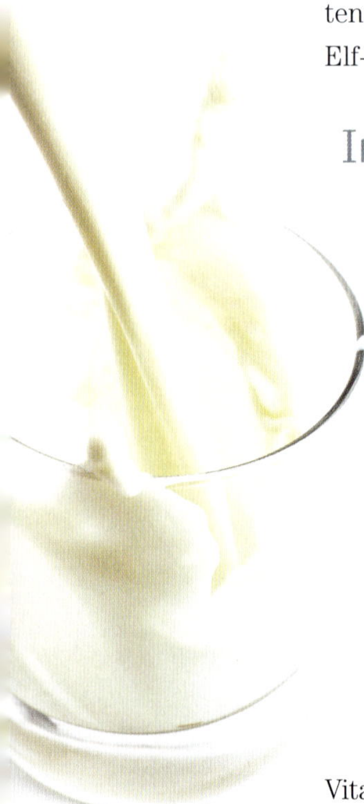

VITAMIN D IN LEBENSMITTELN

Den größten Teil des Vitamin D bildet unserer Körper mithilfe von Sonneneinstrahlung, aber kleine Mengen erhalten wir auch über Lebensmittel wie fetten Fisch. Verzehren Sie deshalb vor allem im Winter Lebensmittel, die Vitamin D enthalten. Neben fettreichem Fisch wie Lachs, frischem Thunfisch, Sardinen und Hering liefern auch Lebertran, Eier, Molkereiprodukte wie Milch und Käse und angereicherte Lebensmittel wie Müsli Vitamin D.

HINAUS AN DIE SONNE

Die Sonne ist die beste Vitamin-D-Quelle. Mehr als 90 Prozent des Vitamin D in unserem Körper wird in der Haut gebildet, wenn sie dem

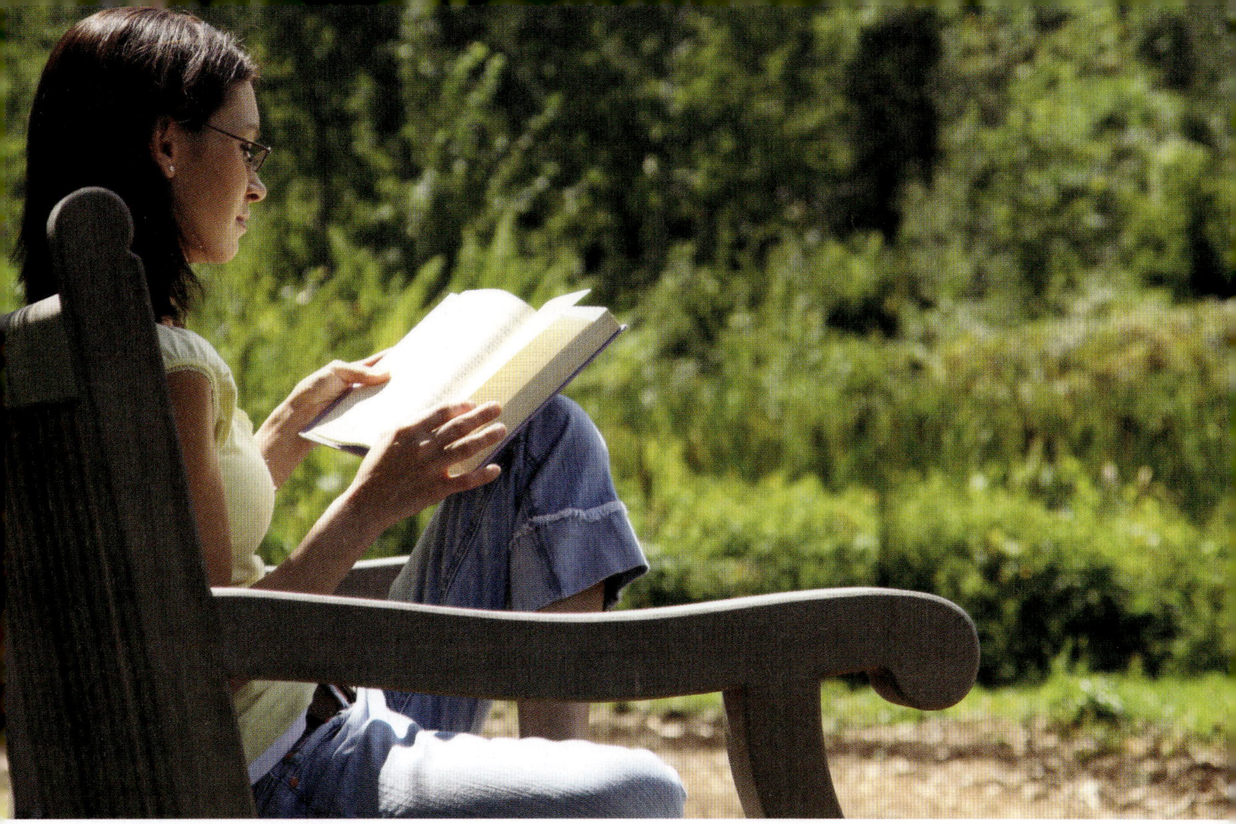

Schon 15 bis 20 Minuten Sonne auf Armen, Händen und Beinen reichen aus, um genügend Vitamin D zu bilden.

ultravioletten Licht der Sonnenstrahlen ausgesetzt ist. Sobald die Haut genügend UVB-Strahlen absorbiert hat, um die erforderliche Menge an Vitamin D zu bilden, schaltet sich der Umwandlungsprozess ab.

Bereits 15 bis 20 Minuten Sonne täglich auf Armen, Händen und Beinen reichen aus, um genügend Vitamin D zu bilden. Deshalb empfehlen Ärzte, mehrmals in der Woche um die Mittagszeit 15 Minuten im Freien ohne Sonnenschutz (Ausnahme ist das Gesicht) zu verbringen. Bei starker Pigmentierung benötigt die Haut unter Umständen etwas mehr Zeit, um die Bildung von Vitamin D mithilfe der Sonneneinstrahlung in Gang zu setzen. Ist diese empfohlene Zeit vorüber, tragen Sie ein Sonnenschutzmittel auf, um Ihre Haut vor einer Schädigung und vor Hautkrebs zu schützen.

NAHRUNGSERGÄNZUNG MIT VITAMIN D

Wenn Sie im Frühling, Sommer und Herbst genügend Vitamin D durch die Sonne bekommen, sind Sie in den ersten Winterwochen geschützt. Von da an müssen Sie sich bis zum Frühling auf Ihre Ernährung und, falls Ihr Arzt Ihnen dazu rät, ein Vitamin-D-Ergänzungsmittel verlassen. Forschungsergebnisse belegen, dass, wenn eine Vitamin-D-Unterversorgung vermieden wird, die Zahl von Entzündungen, die in Zusammenhang mit Herzkrankheiten stehen (siehe S. 22), zurückgehen und eine kombinierte Nahrungsergänzung mit Vitamin D und Kalzium den Blutdruck senken kann. Bei einer US-Studie bekamen die Probanden, die zusätzlich Vitamin D einnahmen, 70 Prozent weniger Erkältungen oder Grippe. Beides geht mit einem erhöhten Risiko für kardiovaskuläre Erkrankungen einher. Anderen Studien zufolge lag die Todesrate aufgrund einer Herzkrankheit bei Frauen über 65, die Vitamin-D einnahmen, um 31 Prozent niedriger, und in Europa ergab eine Auswertung von 18 Studien, dass die Einnahme solcher Nahrungsergänzungsmittel über sechs Jahre die Zahl der Todesfälle aufgrund aller Ursachen um sieben Prozent reduzierte.

Es muss noch einmal betont werden, dass eine zusätzliche Vitamin-D-Einnahme immer nur auf ärztlichen Rat erfolgen sollte, damit eine schädliche Überdosierung vermieden wird. In jedem Fall ist ein ausreichender Aufenthalt im Freien einer medikamentösen Therapie vorzuziehen. Ihr Arzt wird entscheiden, ob Sie zu einer Risikogruppe gehören und durch Unterversorgung gefährdet sind. Zu diesen Risikogruppen gehören (neben Kleinkindern, die zur Rachitisprophylaxe generell Vitamin-D-Ergänzungen bekommen) Menschen mit dunklerer Hautfarbe, Frauen, die ihren Körper komplett mit Kleidung verhüllen und alle älteren Frauen, weil deren Organismus nach den Wechseljahren nicht mehr ausreichend Vitamin D aus Sonnenlicht bilden kann und denen deshalb Osteoporose droht. „In Altersheimen ist der Vitamin-D-Mangel geradezu eklatant", warnt der Knochenspezialist Harald Dobnig, Präsident der Österreichischen Gesellschaft zur Erforschung des Knochens und Mineralstoffwechsels.

Nr. 7 Extreme Hitze

In sehr heißen Sommern nimmt die Zahl der Todesfälle aufgrund kardiovaskulärer Erkrankungen und Atemwegsinfektionen stets leicht zu. Extreme Hitze ist zwar nicht so gefährlich wie extreme Kälte – bei großer Kälte im Winter sterben mehr Menschen als bei einer extremen Hitzewelle im Sommer –, doch ist es vernünftig, sich vor diesem Risiko zu schützen.

Ältere Menschen sind am meisten gefährdet, einen Hitzschlag zu erleiden, aber auch jüngere kann es treffen. Frauen sind anfälliger als Männer. In einer Studie nahm die Sterberate in heißen Sommern deutlich zu. Bei jeweils einem Grad Celsius mehr stieg sie bei Männern zwischen 75 und

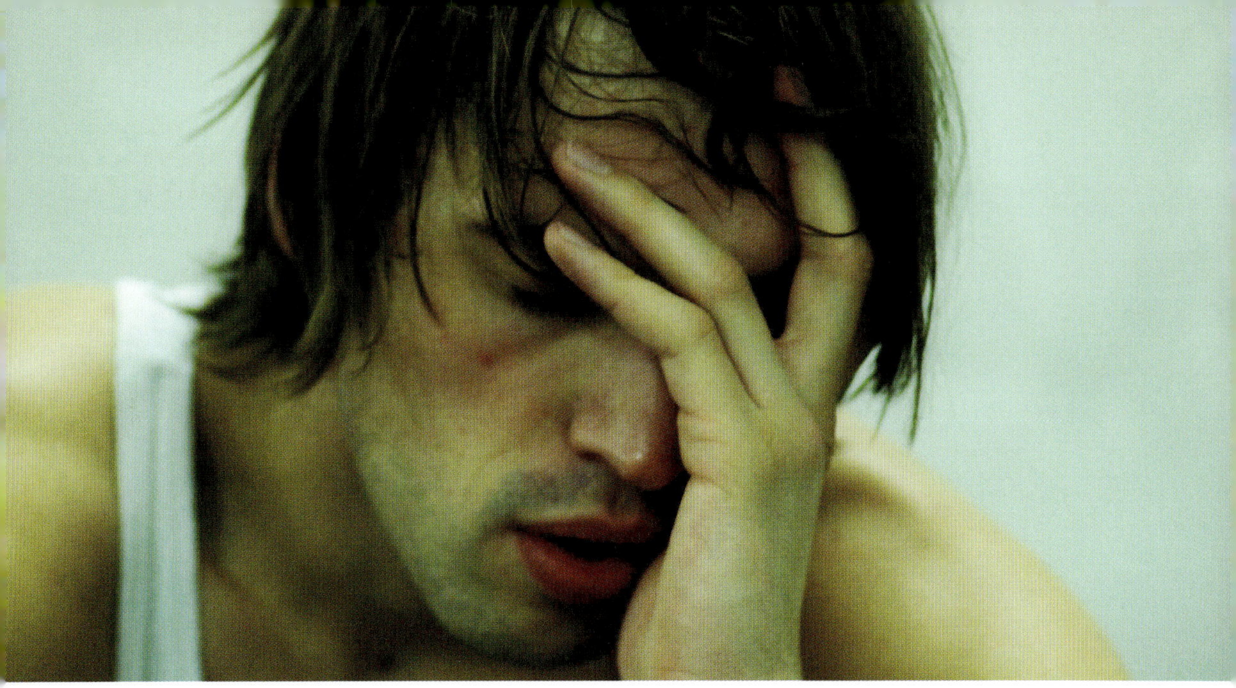

Vor allem die Gesundheit von Stadtbewohnern wird durch Hitze gefährdet, da Straßen und Gebäude Wärme speichern.

84 Jahren um durchschnittlich drei Prozent und bei Frauen um sieben Prozent. Stadtbewohner haben gegenüber Landbewohnern ein erhöhtes Risiko von hitzebedingten Herzproblemen, da Gebäude die Wärme speichern und sich in Straßen die Hitze staut. Es können sogenannte Hitzeinseln entstehen, wo es mehrere Grad wärmer ist als im Umland.

Wenn Sie in einer größeren Stadt wohnen, ist ein Umzug aufs Land wahrscheinlich unrealistisch, doch ist es auf jeden Fall ratsam, Vorsichtsmaßnahmen zu ergreifen. Da etwa ein Drittel der Todesfälle, zu denen es infolge einer Hitzewelle kommt, vermutlich auf Luftverschmutzung zurückzuführen ist, sollte man sich Auspuffgasen und anderen Schadstoffen so wenig wie nur möglich aussetzen.

WAS SIE TUN KÖNNEN

Bleiben Sie an heißen Tagen während der größten Hitze im Haus. Schließen Sie auf der Seite, auf die die Sonne prallt, die Fensterläden. Tragen Sie im Freien einen breitkrempigen Hut und helle, leichte Kleidung; halten Sie sich möglichst im Schatten auf. Kühlung finden Sie auch in klimatisierten Räumen wie beispielsweise einem Einkaufszentrum. Achten Sie darauf, dass Sie genügend trinken, damit Sie nicht dehydrieren. Ob Sie genügend Flüssigkeit zu sich nehmen, verrät die Farbe des Urins: Er sollte blassgelb sein; ist er auch nur leicht dunkler, sollten Sie mehr trinken.

Nr. 8 Luftverschmutzung

Wer in Regionen mit starker Luftverschmutzung lebt, hat ein überdurchschnittlich hohes Risiko für eine kardiovaskuläre Erkrankung. In Zeiten besonders hoher Belastung der Luft mit Schadstoffen verschlimmern sich bei bereits erkrankten Menschen die Symptome, und die Zahl von Herzpatienten, die in ein Krankenhaus eingeliefert werden, steigt deutlich an.

Luftverschmutzung kann besonders bei Risikopatienten einen Herzinfarkt oder einen Schlaganfall auslösen, weil sie den Blutdruck erhöht und die Versorgung mit Sauerstoff reduzieren kann.

PARTIKEL IN DER LUFT

Auslöser der Probleme ist Feinstaub, der von Fahrzeugen, Fabriken und Stromgeneratoren erzeugt wird. Er dringt tief in die Lunge ein und ruft dort Entzündungen hervor. Winzige Mengen gelangen auch in den Blutkreislauf.

Selbst bei gesunden Menschen führt Luftverschmutzung zu einer Verengung der Blutgefäße. Das könnte erklären, warum dadurch die Zahl der Herzinfarkte und anderer kardiovaskulärer Probleme bei Menschen mit einer entsprechenden Vorerkrankung steigt. Die Blutgefäße von 25 gesunden Probanden verengten sich um zwei bis vier Prozent, nachdem sie zwei Stunden lang mit Feinstaub und Ozon belastete Luft eingeatmet hatten.

Wenn Sie während einer sportlichen Betätigung Dieselabgase einatmen, sinkt die Sauerstoffmenge, mit der das Herz versorgt wird. Das zeigte ein Test mit Männern, die sich von einem Herzinfarkt erholten. Sie trieben eine Stunde Sport in einem Raum, in dem die Luft geringfügig Dieselabgase enthielt. Die Belastung für das Herz nahm um das Dreifache zu – ausreichend, um das Herzinfarktrisiko zu erhöhen. Dabei betrug die Konzentration der Abgase im Raum lediglich zehn Prozent der Menge, der man normalerweise im Zentrum einer Großstadt ausgesetzt ist. Jeder, der irgendwo im Innenstadtbereich Sport treibt, ist wahrscheinlich stärker gefährdet.

Menschen, die in Städten mit sauberer Luft wohnen, leben in der Regel länger als Menschen, die stärker belastete Luft einatmen müssen. Eine Studie des Umweltbundesamtes ergab, dass eine Erhöhung der Feinstaubbelastung um zehn Mikrogramm pro Kubikmeter Luft die Lebenserwartung um durchschnittlich acht Monate senken kann.

Häufig raten Ärzte Patienten, die sich von einem Herzinfarkt erholen, ein paar Wochen lang nicht in Stoßzeiten Auto zu fahren, um sich keinem psychischen Stress auszusetzen. Denkt man an die Luftverschmutzung, gibt es einen weiteren Grund, dichten Verkehr möglichst zu meiden.

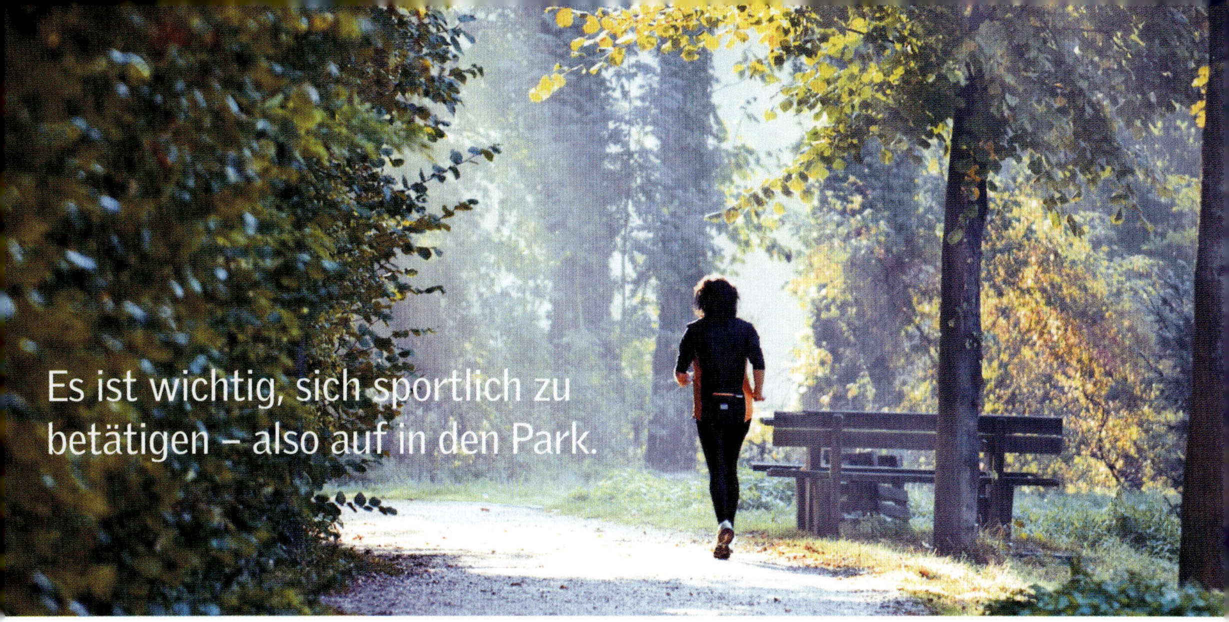
Es ist wichtig, sich sportlich zu betätigen – also auf in den Park.

WAS SAGT DIE WETTERVORHERSAGE

Verschmutzte Luft lässt sich nicht immer vermeiden, aber Sie können dafür sorgen, dass Sie ihr weniger ausgesetzt sind. Im Internet finden Sie für Ihren Heimatort die Werte für die Luftqualität. Halten Sie die Autofenster auf Hauptstraßen und in Stadtzentren geschlossen, vor allem an Tagen mit hoher Luftverschmutzung. Wählen Sie eine Strecke mit weniger Verkehr.

IM GRÜNEN JOGGEN

Luftverschmutzung stellt eine besonders große Gefahr dar, wenn Sie Sport treiben, weil Sie dann öfter und tiefer einatmen, mehr Schadstoffe inhalieren und diese tiefer in die Lunge eindringen. Beim Sport atmet man gewöhnlich häufiger durch den Mund, sodass die feinen Schadstoffpartikel nicht wie bei der Nasenatmung von den Haaren und der Schleimhaut in der Nase gefiltert werden. Dennoch ist es wichtig, sich sportlich zu betätigen. Deshalb sollten Sie dies im Grünen tun, wo die Luft sauberer ist. Halten Sie sich von verkehrsreichen Straßen fern und walken, joggen oder radeln Sie möglichst in einem Park oder in der Natur.

Fragen & Antworten

Ich wohne in der Nähe eines Mobilfunkmastes. Erhöht das mein Herzinfarktrisiko?

Wahrscheinlich nicht. Studien haben ergeben, dass Niedrigfrequenz-Funkenergie keine Auswirkungen auf die Gesundheit hat – weder auf das allgemeine Wohlbefinden noch auf Herz und Kreislauf.

Nr. 9 Lärm

Nicht nur Luftverschmutzung ist ein Grund, starken Verkehr zu meiden – der Lärm ist ebenfalls gefährlich. Stete Lärmbelastung steigert das Herzinfarktrisiko, und die Weltgesundheitsorganisation warnt, dass mehr als 67 bis 70 Dezibel (so laut ist Verkehr in Straßennähe) langfristig zu Bluthochdruck führen kann. Forscher untersuchten Herzinfarktpatienten, die in 32 Berliner Kliniken eingeliefert worden waren, und stellten fest, dass der Umgebungslärm das Herzinfarktrisiko bei Frauen um mehr als das Dreifache und bei Männern um 45 Prozent steigen ließ. Wer in einer verkehrsreichen Umgebung lebt, hat ein 46 Prozent höheres Herzinfarktrisiko als jemand in einem ruhigen Umfeld.

Man nimmt an, dass Lärm die Gesundheit gefährdet, weil wir uns durch die Belästigung gestresst und gereizt fühlen. Das führt zu einer Ausschüttung von Stresshormonen und lässt Herzfrequenz, Blutdruck und Blutfette ansteigen. Menschen, die bereits an einer kardiovaskulären Erkrankung leiden, sind besonders gefährdet, da Lärm den Herzrhythmus verändern kann.

SCHUTZ FÜR IHRE OHREN

Wenn Sie bei starkem Lärm arbeiten müssen, sollten Sie so vernünftig sein und stets Ohrstöpsel oder einen Kapselgehörschutz tragen, so wie es Ihr Arbeitgeber verlangt. Das gilt auch für laute Sportarten, z. B. Sportschießen.

Aber auch niedrigere Lärmpegel sind schädlich. Täglich erledigen wir Arbeiten, die von Lärm begleitet sind, ohne an die Folgen für unser Herz-Kreislauf-System (oder unser Gehör) zu denken. Kaufen Sie mehrere Paar Ohrstöpsel mit hohem Dämpfungsgrad, und nutzen Sie diese bei allen lauten Arbeiten – z. B. wenn Sie den Rasen mähen oder mit Elektrowerkzeugen arbeiten.

Es gibt kleine Ohrstöpsel mit einer besonderen Schalldämmung, die sich für extrem laute Veranstaltungen wie Rockkonzerte eignen. Mit solchen Stöpseln in den Ohren können Sie die Musik noch immer deutlich hören und sind doch vor schädlichen Lärmpegeln geschützt.

Achtung!

DER FEIND IN MEINEM BETT

Schnarcht Ihr Partner oder Ihre Partnerin, sind Sie während der Nacht möglicherweise einem Lärmpegel ausgesetzt, der ausreicht, Ihren Schlaf zu stören und Ihr Risiko einer kardiovaskulären Erkrankung zu erhöhen. Laute Schnarcher schaffen bis zu 95 Dezibel – das entspricht einem Lastwagen, der in der Nähe vorbeirattert. Studien zufolge steigt der Blutdruck bei Personen, die neben einem Schnarcher schlafen. Darüber hinaus sind die Schnarcher selbst anfälliger für kardiovaskuläre Erkrankungen.

Das Problem lässt sich am besten dadurch lösen, dass Sie Ihren Partner oder Ihre Partnerin überzeugen, für eine entsprechende Untersuchung und Behandlung einen Arzt aufzusuchen. Bis dahin tragen Sie am besten Ohrstöpsel.

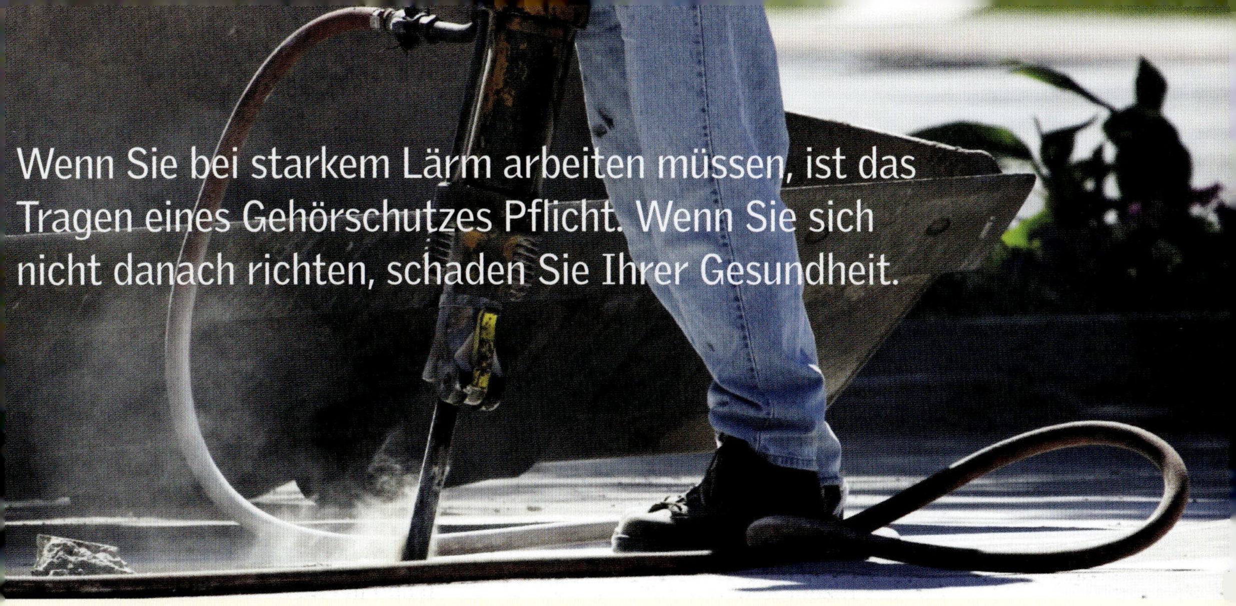

Wenn Sie bei starkem Lärm arbeiten müssen, ist das Tragen eines Gehörschutzes Pflicht. Wenn Sie sich nicht danach richten, schaden Sie Ihrer Gesundheit.

Wann ist es zu laut?

Es ist wichtig zu wissen, wann Lärm die Gesundheit Ihres Gehörs und Ihres Herzens gefährdet. Zwar ist während beruflicher Arbeit ab 85 Dezibel das Tragen eines Gehörschutzes zwingend vorgeschrieben, aber auch in Ihrem Privatleben sind Sie gefährdet, wenn Sie:

- mit Geräten wie einer Motorsäge, einer Kreissäge, einem Häcksler oder einem Laubbläser arbeiten und dabei keinen Gehörschutz tragen;
- regelmäßig laute Musik aus dem Kopfhörer hören;
- dem Lärm eines Motorrads (90 bis 100 Dezibel), einer voll aufgedrehten Stereoanlage im Auto (95 bis 140 Dezibel) oder einer vollen Kneipe (90 bis 95 Dezibel) ausgesetzt sind.

Leiden Sie während des Lärms oder danach unter Ohrenklingeln oder dem Eindruck von „Watte in den Ohren", so gehen Sie unverzüglich zum Ohrenarzt.

Wenn Sie über längere Zeit nervtötendem Krach ausgesetzt sind und keine Möglichkeit haben, den Lärmpegel zu senken, weichen Sie in ein leiseres Umfeld aus. Versuchen Sie nicht, den Lärm zu ertragen: Nach Angaben der WHO könnten weltweit 200 000 Todesfälle aufgrund von Herzkrankheiten auf eine Lärmbelastung zurückzuführen sein.

LÄRM IN DER NACHT

Ständiger Nachtlärm von mehr als 50 Dezibel – so laut ist schwacher Verkehr – gefährdet die Gesundheit des Herz-Kreislauf-Systems, so die WHO. Anderen Studien zufolge kann Verkehrslärm von mehr als 30 Dezibel den Schlaf stören, was an sich schon eine Gefahr darstellt. Die Hälfte der Europäer wohnt in einer lauten Umgebung, und jeder Dritte wacht nachts durch Lärm auf. Wenn es nicht möglich ist, das Schlafzimmer an einer von der Straße abgewandten Seite einzurichten, sollte man über den Einbau von Schallschutzfenstern nachdenken oder mit Ohrstöpseln schlafen.

Nr. 10 Chemikalien

Chemikalien in der Umwelt sind möglicherweise für bestimmte Krankheiten verantwortlich, die in den letzten hundert Jahren zugenommen haben – Krebs, Allergien, Asthma, Hautkrankheiten, Autoimmunerkrankungen wie Gelenkrheuma und Multiple Sklerose sowie Herz-Kreislauf-Erkrankungen.

Zwischen Schwermetallen wie Blei, Quecksilber und Kadmium im Blut und erhöhtem Herzinfarkt- und Schlaganfallrisiko besteht ein Zusammenhang. Mediziner empfehlen Personen mit Bluthochdruck, Herzkrankheiten oder anderen kardiovaskulären Erkrankungen, sich darauf testen zu lassen.

- Blei kann zu Arteriosklerose, Thrombose, Bluthochdruck und kardiovaskulären Erkrankungen führen, wenn man langfristig niedrige Dosen davon aufnimmt. Bewohner alter Häuser sollten sich vergewissern, dass die Trinkwasserleitungen nicht aus Blei bestehen. Verwenden Sie zum Streichen der Wohnung keine sehr alten Farben; sie enthalten oft Blei.
- Quecksilber begünstigt Entzündungen, die Bildung von Blutgerinnseln und schädigt die Arterienwände. Eine Quecksilbervergiftung kann Bluthochdruck sowie kardiovaskuläre Erkrankungen verursachen und erhöht das Schlaganfall- und Herzinfarktrisiko. Vor allem Schwangere sollten keine Fischarten essen, bei denen eine hohe Quecksilberbelastung wahrscheinlich ist (siehe S. 106). Die Einnahme von Selen kann die giftige Wirkung von Quecksilber reduzieren.
- Kadmium kann zu Nieren- und Knochenschäden, Bluthochdruck, Störungen des Insulinstoffwechsels, Krebs und Zinkmangel führen. Der Verzehr kalziumreicher Lebensmittel kann die giftige Wirkung reduzieren.
- Eisen kann Arteriosklerose begünstigen, deshalb sollte man nicht zu viel eisenreiche Lebensmittel wie rotes Fleisch essen. In einer Studie schien eine verringerte Zufuhr von Eisen bei Herzinfarkt- oder Schlaganfallpatienten das Risiko eines erneuten Infarkts oder Schlaganfalls zu verringern. Eine gewisse Menge Eisen braucht der Körper jedoch für lebenswichtige Funktionen.

VORSICHT BEI VERPACKUNGEN AUS KUNSTSTOFF

In einer umfangreichen Studie kamen Wissenschaftler zu dem Ergebnis, dass sich bei Menschen mit einem hohen Gehalt von Bisphenol A (BPA) im Urin das Risiko einer kardiovaskulären Erkrankung oder von Diabetes verdoppelt. Andere Untersuchungen bestätigen dieses Ergebnis.

BPA ist ein Phthalat und wird als Weichmacher verwendet, hauptsächlich, um die Elastizität von PVC und anderen Kunststoffen zu erhöhen. Das ist bei Kunststoffen, die mit Lebensmitteln in Berührung kommen, ein Problem. Wie leicht und wie schnell BPA in die Lebensmittel gelangt, steht zwar noch nicht fest – dennoch darf seit März 2011 in der Europäischen Union bei der Herstellung von Babyflaschen kein BPA mehr verwendet werden, und seit dem 1. Juli 2011 gilt außerdem ein Verkaufsverbot für Plastikflaschen, die Bisphenol A enthalten. Bei älteren Plastikbehältern für Speisen und Getränke sollte man folgende Regeln beachten: nicht mit kochendem Wasser füllen oder reinigen, nicht in der Mikrowelle erhitzen und nicht mehr benutzen, wenn sie zerkratzt oder abgenutzt sind.

PHTHALATE SIND ÜBERALL

Es ist fast unmöglich, Phthalaten zu entgehen. Viele Lebensmittel werden in Kunststoff verpackt (nach dem Kauf entfernen). Phthalate kommen in Kosmetika, Shampoos, Klebstoffen, Farben sowie Wasch- und Reinigungsmitteln vor. Weil Außenanstriche von Schiffen üblicherweise Phthalate enthalten, werden die Substanzen zunehmend in Fisch gefunden. BPA wurde in Trinkwasser und auf der Haut entdeckt – durch abgestorbene Hautzellen gelangt es in den Hausstaub. Amerikanischen Wissenschaftlern zufolge haben mehr als 90 Prozent aller Menschen nachweisbare BPA-Werte.

PHTHALATE UND DAS HERZ

Offensichtlich gibt es einen Mechanismus, durch den chemische Verbindungen wie BPA die Entstehung kardiovaskulärer Erkrankungen beeinflussen. Es gibt immer mehr Hinweise darauf, dass zwischen Phthalaten und anderen schädlich auf unseren Organismus einwirkenden Substanzen einerseits und Fettleibigkeit andererseits ein Zusammenhang besteht. Und Fettleibigkeit ist ein Risiko für kardiovaskuläre Erkrankungen. Tatsächlich wurde in einigen Studien eine Verbindung zwischen den Abbauprodukten von Phthalaten im Urin und BMI, Taillenumfang sowie Insulinresistenz nachgewiesen.

Zehn Mal sicherer

Über die zehn größten Umweltrisiken, die unsere Herz-Kreislauf-Gesundheit bedrohen, sind Sie nun informiert, und mit den vorgeschlagenen Strategien werden Sie sie wirksam bekämpfen können.

Ihr Aktionsplan ist nahezu komplett. Doch es gibt auch psychische Faktoren, die sich auf Ihre Herz-Kreislauf-Gesundheit auswirken. Welche das sind und wie Sie ihnen begegnen können, erfahren Sie in Schritt 9.

Aktionsplan SCHRITT 9

Zufriedenheit, Humor, harmonische Beziehungen und anregende Hobbys schützen vor Herz-Kreislauf-Erkrankungen. Andererseits können Stress, Verärgerung und Depressionen den Blutdruck erhöhen und die Gefäßverkalkung vorantreiben.

Doch das muss kein Schicksal sein. Es liegt in unserer Hand, ob wir es zulassen, dass negative Einflüsse Macht über uns gewinnen. Entdecken Sie in Schritt 9, wie man es schafft, sein Leben positiv zu gestalten.

Genießen Sie das Leben

Ihr Wohlbefinden hängt vor allem davon ab, wie gut Sie sich um sich selbst kümmern. Einer der besten Wege, körperlich und geistig gesund zu bleiben, ist positives Denken und Handeln. Versuchen Sie, den negativen Einflüssen von Stress und Anfeindungen gelassen entgegenzutreten. Das wirkt Wunder im Kampf gegen Herzinfarkt und Schlaganfall. Heiterkeit, Offenheit und Optimismus sind Königswege für ein langes Leben.

Stress ernst nehmen

Stress ist eine der häufigsten indirekten Ursachen für Krankheiten in der modernen Welt und spielt als Auslöser von Herz- und Kreislauf-Notfällen eine Schlüsselrolle. Laut Interheart-Studie (siehe S. 17) ist Stress einer von neun Faktoren, die zu 90 Prozent aller Erstinfarkte beitragen. Jüngste Forschungen zeigen, dass Dauerstress am Arbeitsplatz oder zu Hause das Risiko für einen Herzinfarkt verdoppelt. Die gefährlichsten Faktoren sind schwere familiäre Konflikte und finanzielle Probleme. Stress ist auch ein Haupt-Risikofaktor für einen Schlaganfall.

WAS IST STRESS EIGENTLICH?

Wenn uns etwas belastet, setzt unsere Reaktion auf Gefahrensituationen ein: der Fluchtreflex. Adrenalin und andere Stresshormone werden ausgeschüttet, das Herz schlägt stärker und schneller, Blutdruck und Atemfrequenz steigen. Der Organismus produziert mehr Schweiß, weil er sich auf Aktivität einstellt und Schwitzen die Körpertemperatur reguliert. Verdauung und andere nicht lebenswichtige Funktionen werden vorübergehend heruntergefahren. Eine solche Reaktion des Körpers war in der Steinzeit hilfreich, wenn man gefährlichen Tieren gegenüberstand, doch im Zeitalter der

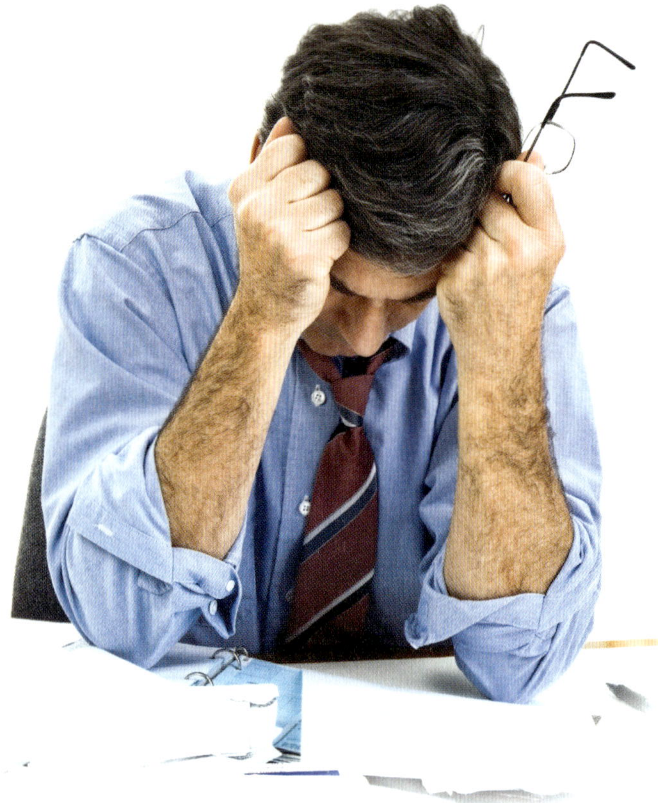

Schreibtischarbeit und Verkehrsstaus ist sie weniger angebracht. Dauerstress kann zu Bluthochdruck und einer verstärkten Neigung zu Blutgerinnseln führen, den Auslösern sowohl von Herzinfarkten als auch Schlaganfällen. Außerdem schüttet der Körper bei Stress das Hormon Cortisol aus, das langfristig Fettleibigkeit im Bauchbereich, Bluthochdruck und Diabetes Typ 2 begünstigt. Ein durch akuten Stress verursachter plötzlicher Anstieg des Blutdrucks kann auch zu einem hämorrhagischen Schlaganfall (Gehirnblutung) führen. Stress erhöht das Risiko für einen Schlaganfall um bis zu 40 Prozent.

Gestresste Menschen rauchen und trinken mehr, essen ungesünder, bewegen sich weniger und schlafen schlechter.

RISIKOFAKTOR ARBEITSPLATZ

Die Deutschen arbeiten länger als die meisten anderen EU-Bürger, und jeder Dritte arbeitet häufig an den Grenzen seiner Leistungsfähigkeit. Wissenschaftler sehen einen Zusammenhang zwischen Stress am Arbeitsplatz und erhöhtem Herzinfarkt- und Schlaganfallrisiko. Forscher der Universität London analysierten 2008 die Daten einer Studie, die 10 000 Angestellte des öffentlichen Dienstes zwölf Jahre begleitet hatte. Männer und Frauen unter 50, die am Arbeitsplatz unter Dauerstress standen, hatten darin ein um 68 Prozent erhöhtes Risiko für Erkrankungen der Herzkranzgefäße. Bei Testpersonen kurz vor der Rente sank das Risiko. Wer am meisten unter Stress litt, hatte morgens schon hohe Werte des Stresshormons Cortisol und dauerhaft erhöhten Puls – beides Zeichen für ein gefährdetes Herz.

Auch ein ungerechter Chef kann den Blutdruck in die Höhe treiben. Forscher maßen drei Arbeitstage lang den Blutdruck von Krankenpflegerinnen. Als einige der Frauen unter einem Vorgesetzten arbeiteten, den sie für unfair hielten, war der obere Blutdruckwert um durchschnittlich 15 Punkte erhöht, der untere Wert um durchschnittlich sieben Punkte. Das ist genug für ein deutlich erhöhtes Herzinfarkt- oder Schlaganfallrisiko.

Fragen & Antworten

Ich stehe im Augenblick ziemlich unter Druck. Erhöht das die Gefahr, dass ich einen Herzinfarkt oder Schlaganfall erleide?

Stress kann sich ungünstig auf die Gesundheit auswirken, aber es ist möglich, Strategien zu entwickeln, mit dem Druck umzugehen. Falls Stress bei Ihnen dazu führt, dass Sie mehr rauchen, mehr fette, süße Sachen essen oder mehr Alkohol trinken, erhöhen Sie damit Ihr Risiko, einen Herzinfarkt oder Schlaganfall zu erleiden. Solche schädlichen Reaktionen müssen Sie vermeiden; dann werden Sie sich fitter fühlen, besser schlafen und weniger angespannt sein. Tun Sie etwas für Ihre Entspannung, dann bekommen Sie den Stress erst recht in den Griff. Manche Menschen blühen unter Stress sogar richtig auf: Schauen Sie sich ab, mit welchen Verhaltensweisen sie dem Druck begegnen.

ANSPANNUNG ABBAUEN

Wenn Ihr Chef Sie rasend macht, sollten Sie lernen, mit Ihrem Frust umzugehen (siehe S. 210). Versuchen Sie, in einer schwierigen Situation nicht zu verkrampfen. Wenn Sie aufrecht und entspannt stehen, haben Sie mehr Selbstbewusstsein und Kontrolle. Nach einer Auseinandersetzung sollten Sie den Ort des Konflikts möglichst schnell verlassen. Ein nur fünfminütiger Spaziergang gibt Ihnen die Chance, durchzuatmen und den Kopf klar zu bekommen.

Vielleicht schaffen Sie es nicht, den morgendlichen Cortisol-Wert zu senken, aber Sie können erhebliche Verbesserungen bei anderen Risikofaktoren erzielen. Wissenschaftler stellten bei gestressten Menschen fest, dass sie mehr rauchen, weniger Obst und Gemüse essen, sich weniger bewegen und mehr Anzeichen für das metabolische Syndrom aufweisen. Das sind Faktoren, die bei Stress am Arbeitsplatz das Risiko einer Herz-Kreislauf-Erkrankung um ein Drittel erhöhen. Setzt Ihre Arbeit Sie also unter Druck, dürfen Sie Ihrem Körper nicht noch zusätzlich schaden. Achten Sie auf Ihre Ernährung, und verschaffen Sie sich Bewegung, denn Bewegung baut Stress und Angst ab.

Achtung !

KURZZEITIGER EXTREMSTRESS

Unter hohem Termindruck zu arbeiten kann bei einigen Menschen in den darauffolgenden 24 Stunden das Risiko für einen Herzinfarkt erhöhen. Als schwedische Forscher 1381 Männer und Frauen, die einen Herzinfarkt überlebt hatten, nach ihrer Arbeit im Jahr davor befragten, stellte sich heraus, dass acht Prozent, also fast jeder Zehnte, in den 24 Stunden vor dem Infarkt einen wichtigen Fertigstellungstermin hatten. Dieser Druck verursachte das sechsmal so hohe Herzinfarktrisiko am Tag danach. Der kurzzeitige Extremstress war deutlich gefährlicher als die Summe stressiger Ereignisse eines ganzen Jahres.

Versuchen Sie, knappe Fristen durch gute Planung in den Griff zu bekommen. Wenn Ihre Arbeitsbelastung zu hoch ist, wenden Sie sich an Ihren Vorgesetzten oder die Personalabteilung. Man wird einen Weg finden, Ihnen zu helfen.

BLUES AM MONTAG

Den meisten Stress gibt es am Montagmorgen. Auch Schlaganfälle, Herzinfarkte und Herzrhythmusstörungen treten dann am häufigsten auf. An Montagen steigt die Herzinfarktrate sowohl bei Arbeitnehmern als auch bei Ruheständlern um rund 20 Prozent. Sich am Montag für die neue Woche zu wappnen lässt bei manchen Menschen den Blutdruck steigen. Aber die Aussicht auf die Arbeitswoche ist nicht der einzige Grund. Bei einigen sind es die Nachwirkungen von zu viel Alkohol am Wochenende, die einen gefährlich von der Norm abweichenden Herzrhythmus und erhöhten Blutdruck erzeugen können (siehe S. 175). Bei anderen ist es der Weg zur Arbeit. Puls und Blutdruck von Pendlern steigen stark an, während sie mit Auto, Bahn und Bus zum Arbeitsplatz und zurück fahren. Deren Stresslevel soll nach wissenschaftlichen Erkenntnissen noch höher sein als die Anspannung von Polizisten, die einer gewaltbereiten Menschenmenge gegenüberstehen.

Versuchen Sie, an einem Tag in der Woche früher oder später zur Arbeit zu fahren. So vermeiden Sie den Stau oder finden in der Bahn einen Sitzplatz. Falls Sie früher fahren, kommen Sie ohne Hetze an und können bei einer Tasse Kaffee in Ruhe den Tag planen.

Achtung!

E-MAIL-WAHNSINN

Viele Menschen unterschätzen, wie sehr die Einführung von E-Mails das Stresslevel bei der täglichen Arbeit in einem Büro erhöht hat. Der durchschnittliche Manager verbringt sage und schreibe vier Stunden am Tag mit der Bearbeitung einer Flut von elektronischen Mitteilungen. Jeder Dritte von uns fühlt sich von der Menge eingehender E-Mails gestresst. Einige Menschen sehen bis zu 40 Mal pro Stunde nach, ob sie eine Mail bekommen haben. Jede von ihnen zieht Entscheidungen nach sich, die das Nervensystem belasten. Tätigkeiten werden unterbrochen, man verliert den Faden, die Produktivität sinkt, man wird müde. In einer Studie schnitten Arbeitnehmer, die von E-Mails abgelenkt wurden, bei einem Intelligenztest um zehn Punkte schlechter ab.

Es gibt Möglichkeiten, der E-Mail-Flut zu begegnen. Allerdings muss man sich an bestimmte Regeln halten. Schalten Sie die automatische Ankündigung eingehender E-Mails aus. Schauen Sie nur zu bestimmten Zeiten in den Posteingang, und unterbrechen Sie keine andere Aufgabe, außer Sie erwarten etwas wirklich Dringendes.

GEGENSTRATEGIEN

Hier sind ein paar simple, bewährte Techniken, die Ihnen helfen, mit Ihrer Arbeitsbelastung fertig zu werden:

- Nutzen Sie flexible Arbeitszeiten, damit Sie nicht zu Stoßzeiten unterwegs sein müssen.
- Gehen Sie ein Stück des Weges zur Arbeit zu Fuß, oder nehmen Sie das Rad. Sie bauen damit Stresshormone ab und bekommen Bewegung.
- Machen Sie täglich eine Liste Ihrer Aufgaben.
- Setzen Sie sich klare Ziele, die realistisch und erreichbar sind.

- Managen Sie Ihre Zeit. Versuchen Sie, nicht alles gleichzeitig zu tun, sondern planen Sie, wann Sie diese oder jene Aufgabe erledigen wollen. Und halten Sie sich daran!
- Unterteilen Sie große Aufgaben in kleine Schritte.
- Seien Sie kein Perfektionist. Arbeiten Sie mit 90 Prozent Ihrer Kapazität anstatt mit 110, und delegieren Sie das Nötige.
- Schalten Sie den Anrufbeantworter ein, wenn Sie Ruhe brauchen.
- Wenn Sie die meiste Zeit sitzen, sollten Sie am Schreibtisch ein paar Übungen machen (siehe S. 148), die Stress abbauen.
- Nehmen Sie sich immer Zeit für das Mittagessen. Verlassen Sie dazu möglichst das Büro. Vermeiden Sie in Pausen Gespräche über die Arbeit.
- Lernen Sie Entspannungstechniken für akute Stressmomente (siehe S. 213). Wenn Sie nur für ein paar Sekunden die Augen schließen, kann Ihnen das an einem hektischen Tag neue Energie geben.
- Gehen Sie möglichst pünktlich nach Hause.
- Nehmen Sie keine Arbeit mit nach Hause.
- Checken Sie zu Hause und im Urlaub möglichst keine geschäftlichen E-Mails – falls Ihre Position Ihnen dies erlaubt.

PERSÖNLICHE PROBLEME

Angespannte familiäre Beziehungen können Ihr Risiko für Herzinfarkt und Schlaganfall um mehr als ein Drittel erhöhen. Beziehungen sind eine wichtige Grundlage für Zufriedenheit. Wenn Sie familiäre Probleme nicht in den Griff bekommen, nehmen Sie professionelle Hilfe in Anspruch.

Einschneidende Ereignisse wie ein Todesfall in der Familie oder eine ernsthafte Erkrankung können die Ausschüttung von Stresshormonen erhöhen und das Herz unter Schock setzen. Einige Menschen bekommen Beschwerden, die einem Herzinfarkt ähneln, etwa Schmerzen in der Brust oder Atemnot. Zum Glück bleiben in der Regel keine Schäden am Herzmuskel zurück. Allerdings können in seltenen Fällen traumatische Erlebnisse einen Herzstillstand auslösen.

DER FESTTAGSINFARKT

Stress ist teilweise auch für den Anstieg von Herzinfarkten und Schlaganfällen an Feiertagen verantwortlich. Es gibt zwei Spitzen: Weihnachten und Neujahr. Das liegt nicht nur am fetten Essen und zu hohem Alkoholgenuss. Forschungsergebnisse zeigen, dass auch seelischer Stress dazu beiträgt. Er entsteht durch lange Anfahrten, zu wenig Schlaf, die hohen Kosten und die allgemeine Aufregung, die ein hoher Feiertag mit sich bringt.

Weiter auf Seite 212 ➤

Sich selbst kennen: Wie reagieren Sie auf Stress?

Wir brauchen Stress in unserem Leben, denn er sorgt für Motivation und Begeisterung. Zeitdruck kann die Kreativität fördern und Ideen sprudeln lassen. Wichtig ist jedoch die Balance zwischen Druck und Entspannung.

Jeder Mensch reagiert anders auf Stress. Manche können gut damit umgehen. Andere sind angespannt, reizbar, brechen in Tränen aus, können sich nicht konzentrieren oder essen, trinken und rauchen zu viel. Keine dieser Reaktionen ist gesund.

Bei einer Befragung von 34 Männern, die sich von einem Herzinfarkt oder akuten Schmerzen in der Brust erholten, stellte sich heraus, dass 14 von ihnen weniger als zwei Stunden vor dem Infarkt emotional gestresst waren, etwa durch einen Streit mit einem Nachbarn oder Trauer über einen verstorbenen Verwandten. Die übrigen 20 hatten vor dem Vorfall keinen Stress. Dann wurden alle Männer einer Reihe anspruchsvoller Tests unterzogen, um den Stress zu erhöhen. Sie mussten z. B. eine Rede halten. Bei allen waren Blutdruck und Puls daraufhin erhöht, doch die Werte der 14 Männer, die von Stress, Ärger oder Depression vor dem Infarkt berichtet hatten, sanken viel langsamer wieder. Sie hatten auch mehr Blutblättchen (Thrombozyten) im Blut, was ihr Risiko für ein Blutgerinnsel erhöhte. Die anderen Männer hatten normale Werte.

LEIDEN SIE UNTER STRESS? TESTEN SIE, WIE VIELE DER FOLGENDEN ANZEICHEN UND SYMPTOME AUF SIE ZUTREFFEN:

- ☐ Häufiges Schwitzen oder Frösteln
- ☐ Starkes Herzklopfen oder Arrhythmien
- ☐ Sie müssen häufiger als üblich zur Toilette gehen
- ☐ Nervöses Gefühl im Bauch oder Magen
- ☐ Trockener Mund
- ☐ Müdigkeit, Mangel an Energie
- ☐ Eigentümliche Schmerzen, ungewohntes Zwicken
- ☐ Sie rauchen mehr als sonst
- ☐ Sie brauchen öfter einen Drink zur Beruhigung
- ☐ Sie arbeiten, bis Sie nicht mehr können
- ☐ Häufige Kopfschmerzen
- ☐ Schlafstörungen, zu frühes Aufwachen
- ☐ Reizbarkeit
- ☐ Sie denken: „Ich schaffe das nicht"
- ☐ Kein Appetit, keine Lust auf Vergnügungen
- ☐ Sie essen zu viel oder zu wenig
- ☐ Sie haben keinen Sinn für Humor mehr
- ☐ Vernachlässigung der äußeren Erscheinung
- ☐ Kein Interesse mehr an anderen Menschen
- ☐ Gefühl von Sinnlosigkeit
- ☐ Sie brechen leicht in Tränen aus
- ☐ Vergesslichkeit

Falls Sie mehr als fünf Kreuze gemacht haben, leiden Sie vermutlich unter zu viel Stress. Auf den Seiten 210–211 finden Sie Tipps von Experten, wie Sie sofort und künftig mit Stress umgehen können.

STRESS ELIMINIEREN

Die Ergebnisse der Interheart-Studie (siehe S. 17) zeigen, wie wichtig es ist, Stress aus Ihrem Leben zu verbannen. Der Studie zufolge verursachen psychische Faktoren wie Stress fast ein Drittel der Herzinfarkte, fast so viele wie das Rauchen. Die Studie hat allerdings auch einen positiven psychischen Faktor im Kampf gegen Stress und Herz-Kreislauf-Erkrankungen gefunden. Menschen mit hoher „internaler Kontrollüberzeugung" – dem Gefühl, selbst Herr über das eigene Schicksal zu sein, haben ein um 25 Prozent niedrigeres Herzinfarktrisiko als diejenigen, die sich ständig fremdbestimmt fühlen. Und wer gut mit Stress umgehen kann, hat ein um 25 Prozent reduziertes Schlaganfallrisiko. Gut ist, dass Sie diese Erkenntnisse sofort auf den eigenen Arbeits- und Familienalltag anwenden können. Hier ein Beispiel:

- Machen Sie sich bewusst: Es gibt immer eine Alternative, auch wenn es nur darum geht, wie Sie reagieren. Sagen Sie sich in schwierigen Zeiten: „Die Entscheidung liegt bei mir."
- Ergeben Sie sich nicht in ein vermeintliches Schicksal. Statt zu denken „Ich kann ja doch nichts dagegen tun", machen Sie sich klar, dass Sie fast immer Einfluss nehmen können.
- Versuchen Sie, entscheidungsstärker zu werden und Ihre Fähigkeit, Probleme zu bewältigen, auszubauen.

Achtung!

PANIK IM KOPF

Eine akute Panikattacke kann jederzeit auftreten und meist ohne ersichtlichen Grund. Solche Attacken erhöhen das Risiko einer Herzerkrankung, wie Wissenschaftler in einer umfassenden Studie herausfanden. Menschen unter 50 Jahre, die unter Panikattacken litten, wiesen ein um 38 Prozent höheres Herzinfarktrisiko und ein um 44 Prozent höheres Risiko einer kardiovaskulären Erkrankung auf als Menschen ohne Panikattacken. Ein Grund sind möglicherweise die Auswirkungen intensiver nervlicher Aktivität auf Herz und Blutgefäße.

In Deutschland leidet jeder Zehnte gelegentlich unter Panikattacken. Es trifft doppelt so viele Frauen wie Männer. Die Symptome sind plötzliche Schwäche, Atemnot, Herzrasen, Brustschmerzen, Übelkeit, Schweißausbrüche, Zittern und Schwindelgefühl, begleitet von panischer Angst.

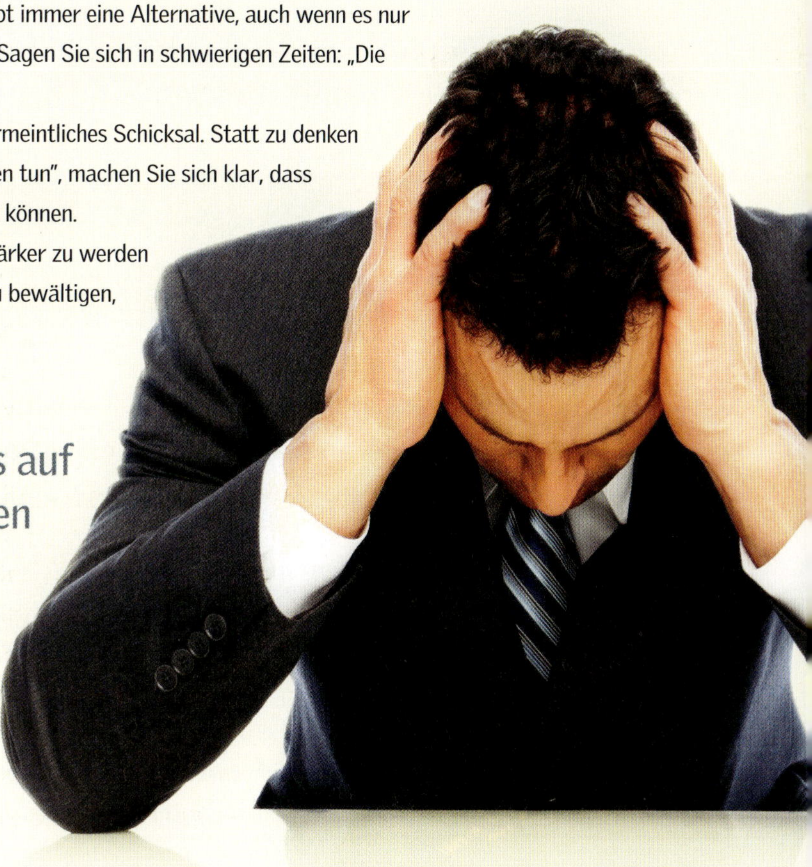

Jeder reagiert anders auf Stress. Manche können gut damit umgehen, andere sind reizbar oder brechen leicht in Tränen aus.

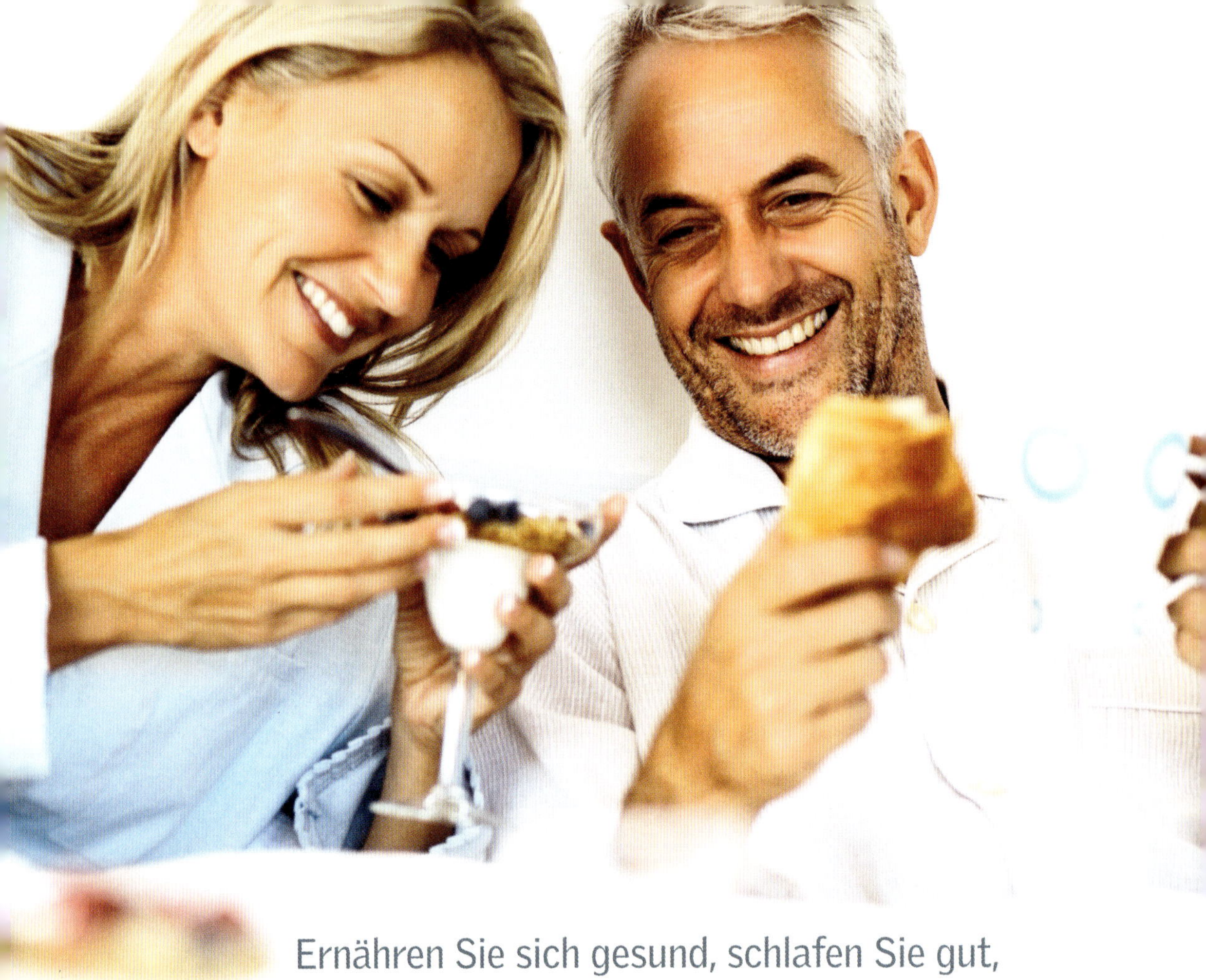

Ernähren Sie sich gesund, schlafen Sie gut, und pflegen Sie Ihren Sinn für Humor.

So lässt sich Stress dauerhaft überwinden

Zu wissen, wie man auf plötzlich auftretenden Stress reagieren sollte, ist das eine. Das andere ist die langfristige Strategie für ein stressfreies Leben.

- **Lernen, sich zu entspannen** Falls Sie ständig unter Druck stehen, ist es wichtig, sich etwas Zeit für sich selbst zu nehmen, auch wenn es nur eine halbe Stunde pro Woche ist. Progressive Muskelentspannung kann sehr gut die Auswirkungen von Stress auf den Körper reduzieren. Nacheinander werden Muskelgruppen erst angespannt, dann entspannt. Fangen Sie bei den Füßen an, und arbeiten Sie sich nach oben bis zum Kopf vor. Manchmal wird uns erst beim bewussten Einsatz der Muskeln bewusst, wie viel unbewusste Anspannung im Körper vorhanden ist.

- **Lassen Sie Tränen zu** Wenn sich so viel Stress aufbaut, dass Sie weinen möchten, sollten Sie das tun. Diese Art von erlösendem Weinen unterscheidet sich sehr vom Weinen aus Kummer und Schmerz. Forscher sind der Ansicht, richtiges Weinen könne durch Stress entstandene Stoffe abbauen. Es könnte auch sein, dass Männer ein höheres Risiko für Stress-Krankheiten haben, weil sie seltener weinen als Frauen.
- **Mit Sport in Hochform kommen** Körperliche Betätigung ist eines der besten Mittel gegen Stress. Wie in Schritt 7 beschrieben, ist eines der einfachsten und besten Trainingsgeräte die fast überall vorhandene Treppe. Wenn der Alltag Sie überrollt, laufen Sie einfach ein paar Mal die Treppe hinauf und hinunter. Und wenn es sich einrichten lässt, gehen Sie zehn Minuten lang stramm an der frischen Luft spazieren.
- **Sich gesund ernähren** Die richtige Ernährung hält das Immunsystem und den Stoffwechsel fit und schützt vor den Auswirkungen von Stress.
- **Sich aussprechen** Pflegen Sie soziale Kontakte. Auch wenn es schwerfällt: Sprechen Sie regelmäßig mit einem Familienmitglied oder guten Freund über Ihre Gefühle.
- **Nicht dramatisieren** Vermeiden Sie in Gedanken und gegenüber anderen dramatische und übertriebene Ausdrücke in Hinblick auf Ihre Probleme. Sagen Sie nicht: „Der Job bringt mich um." Wir machen das zwar alle, aber diese Art von Übertreibung heizt die Gefühle noch mehr an. Wenn Sie versehentlich so etwas doch einmal sagen, setzen Sie sofort eine realistische Einschätzung dagegen: „Unsinn, ich lebe ja noch."
- **Gut schlafen** Stress kann Ihren Schlaf stören, aber Schlafmangel kann auch zu mehr Stress führen. Auf den Seiten 224–227 finden Sie Ratschläge für gesunden Schlaf.
- **Sich einen Rückzugsort schaffen** Machen Sie eine Ecke Ihres Heims zu Ihrem ganz persönlichen Ort, an den Sie sich zurückziehen können, wenn Ihnen alles zu viel wird. Dort sollte nichts herumliegen, und der Platz sollte so ruhig wie möglich sein. Dort könnte z. B. Ihr Lieblingsstuhl stehen und ein paar Dinge, die Sie gerne betrachten.
- **Meditieren und Yoga** Forscher maßen die Gefäßverkalkung bei Bluthochdruckpatienten. Danach lernten die Probanden zu meditieren (siehe S. 213); bereits nach neun Monaten war ihre Gefäßverkalkung deutlich geringer. Studien zeigen auch, dass der Puls bei Yoga-Übungen drastisch sinkt.
- **Die Aussicht genießen** Natur ist gut gegen Stress. Jedenfalls zeigte sich das bei wissenschaftlichen Studien mit frisch operierten Patienten. Sie hatten weniger Schmerzen, wenn sie auf einen Baum statt auf eine Wand blickten. Bei Studenten, denen eine komplizierte Aufgabe gestellt wurde, ging der Puls deutlich schneller zurück, wenn sie auf einen richtigen Springbrunnen blickten statt auf einen digital dargestellten. Auch Fotos können helfen. Wenn der Blick aus Ihrem Fenster nicht schön ist, hängen Sie sich ein großes Landschaftsfoto an die Wand. Stellen Sie eine dekorative Pflanze oder eine Vase mit bunten Blumen in den Wohnbereich, in dem Sie sich am häufigsten aufhalten.
- **Pflegen Sie Ihren Sinn für Humor** Lachen ist eine wunderbare Art, Stress abzubauen und sich entspannter zu fühlen (siehe S. 214).

Mit Ärger umgehen

Ärger kann ein normales, gesundes Gefühl sein, das uns hilft, mit frustrierenden Situationen umzugehen. Er kann aber auch außer Kontrolle geraten. Unkontrollierte Wut – also plötzlicher, starker Zorn – kann sogar einen Herzinfarkt oder einen Schlaganfall auslösen. Das Herzinfarktrisiko ist nach einem Wutanfall zwei Stunden lang um das 9- bis 14-fache erhöht.

Die Auswirkungen von Ärger zeigten sich in einer Studie mit mehr als 1000 Menschen, die einen Herzschrittmacher hatten. Solche Geräte versetzen dem Herz einen Stromstoß, wenn Herzrhythmusstörungen auftreten. Die Forscher stellten fest, dass nach einem Wutanfall oft ein Stromstoß nötig war. Weniger heftiger Zorn erhöhte das Risiko einer Herzrhythmusstörung in den folgenden 30 Minuten um das Vierfache. Noch zwei Stunden später wiesen Menschen, die sehr wütend geworden waren, ein zehnmal so hohes Risiko auf wie Menschen, die ruhig geblieben waren.

DIE WUT RAUSLASSEN ODER UNTERDRÜCKEN?

Egal wie Sie damit umgehen, Zorn ist ungesund. Ob Sie die Wut rauslassen oder unterdrücken – beides kann das Herz-Kreislauf-System schädigen.

Eine Studie begleitete 1055 Männer vom Medizinstudium an bis zum Alter von 55 Jahren. Es stellte sich heraus, dass das Herzinfarktrisiko bei jenen, die am häufigsten wütend wurden, sechsmal höher und die Gefahr einer Herz-Kreislauf-Erkrankung, z. B. eines Schlaganfalls, dreimal so hoch war wie bei den Ruhigeren und Gelasseneren.

In einer Studie mit 200 Frauen hatten diejenigen, die häufig zornig reagierten, ihre Wut unterdrückten, negativ eingestellt waren oder ein geringes Selbstbewusstsein hatten, nach zehn Jahren ein deutlich erhöhtes Risiko von Verkalkung in der Halsschlagader, die das Hirn mit Blut versorgt.

ANZEICHEN ERKENNEN UND DARAUF REAGIEREN

Notieren Sie, was Sie richtig in Rage bringt. Stellen Sie sich dann vor, wie Sie beim nächsten Mal gelassener reagieren. Lernen Sie, die ersten Anzeichen zu erkennen, z. B. wachsende Verärgerung, erhöhter Puls oder schnelleres Atmen. Reagieren Sie, indem Sie eine Pause machen. Atmen Sie tief ein. Gönnen Sie sich einige Momente, um Spannung abzubauen.

Regelmäßige Bewegung und Entspannung helfen Ihnen, Dinge zu ignorieren, über die Sie sich sonst aufgeregt hätten, und Wutausbrüche zu vermeiden. Bei ernsthaften Problemen hilft ein Wut-Management-Kurs; damit könnten Sie Ihr Leben verbessern oder sogar retten.

Ruhe und Gelassenheit

Entspannungstechniken wie das Meditieren sind wirkungsvolle Mittel gegen Stress, Wut und Unglücklichsein. Sie müssen dafür keine ganze Stunde Ihres Tages opfern – schon 15 Minuten Ruhe reichen aus, um zu entspannen.

EINE OASE DER RUHE

Meditieren ist sehr praktisch: In nur zehn oder 15 Minuten können Sie den Gedanken entkommen, die Sie belasten. Meditation und verwandte Techniken wie das Visualisieren wirken sich sehr positiv auf Menschen aus, die ängstlich oder aggressiv sind und leicht wütend werden. Das Schöne an diesen Techniken ist, dass man sie ganz einfach zu Hause oder vielleicht in einem ruhigen Raum am Arbeitsplatz ausführen kann. Die folgende kurze Anleitung wird Ihnen dabei helfen.

- **Behaglichkeit** Tragen Sie bequeme Kleidung, und suchen Sie sich einen ruhigen Platz im Haus (oder ein freies Zimmer am Arbeitsplatz). Versinken Sie aber nicht in einem Sessel, denn aufrechtes Sitzen unterstützt das Atmen und hält wach. Manche setzen sich einfach auf den Boden. Schauen Sie auf die Uhr, und richten Sie sich darauf ein, zehn bis 15 Minuten abzuschalten. Suchen Sie sich als Mantra ein Wort wie „Om", auf das Sie sich während der Meditation konzentrieren.
- **Auf die Atmung konzentrieren** Sie können die Augen schließen oder offen lassen, je nachdem, wie es für Sie am angenehmsten ist und was Ihre Konzentration unterstützt. Atmen Sie tief ein, und wiederholen Sie beim Ausatmen jedes mal Ihr Mantra. Versuchen Sie ganz bewusst, alle anderen Gedanken auszuschalten, und konzentrieren Sie sich auf den Laut. Halten Sie alles andere fern von der Insel der Ruhe, auf der Sie sich gerade befinden. Konzentrieren Sie sich auf Ihr Mantra und Ihr rhythmisches Atmen. Dem Körper wird so mehr Sauerstoff zugeführt, der Puls verlangsamt sich, und Sie können entspannen. Ihr Ziel ist es, wach und aufmerksam, dabei aber völlig entspannt zu sein.

URLAUB IM KOPF

Sie können es auch mit Visualisieren probieren. Setzen Sie sich hin, schließen Sie die Augen, stellen Sie sich mit allen Sinnen Ihren Lieblingsort vor, z. B. einen Strand. Sie spüren die Sonne auf der Haut, sehen die Möwen kreisen, schmecken das Salz in der Luft. Bleiben Sie dort ... bis Sie ruhig sind.

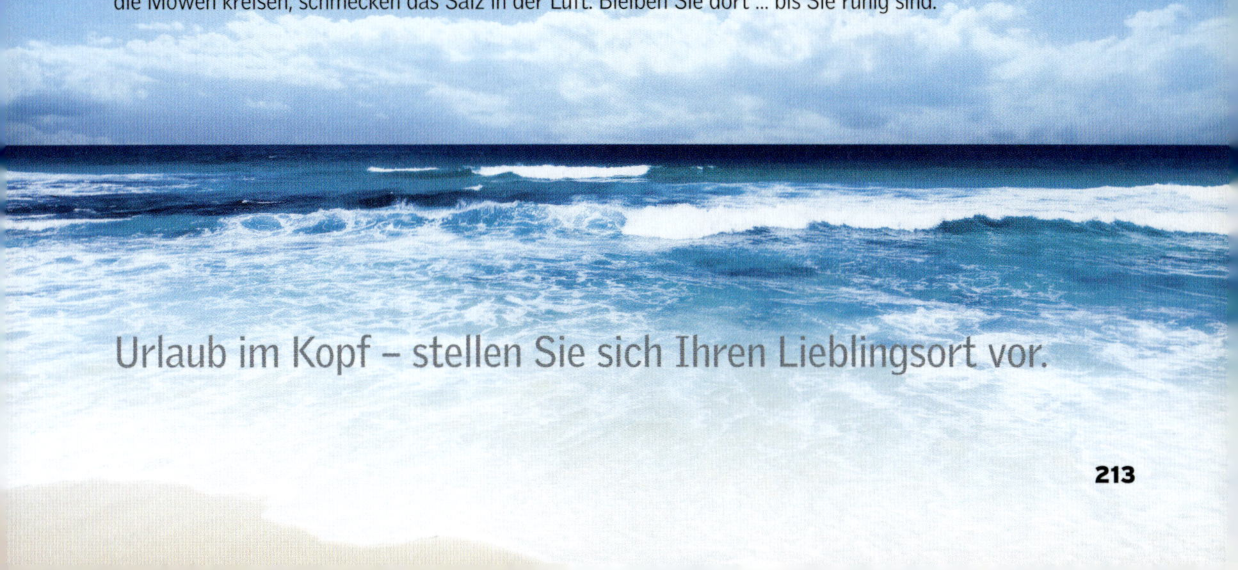

Urlaub im Kopf – stellen Sie sich Ihren Lieblingsort vor.

Öfter mal lachen

Lachen entspannt und baut ganz wunderbar Stress ab. Ein gesunder Humor wirkt sich vermutlich sehr positiv auf Herz und Kreislauf aus. Um zu testen, ob Lachen die Arterienwände vor den Auswirkungen von Stress schützen kann, hat der Herzspezialist Dr. Michael Miller mit seinem Team an der Universität von Maryland, USA, gesunde Testpersonen gebeten, Komödien anzuschauen. Die Forscher stellten bei den Testpersonen eine Erweiterung der Blutgefäße und einen um 25 Prozent erhöhten Blutfluss zum Herzen fest. Das bedeutet eine um ein Viertel bessere Sauerstoffversorgung der Zellen und entspricht dem Anstieg bei gemäßigter Bewegung oder infolge der Einnahme cholesterinsenkender Medikamente. Schauten die Testpersonen hingegen einen tragischen Film, war der Blutfluss um mehr als ein Drittel reduziert. Dies entspricht dem Effekt, der eintritt, wenn man sich an etwas Unangenehmes erinnert oder anstrengende Kopfrechenaufgaben zu lösen hat.

Maßnahme

VERSUCHEN SIE ES MIT LACH-YOGA

Für diejenigen, die fit werden wollen und gleichzeitig Spaß haben möchten, gibt es eine internationale Lach-Bewegung, die Lach-Yoga anbietet. Dort können Sie mit anderen zusammen sein und einfach lachen. Es ist ein leichtes Ausdauertraining, das die positiven Effekte des Lachens mit der Yoga-Atmung verbindet. Körper und Hirn bekommen dabei mehr Sauerstoff. Das Lachen produziert außerdem Endorphine, auch Glückshormone genannt, die das Wohlbefinden fördern, Stress abbauen und den Körper entspannen.

Wie in den meisten Fällen steckt auch in dem Sprichwort „Lachen steckt an" ein Körnchen Wahrheit. Forscher scannten im Rahmen einer Studie die Gehirne von Testpersonen, während diese Geräusche von lachenden sowie von brüllenden Menschen hörten. Auf die positiven Geräusche reagierten die Probanden am stärksten. Der Bereich, der im Gehirn der Probanden aktiv war, wenn sie Menschen lachen hörten, ist auch beim Lächeln aktiv. Wahrscheinlich ist unser Gehirn so programmiert, dass wir zurücklächeln, wenn uns jemand anlächelt. Aus diesem Grund wird bei TV-Komödien oft nach einem Witz Lachen vom Band eingespielt: Man hofft auf dieselbe Reaktion bei den Zuschauern im Studio und zu Hause.

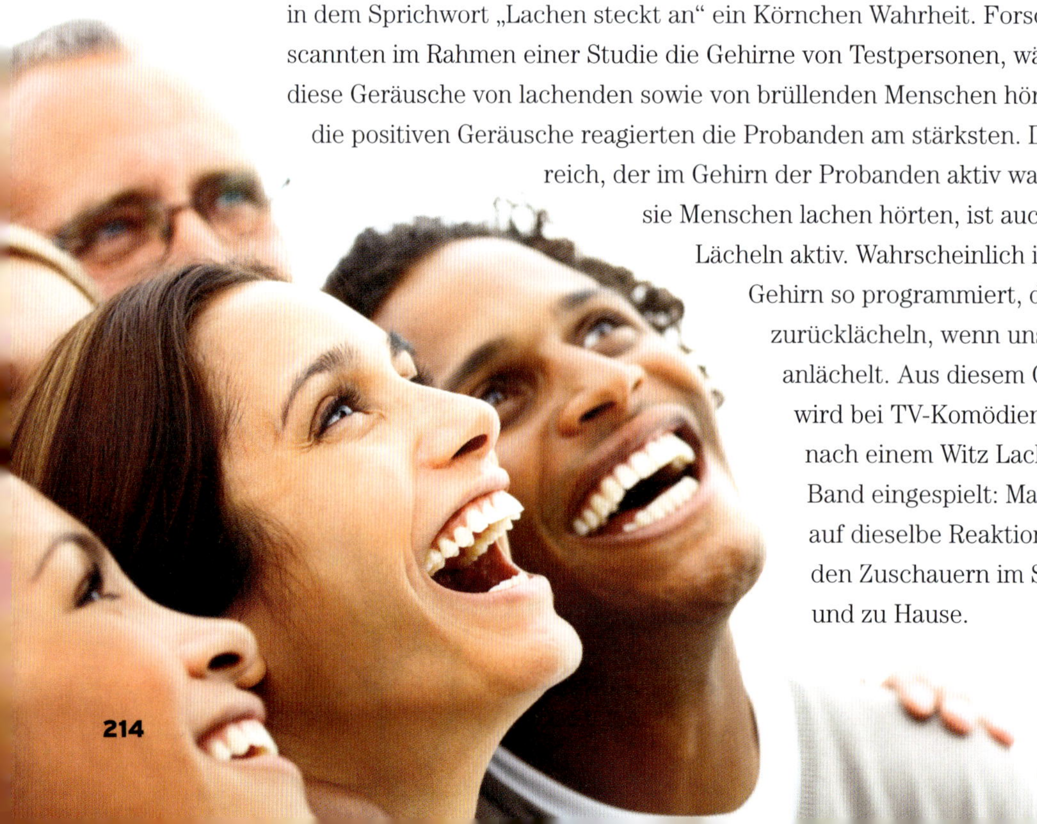

SO WAR ES BEI JANINA C.

„Ich habe es geschafft“

Janina C. erlebte 2002 einen Tag, den sie nie vergessen wird. Janina, die in Leipzig wohnt, war 37 Jahre alt und gerade geschieden. Sie arbeitete ganztags als Chefsekretärin und hatte zwei Söhne zu versorgen. „Ich war gerade von einem Ostseeurlaub zurück“, sagt sie. „Ich hatte Wäsche gewaschen, das Abendessen für die Kinder gemacht und angefangen, den Rasen zu mähen. Plötzlich bekam ich rasende Kopfschmerzen. Ich sagte den Jungs, sie sollten meine Mutter anrufen, bin reingegangen und zusammengebrochen.“

Ihre Mutter rief den Arzt an. Als er kam, genügte ihm ein Blick. Sofort rief er einen Notarztwagen, der sie in die Klinik brachte. Die Diagnose lautete Subarachnoidalblutung – eine Hirnblutung. Janina war rechtsseitig gelähmt.

„Mein Leben war völlig aus den Fugen“, sagt sie. „Ich musste wieder lernen zu sprechen und zu gehen.“ Sechs Monate lang war sie in einer Reha-Klinik. Ihre rechte Seite ist immer noch recht schwach.

„Man muss die Dinge so nehmen, wie sie sind, und das Beste daraus machen. Ich habe es geschafft.“

Janina glaubt, dass Stress infolge der Scheidung und die Doppelbelastung als Alleinerziehende mit Vollzeitstelle die Ursache für den Schlaganfall war. „Ich hatte zwar hohen Blutdruck, seit mein Jüngster auf die Welt gekommen war, aber ich hätte nie geglaubt, dass ich einen Schlaganfall bekommen könnte. Ich dachte, für so etwas wäre ich zu jung.“ Während sie sich erholte, hörte sie mit dem Rauchen auf und sorgte dafür, dass ihr Leben in ruhigeren Bahnen verlief. Sie liest jetzt mehr und legt sich nachmittags oft hin. „Nur ein halbes Stündchen, dann bin ich wieder fit. Aber so lange muss ich schlafen.“

Sie arbeitet nur noch zwei halbe Tage in der Woche, und zwar nicht mehr als Sekretärin, sondern in einem Second-Hand-Laden. Materielle Sorgen hat sie nicht, weil ihr geschiedener Mann sie unterstützt. Sie könnte Auto fahren, lässt es aber lieber: „Ich gehe überall zu Fuß hin.“ Sie ernährt sich besser, isst weniger Salz und sehr viel Gemüse. Aber Schokolade ist immer noch ihre Schwäche.

Janina gibt zu, dass es eine schwere Zeit war, aber ihr Rat an alle in einer ähnlichen Situation ist, positiv zu denken. „Man muss die Dinge nehmen, wie sie sind, und lernen, das Beste daraus zu machen. Ich habe es geschafft.“

DIE BESTE MEDIZIN

Wenn Sie lachen, steigen Blutdruck und Puls leicht an, aber langfristig reduziert Lachen den Blutdruck und stärkt das Immunsystem. Eine Studie der Universität Tsukuba in Japan kam sogar zu dem Ergebnis, dass Lachen den Blutzuckerwert bei Diabetikern beeinflussen kann. Nachdem Testpersonen eine Komödie angesehen hatten, war ihr Blutzuckerwert deutlich niedriger als nach einem trockenen Vortrag.

Schon allein der Gedanke an etwas Humorvolles ist gesundheitsfördernd. Die Vorfreude auf eine Lieblingskomödie im Fernsehen baut Stresshormone wie Cortisol ab und erhöht den Spiegel entspannender Endorphine. Diese sogenannten Glückshormone werden vom Körper selbst produziert und wirken auch schmerzstillend.

Lachen verschafft dem Körper ein Herz-Kreislauf-Training. Man atmet häufiger, wodurch mehr Sauerstoff ins Blut gelangt. Außerdem werden dabei etwa 400 verschiedene Muskeln aktiviert, unter anderem Bauchmuskeln und viele innere Muskeln, die sonst kaum zum Einsatz kommen, auch nicht bei den meisten sportlichen Betätigungen.

Eine kleine Studie mit Herzinfarktpatienten in der Rehabilitation bestätigte die positiven Auswirkungen von Lachen. Eine Gruppe von 24 Patienten schaute ein Jahr lang täglich eine halbstündige Komödie. Eine Kontrollgruppe tat das nicht. Nur zwei der Patienten, die sich die Komödien ansahen, erlitten in dieser Zeit einen zweiten Herzinfarkt. Aus der Gruppe, die keine Komödien schaute, waren es zehn.

Es scheint, als sei es Menschen in die Wiege gelegt, sich am Leben zu erfreuen. Aber wir verlieren diese Fähigkeit mit dem Älterwerden. Kinder lachen durchschnittlich zwischen 100- und 400-mal täglich. Hat der Stress des Erwachsenenlebens Einzug gehalten, sinkt der Wert auf 5- bis 15-mal.

Die Kraft des Glücks

So wie Lachen und Lächeln wirken auch Glücksgefühle Stress entgegen. Männer und Frauen, die an einer groß angelegten Studie zu Herzinfarktrisiken teilnahmen, wiesen fast um ein Drittel geringere Cortisol-Werte auf, wenn sie von Glücksmomenten während des Tages berichteten.

Egal wie alt Sie sind, Sie können sich sofort glücklicher fühlen, wenn Sie versuchen, mehr aus sich herauszugehen und mehr Energie in Ihre Aktivitäten zu stecken. Psychologen sagen, dass sich fast alles, was uns aktiv macht – z. B. singen oder zur Radiomusik tanzen – positiv auf die Stimmung auswirkt. Genau wie Lachen sind auch Glücksgefühle ansteckend. Die 30 Jahre währende amerikanische Framingham Heart Study zeigt, wie das Glücklichsein einer Person an ihre Umgebung weitergegeben wird. Die sozialen Netzwerke unter den Einwohnern einer amerikanischen Kleinstadt machten deutlich, dass das Glück eines Freundes, der in der Nähe wohnt, die eigene Chance, glücklich zu sein, um 25 Prozent erhöht.

Maßnahme

AUF DEN HUND KOMMEN

Die Gesellschaft eines Haustiers könnte Ihrer Gesundheit guttun, weil sie Stress abbaut. Studien zeigen, dass Tierbesitzer überdurchschnittlich gute Chancen haben, einen Herzinfarkt zu überleben, und ihr Risiko für eine Herz-Kreislauf-Erkrankung generell geringer ist. Ältere Menschen, die ein Haustier haben, sind allgemein gesünder und glücklicher als jene ohne. Eine irische Untersuchung kam zu dem Ergebnis, ein Hund könne mehr für das Herz des Herrchens tun als eine Katze. Die Hundebesitzer hatten unterdurchschnittliche Blutfettwerte und einen niedrigeren Blutdruck – vermutlich, weil sie sich beim Gassigehen mit dem Hund mehr bewegten.

FREUDE TEILEN

Glücksgefühle wirken stärker zwischen Freunden des gleichen Geschlechts. Sie sind sogar um drei Ecken noch spürbar. Wenn Ihre Freundin eine Freundin hat, die jemanden kennt, der glücklich ist, macht Sie das auch glücklicher. Forscher sprechen davon, dass „Häufungen von Glück durch Ausbreitung entstehen und nicht nur durch die Tendenz, mit ähnlichen Menschen Kontakte zu pflegen". Der Einfluss von Freunden scheint deutlich ausgeprägter zu sein als der von Ehepartnern oder Geschwistern. In einer Studie erhöhte das Glück eines Ehepartners das Glücksgefühl der Probanden um acht Prozent, das Glück von Geschwistern erhöhte es um 14 Prozent – aber ein Nachbar, der glücklicher wurde, verbesserte die Chance auf das eigene Glücklichsein um 34 Prozent.

Offensichtlich gilt, dass ein Schlüsselfaktor menschlichen Glücks das Glück derer um einen herum ist. Andere Forschungsergebnisse bestätigen: Gefühle sind ansteckend. Kurzfristig macht das Lächeln einer Kellnerin die Gäste tatsächlich froher. Die Wirkung ist auch auf Dauer messbar. Deshalb neigen Studenten, die eine WG mit einem leicht depressiven Kollegen teilen, eher dazu, selbst depressiv zu werden. „Das Glück hängt vom Glück derjenigen ab, die

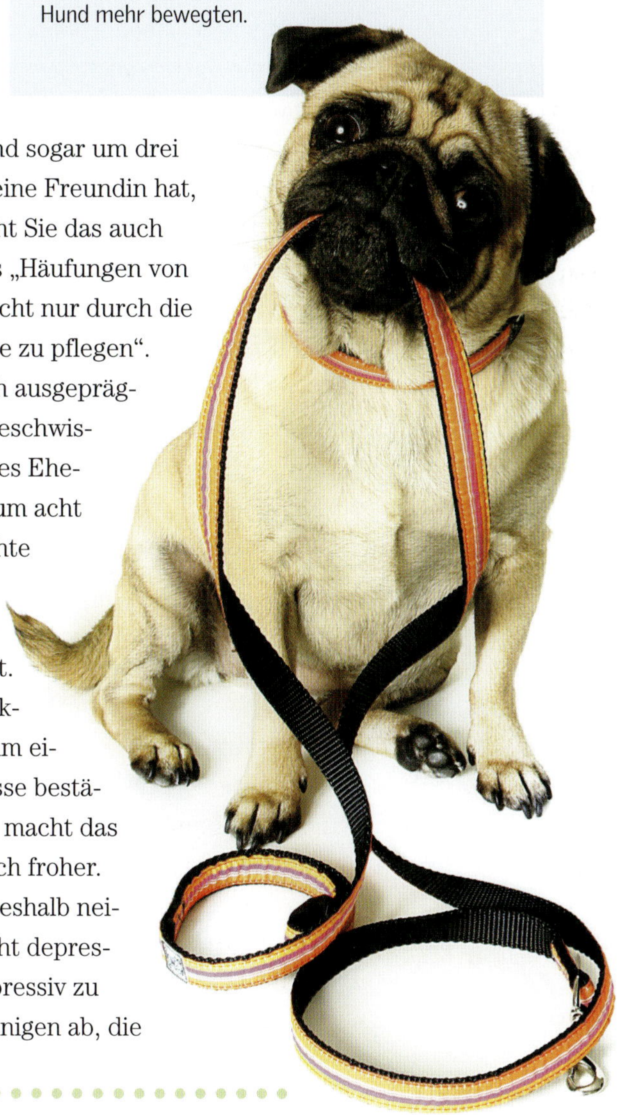

um uns herum sind", fasste das Framingham-Team seine Studienergebnisse zusammen. Die detaillierte Auswertung der Glücksstudie zeigt: Jede glückliche Person, die man kennt, erhöht die eigenen Chancen auf das Glücklichsein um neun Prozent.

FREUNDE MACHEN GLÜCKLICH

Wenig überraschend sind Studien, die zu dem Ergebnis kommen, dass die Chance, glücklich zu sein, mit der Zahl der Freunde steigt. Eine europäische Lotterie gab eine Studie in Auftrag, die das Glücksgefühl unter Lottogewinnern und anderen Menschen untersuchen sollte. Menschen, die angaben, mit ihrem Leben sehr zufrieden zu sein, hatten doppelt so viele Freunde wie andere, die sagten, sie seien äußerst unzufrieden mit ihrem Leben.

LÄNGER LEBEN

Ob Sie Freunde haben, könnte Einfluss darauf haben, wie lange Sie leben. In einer mehr als zehnjährigen australischen Studie lebten über 70-Jährige mit einem großen Freundeskreis länger als andere mit wenig sozialen Kontakten. Des Weiteren belegen Studien, dass Menschen mit mehr Freunden eher einen Herzinfarkt überleben, seltener einen Schlaganfall erleiden und sich nach dem Klinikaufenthalt besser erholen. Männer sind weniger sozial und weisen deshalb ein höheres Herz-Kreislauf-Risiko auf (siehe S. 22).

VERHEIRATET ODER SINGLE?

Tödliche Herzinfarkte und Schlaganfälle treten bei unverheirateten Männern häufiger auf als bei verheirateten. Eine vergleichende Studie zeigte, dass das Single-Dasein für Männer ein größeres Gesundheitsrisiko darstellt als das Rauchen. Bei frisch verheirateten Männern hingegen verringerte sich in den ersten sieben Ehejahren das Sterberisiko um neun Prozent; das ist ein positiverer Effekt, als mit dem Rauchen aufzuhören. Bei Frauen gibt es kaum einen Unterschied zwischen Ledigen und Verheirateten: Das Sterberisiko bei Verheirateten verringerte sich in dem Beobachtungszeitraum von sieben Jahren nur um 2,9 Prozent. Allerdings scheint eine Ehescheidung Frauen sogar vor Herzkrankheiten zu schützen – Männer nicht.

Maßnahme

AUF HEISSGETRÄNKE SETZEN

Wenn Sie Freunde finden wollen, versuchen Sie es mit einer Einladung zum Kaffee. Wollen sie, dass sich jemand für Sie erwärmt, bieten Sie ihm ein heißes Getränk an, sagen Forscher. Teilnehmer einer Studie, die einen heißen Kaffee in der Hand hielten, bewerteten die Figuren in einer Geschichte um elf Prozent „wärmer", d. h. großzügiger und liebevoller, als nach dem Festhalten eines Eiskaffees. Mit einem warmen Kaffee in der Hand fühlen Menschen sich innerlich wärmer und heiterer, denn körperliche Wärme fördert Vertrauen.

DER GESCHLECHTERUNTERSCHIED

Normalerweise sind Männer weniger gesprächig als Frauen. Das scheint sie für Herz-Kreislauf-Probleme anfälliger zu machen. Aber wie lässt sich das erklären? Eine Theorie besagt, dass Frauen mehr gute Freundinnen haben, denen sie sich anvertrauen. Diese soziale Einbindung schützt sie besser. Ob sie verheiratet sind oder nicht macht für ihr Herzinfarktrisiko und ihre Sterberate kaum einen Unterschied. Männer hingegen vertrauen sich meist vor allem ihren Frauen und Partnerinnen an und nicht ihren Freunden. Ein männlicher Single ist also gefährdeter.

Eine andere Erklärung könnte sein, dass Männer in der Ehe ihr Verhalten stärker ändern als Frauen. Alleinstehende Männer – ob geschieden, getrennt lebend oder nie verheiratet – essen mehr Fertiggerichte und gehen weniger häufig zu Vorsorgeuntersuchungen. Solche Unterschiede in der Lebensführung gibt es zwischen alleinstehenden und verheirateten Frauen nicht, und wenn doch, dann scheinen sie weniger ausgeprägt zu sein.

DAS GLÜCK UMARMEN

Eine Umarmung ist gut für die emotionale Gesundheit, und vier Umarmungen pro Tag gehören zu einer glücklichen Ehe. Das sagt zumindest die Umfrage eines Marktforschungsunternehmens unter 4000 Paaren.

Paare, die sich als glücklich oder sehr glücklich bezeichneten, gingen im Monat zweimal zusammen essen oder frühstückten im Bett, machten romantische Spaziergänge und tauschten Zärtlichkeiten aus. Andere Studien stellten fest, dass Umarmungen und körperliche Gesten der Zuneigung wie Streicheln oder Händehalten den Blutdruck senken können, die Erholung nach einem Herzinfarkt beschleunigen, das Stresshormon Cortisol abbauen und die Belastung des Herz-Kreislauf-Systems durch Stress und Ärger mindern.

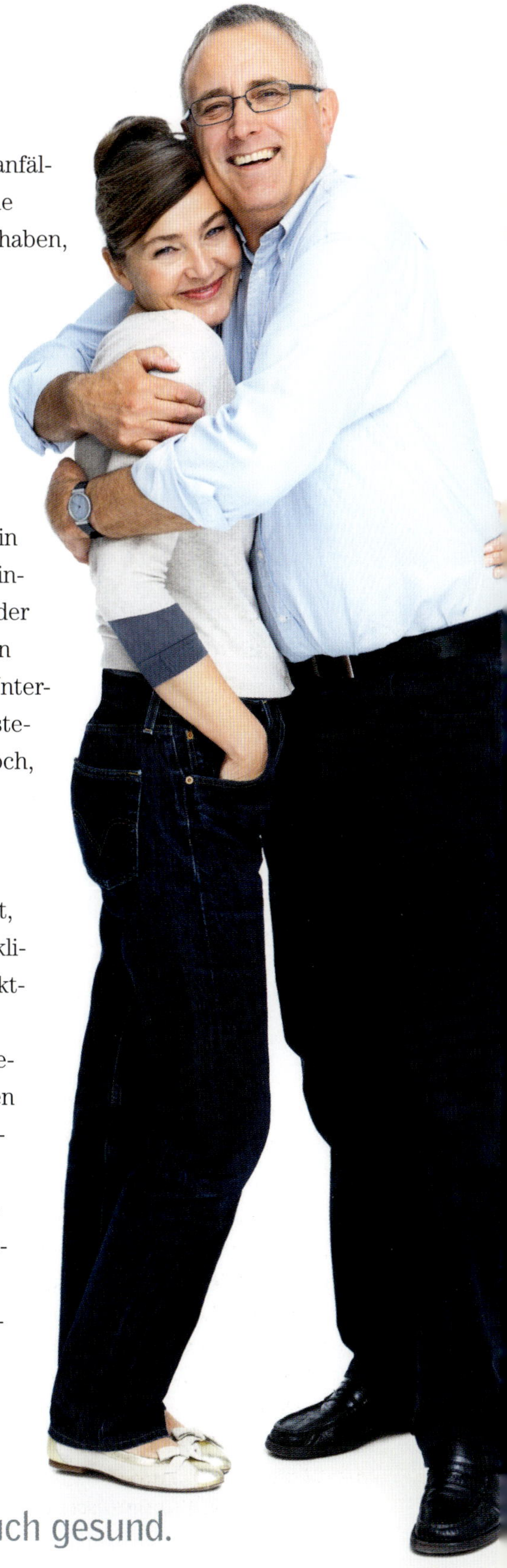

Umarmungen und Zärtlichkeiten machen nicht nur glücklich, sondern auch gesund.

Die Vorstellung macht's

Je gesünder Sie zu sein glauben, desto unwahrscheinlicher ist es, dass Sie frühzeitig sterben – egal wie gesund Sie wirklich sind. Eine der ersten Studien über dieses Phänomen nutzte die Daten einer Umfrage unter 7000 älteren Kaliforniern aus dem Jahr 1965. Sie verglich die Selbsteinschätzung der Menschen mit den Todesfällen in den folgenden neun Jahren.

Bei Männern, die sagten, ihnen gehe es gar nicht gut, war das Risiko zu sterben mehr als doppelt so hoch als bei jenen, die sich für kerngesund hielten. Dabei berücksichtigen die Forscher Alter, körperliche Verfassung, Gesundheitsbewusstsein, Einkommen, Ausbildung sowie weitere soziale und psychische Faktoren. Bei Frauen fiel das Ergebnis noch krasser aus. Frauen, die sich für nicht gesund hielten, wiesen ein mehr als fünfmal so hohes Sterberisiko auf wie jene, die glaubten, ausgesprochen gesund zu sein. Ihre tatsächliche Gesundheit spielte dabei keine Rolle. Andere Forschungsergebnisse bestätigten, dass Männer, die sich für unterdurchschnittlich gefährdet hielten, tatsächlich ein dreimal geringeres Risiko hatten, in den nächsten 15 Jahren Opfer eines Herzinfarkts oder eines Schlaganfalls zu werden. Und das, obwohl fast die Hälfte der Männer unter medizinischen Gesichtspunkten als mittel bis stark gefährdet galt.

Sind Sie Optimist? Wenn ja, dann seien Sie froh. Optimismus ist ein unschätzbarer Vorteil für die Gesundheit.

POSITIV DENKEN

Sie sind Optimist? Dann kann man Ihnen nur gratulieren. Optimisten haben ein deutlich geringeres Risiko, an einer Herz-Kreislauf-Erkrankung zu sterben, als Pessimisten. Das besagt eine Studie über ältere Menschen in den Niederlanden. Über einen Zeitraum von neun Jahren hatten diejenigen, die sich als sehr optimistisch bezeichneten, ein um 23 Prozent geringeres Herzinfarkt- und Schlaganfallrisiko. Ihr Sterberisiko lag 55 Prozent unter dem der weniger optimistischen Probanden. Menschen, die Hoffnungslosigkeit verspürten, litten viel häufiger unter Herz-Kreislauf-Erkrankungen.

DER SCHLÜSSEL ZUM ÜBERLEBEN

Eine Studie, die 96 Männer mit einem Erstinfarkt begleitete, bestätigt, dass eine optimistische Einstellung das Risiko eines weiteren Infarkts reduziert. Die Wissenschaftler beobachteten bei den Männern den Gemütszustand

Weiter auf Seite 222

SO WAR ES BEI MARION K.

Eine Oase gefunden

Vor drei Jahren war es so weit, dass Marion K. glaubte, den Belastungen ihres Berufs nicht mehr gewachsen zu sein. Marion, 45 Jahre alt, ist Krankenschwester in einer Münchener psychiatrischen Klinik. Immer häufiger wachte sie damals nachts auf und ging morgens mit Kopfschmerzen zur Arbeit. „Wenn ich jetzt nichts unternehme, werde ich noch eines Tages arbeitsunfähig", dachte sie. Und sie unternahm etwas: Im Westen von München, in Hadern, pachtete sie einen Kleingarten. „Das ist meine Oase, wo ich wieder Kraft tanken kann", sagt Marion heute. „Stress im Beruf? Vergesse ich bei der Gartenarbeit." Gärtnern liegt Marion im Blut, schon ihre Eltern waren begeisterte Hobbygärtner. „Ich kann mich an das zufriedene Gefühl erinnern, wenn ich als Kind in einem Blumenbeet Unkraut gejätet und mir angeschaut habe, wie die Pflanzen so schön standen. Es tat einfach gut, im Herbst die Blätter zusammenzufegen oder in der Frühlingssonne neben dem Osterglockenbeet zu sitzen."

„Wenn ich im Garten umgrabe oder Blumen pflanze, gibt es nur die Beziehung zwischen mir, der Erde und den Pflanzen."

Für Marion ist Gartenarbeit das beste Mittel, wieder zu sich selbst zu finden, nachdem sie den ganzen Tag über für andere da war. Sobald ich das Tor zu meinem Gärtchen hinter mir schließe, lasse ich alles andere draußen", sagt sie. „Und wenn ich grabe oder etwas pflanze, gibt es nur noch die Beziehung zwischen mir und der Erde. Ich merke nicht, wie die Zeit vergeht."

Gartenarbeit ist für Marion eine ideale körperliche Betätigung, bei der sie außer für die seelische Gesundheit auch etwas für die Figur tut. Zehn Minuten schwungvolle Gartenarbeit verbrennen 55 bis 60 Kalorien, Büsche zurückschneiden verbraucht 300 Kalorien pro Stunde und Umgraben mindestens 400. „Und es geht nichts über Laubfegen, um das Herz ordentlich auf Trab zu bringen", sagt Marion. „Das Beste ist, dass der Oberkörper gestärkt wird – Wasser pumpen, die Gießkanne tragen, den Kompost umschichten und verteilen – das alles tut meiner Wirbelsäule und meinen Schultern ausgesprochen gut. Nach einem solchen Nachmittag ist es einfach wunderbar, bei einer Tasse Kaffee auf meiner Bank zu sitzen", sagt sie verträumt. „Dann plane ich, was ich als Nächstes tun werde, oder ich halte einen kleinen Plausch mit den Leuten vom Garten nebenan."

sowie ihre Reaktionen auf Ereignisse. Innerhalb der nächsten acht Jahre starben 15 von 16 Pessimisten an einem weiteren Herzinfarkt. In der Gruppe der echten Optimisten starben nur fünf von 16.

DENKEN SIE SICH GESUND

Die Forschung hat gezeigt, dass es tatsächlich möglich ist, sich fit und gesund zu denken – und umgekehrt. Psychologen beobachteten 84 weibliche Hotelangestellte, die reichlich Bewegung hatten, weil jede von ihnen durchschnittlich 15 Zimmer pro Tag reinigte. Trotzdem glaubten die Frauen nicht, sportlich aktiv zu sein. Zwei Drittel von ihnen behaupteten, sich nicht regelmäßig zu bewegen. Mehr als ein Drittel sagte, sie bewegten sich überhaupt nicht. Das Erstaunlichste war, dass der Zustand ihres Herz-Kreislauf-Systems – Blutdruck, Gewicht, Körperfett, Körpermasse-Index (BMI), Verhältnis Taille zu Hüfte – davon abhing, wie viel die Frauen sich zu bewegen *glaubten*, und nicht davon, wie viel sie sich tatsächlich bewegten.

Die Psychologen gingen dann noch einen Schritt weiter. Sie erklärten der Hälfte der Hotelangestellten, dass die Bewegung, die sie bei der Arbeit bekamen, mehr als genug sei für ein gesundes, aktives Leben. Sie verteilten außerdem Informationen darüber, wie viele Kalorien bei den einzelnen Reinigungstätigkeiten verbrannt werden. Die andere Hälfte der Frauen erhielt diese Informationen nicht.

Vier Wochen später wurden beide Gruppen erneut getestet. Der Grad an Bewegung hatte sich in keiner Gruppe verändert, aber die Frauen der informierten Gruppe glaubte nun, sich mehr zu bewegen. Und sie waren tatsächlich gesünder geworden. Sie hatten abgenommen und einige Zentimeter Taillenumfang verloren. Das Körperfett, der BMI und das Verhältnis zwischen Taille und Hüfte waren geringer und der Blutdruck niedriger. Und das alles nur durch die Informationen und das Bewusstsein, gesünder zu leben, als die Frauen angenommen hatten. Diese Studie ist ein schlagender Beweis für die Macht positiven Denkens.

Nie aufhören zu lernen

Sie wissen sicherlich, wie gut geistige Aktivität einer Abnahme der Gedächtnisleistung entgegenwirkt, die oft gegen Ende der Lebensmitte einsetzt. Außerdem kann sie auch das Risiko einer Demenzerkrankung senken. Geistige Beweglichkeit hat also eine genauso schützende Wirkung wie körperliche Bewegung. Wussten Sie schon, dass geistige Trainingseinheiten auch vor Herz-Kreislauf-Erkrankungen schützen können?

WER RASTET, DER ROSTET

Seit langem ist statistisch erwiesen, dass Menschen mit einem niedrigen Intelligenzquotienten ein erhöhtes kardiovaskuläres Risiko haben. Um diesem Zusammenhang auf den Grund zu gehen, begutachteten Forscher die Daten von mehr als 11 000 Menschen, die Anfang der 1950er-Jahre zur Welt gekommen waren. Ihre Intelligenz war im Alter von sieben, neun und elf Jahren getestet worden, und man hatte sie bis ins Erwachsenenalter begleitet. Es stellte sich nun heraus, dass diejenigen der Erwachsenen, bei denen man in der Kindheit einen recht niedrigen IQ gemessen hatte, nur dann ein hohes kardiovaskuläres Risiko hatten, wenn sie geistig nicht besonders rege waren. Diejenigen der schwächer Begabten, die neugierig und an allem interessiert durchs Leben gingen, wiesen eine sehr viel bessere Herz-Kreislauf-Gesundheit auf.

Die Studie belegt, dass geistige Regsamkeit einen größeren Einfluss auf das Herz-Kreislauf-System hat als der Intelligenzquotient. Sie hilft offensichtlich, einen Herzinfarkt oder Schlaganfall zu vermeiden. Wenn Sie also Lust auf Weiterbildung verspüren, eine Fremdsprache lernen oder ein Studium aufnehmen wollen, haben Sie jetzt einen Grund mehr, dies zu verwirklichen.

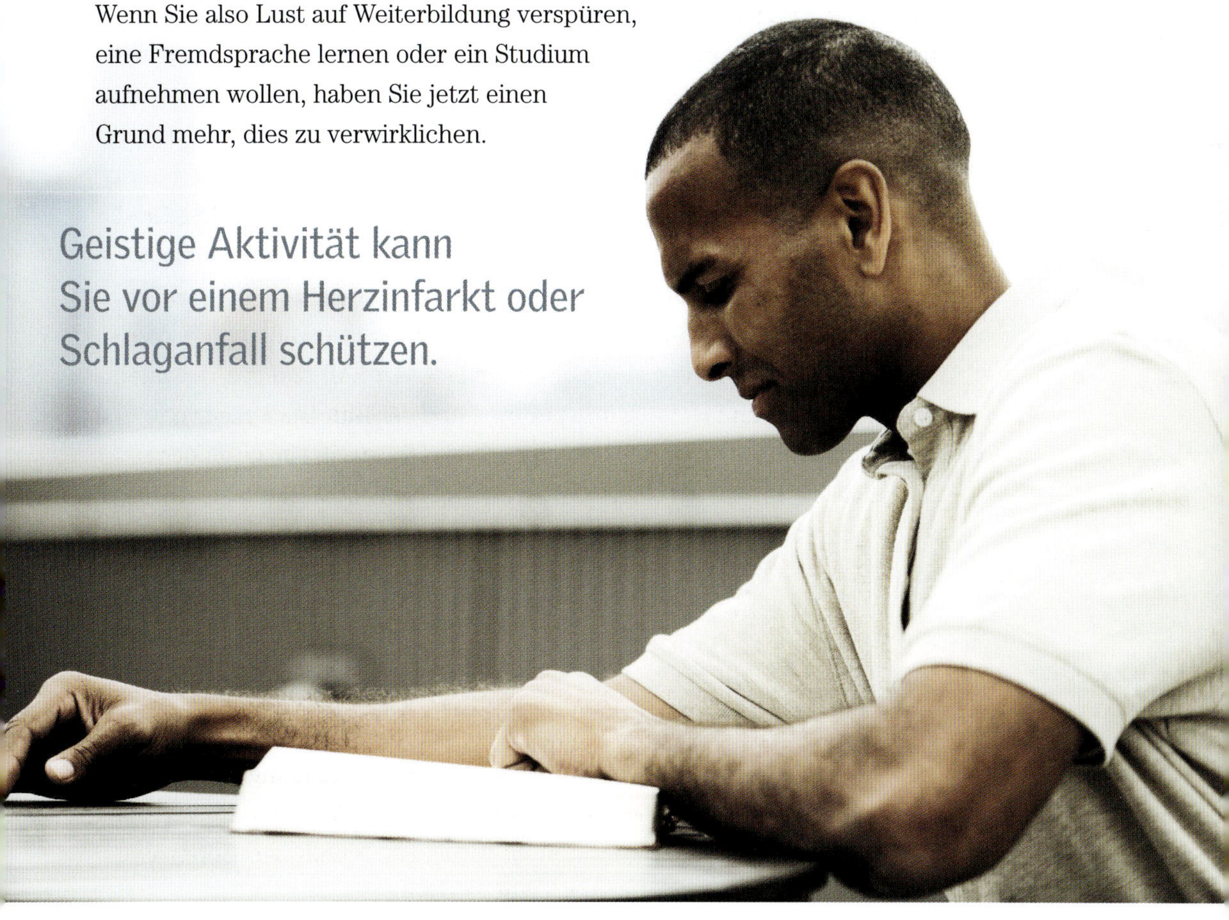

Geistige Aktivität kann Sie vor einem Herzinfarkt oder Schlaganfall schützen.

Gut schlafen

In den vergangenen 40 Jahren ist die Länge des Nachtschlafs im Durchschnitt um zwei Stunden gesunken – eine schlechte Entwicklung für Herz und Kreislauf. Ausreichender Schlaf ist eine Versicherung gegen eine Reihe von Risikofaktoren, u. a. Fettleibigkeit, metabolisches Syndrom, Diabetes und Bluthochdruck. Außerdem bekommen Menschen, die zu wenig schlafen, eher Gefäßverkalkung. In einer Studie fand man bei fast einem Drittel der Teilnehmer, die regelmäßig weniger als fünf Stunden pro Nacht schliefen, Kalkablagerungen in den Gefäßen. Bei nur einer Stunde mehr Schlaf war nur noch einer von zehn Teilnehmern betroffen.

AUF GENÜGEND SCHLAF ACHTEN

Blutdruck und Puls sind beim Schlafen in der Regel am niedrigsten. Menschen, die zu wenig schlafen, haben tendenziell einen höheren Blutdruck. Vor allem Frauen, die zu wenig schlafen, sind gefährdet. Zu diesem Ergebnis kam jedenfalls eine unter diesem Gesichtspunkt durchgeführte Schlafstudie mit mehr als 10 000 Teilnehmerinnen. Die Auswertungen ergaben, dass Frauen, die fünf Stunden oder weniger pro Nacht schliefen, doppelt so häufig einen hohen Blutdruck hatten wie die Frauen, die mindestens sieben Stunden pro Nacht schliefen. Bei all denjenigen, die regelmäßig fünf Stunden oder weniger schliefen, war das Risiko, Opfer einer Herz-Kreislauf-Erkrankung zu werden, doppelt so hoch wie bei denjenigen, die sieben Stunden und mehr schliefen. Das bedeutet: Wer ausreichend schläft, lebt länger.

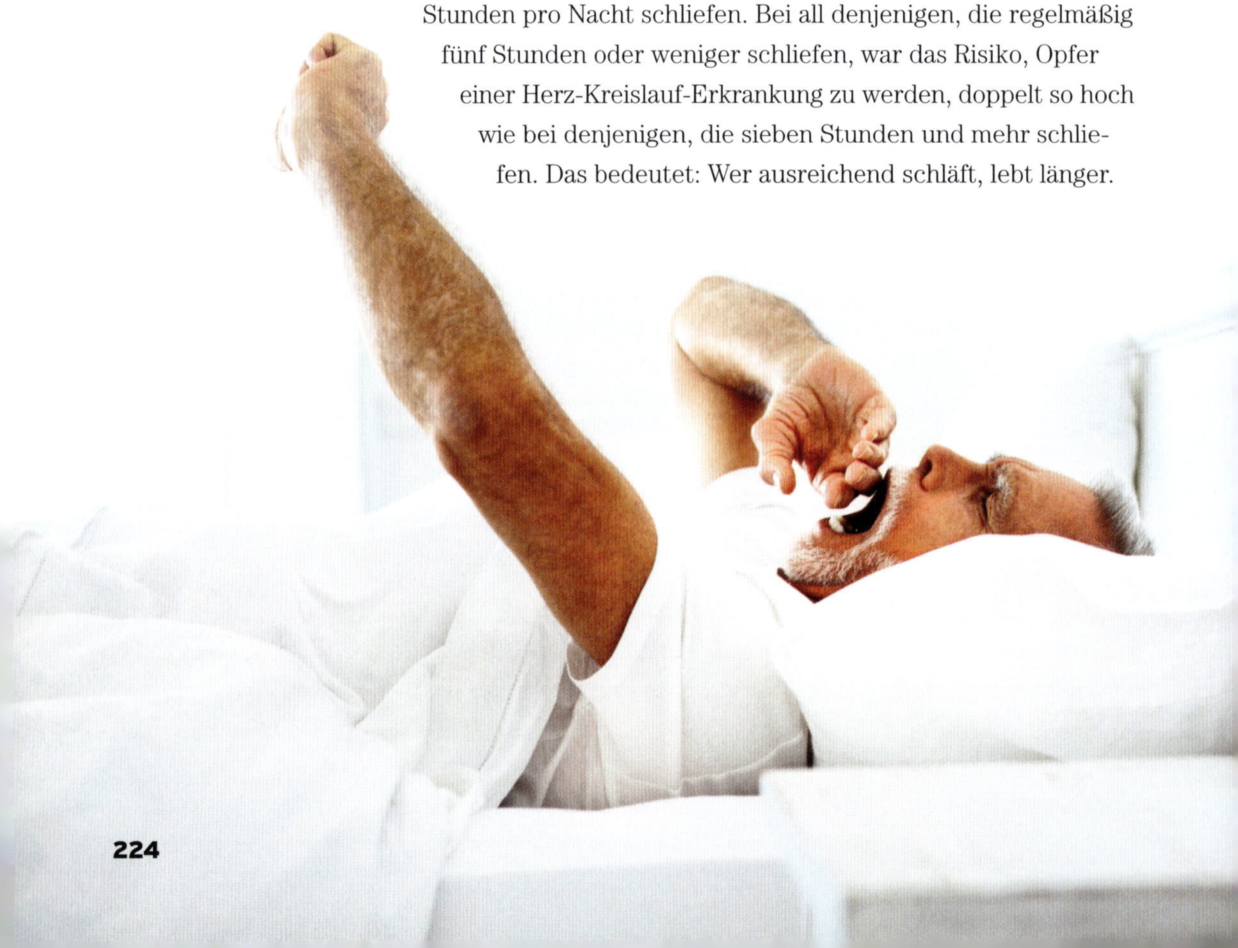

DER GOLDENE MITTELWEG

Zu viel Schlaf ist allerdings genauso schlecht für die Gesundheit des Herz-Kreislauf-Systems wie zu wenig. Weniger als fünf Stunden zu schlafen oder aber mehr als neun Stunden – beides birgt ein erhöhtes Sterberisiko aufgrund von Herz-Kreislauf-Erkrankungen, verglichen mit Menschen, die um die sieben Stunden schlafen. Die Ergebnisse sind so klar, dass heute die Länge des Schlafes als einer der Hauptfaktoren für die Einschätzung des Herz-Kreislauf-Risikos angesehen wird. Es liegt wahrscheinlich daran, dass extreme Lang- oder Kurzschläfer ein erhöhtes Risiko für Diabetes und Bluthochdruck haben.

Viele Kurzschläfer gehen entweder zu spät ins Bett oder stehen zu früh auf. Bei anderen hingegen verhindert Schlaflosigkeit eine ausreichende Bettruhe. Es gibt mehrere Arten von Schlafstörungen:

- Nicht einschlafen können, weil Sie beim Zubettgehen zu wach sind, sich sorgen, frieren oder hungrig sind.
- Nachts gestört werden, z. B. von Schmerzen, Lärm oder dem Drang, zur Toilette gehen zu müssen.
- Früh aufwachen und nicht mehr einschlafen können. Das kann ein Zeichen für eine Depression sein. Wenn es öfter vorkommt, sollten Sie mit Ihrem Arzt darüber sprechen.

Achtung!

SCHNARCHEN

Auch Schnarchen wird mit Herz-Kreislauf-Erkrankungen in Verbindung gebracht. Falls Sie schnarchen, könnten Sie unter der sogenannten obstruktiven Schlafapnoe leiden. Dabei verengt sich der Hals so weit, dass man aufhört zu atmen. Meist schnarcht man plötzlich sehr laut, wacht auf und beginnt wieder zu atmen. Das kann mehrfach pro Nacht passieren, ohne dass es dem Schlafenden immer bewusst wird.

Schnarchen und die Schlafapnoe treten häufiger bei Übergewichtigen auf. Das ist doppelt gefährlich, denn man nimmt leichter zu, wenn der Schlaf gestört ist. Schlafapnoe wird mit Entzündungen, Insulinresistenz (siehe S. 30), Bauchfett und dem metabolischen Syndrom in Verbindung gebracht. Sie erhöht das Risiko von Herz-Kreislauf-Erkrankungen und Bluthochdruck.

Das Gute ist, dass Maßnahmen, die das Übergewicht verringern – z. B. gesündere Ernährung und mehr Bewegung – auch nächtliche Atemstörungen lindern. In schweren Fällen kann man eine spezielle Maske tragen, die mit Hilfe eines Luftstroms die Atemwege offen hält.

Falls Sie an Schlafapnoe leiden, gehen Sie zum Arzt. Er wird Sie über Behandlungsmöglichkeiten informieren oder Sie an eine Schlafklinik überweisen. Er wird zudem testen, ob bei Ihnen ein Herz-Kreislauf-Risiko vorliegt. Vergessen Sie nicht: Falls Sie nicht schnarchen, aber das Bett mit einem Schnarcher teilen, könnte Ihr Schlaf schwerer gestört werden als der Ihres Partners (siehe S. 198).

GEFÄHRLICHE TAGESMÜDIGKEIT

Schlafunterbrechungen sind so gefährlich, weil sie die Werte mehrerer Blutgerinnungsfaktoren anheben und das Risiko eines Blutgerinnsels erhöhen. Falls Sie regelmäßig unter Schlafstörungen leiden, sind Sie wahrscheinlich tagsüber müde. In einer großen Studie über Risikofaktoren bei Herz-Kreislauf-Erkrankungen wurde Müdigkeit am Tag bei Männern mit einem um 35 Prozent höheren Risiko in Verbindung gebracht. Bei Frauen waren es sogar 66 Prozent. Die Gefahr eines Herzversagens erhöhte sich bei Männern um 49 Prozent, bei Frauen um mehr als 50 Prozent. Es lohnt sich also auf jeden Fall, die Ursache für eine Schlafstörung herauszufinden.

DAS NICKERCHEN ALS WARNUNG

Wer tagsüber beim Zeitungslesen oder Fernsehen einnickt, hat möglicherweise ein Schlaganfallrisiko. In einer Studie mit 2000 Probanden erlitten von denjenigen, die tagsüber unbeabsichtigt einnickten, in den folgenden zwei Jahren doppelt so viele einen Schlaganfall als von jenen, denen das nicht passierte. Nickten sie häufig ein, lag das Risiko sogar viereinhalb mal über dem Normalwert. Falls Sie also tagsüber regelmäßig unbeabsichtigt einschlafen, sollten Sie unbedingt zum Arzt gehen.

Das ungewollte Nickerchen als Warnung ... Wer tagsüber häufig einschläft, sollte seinen Arzt aufsuchen.

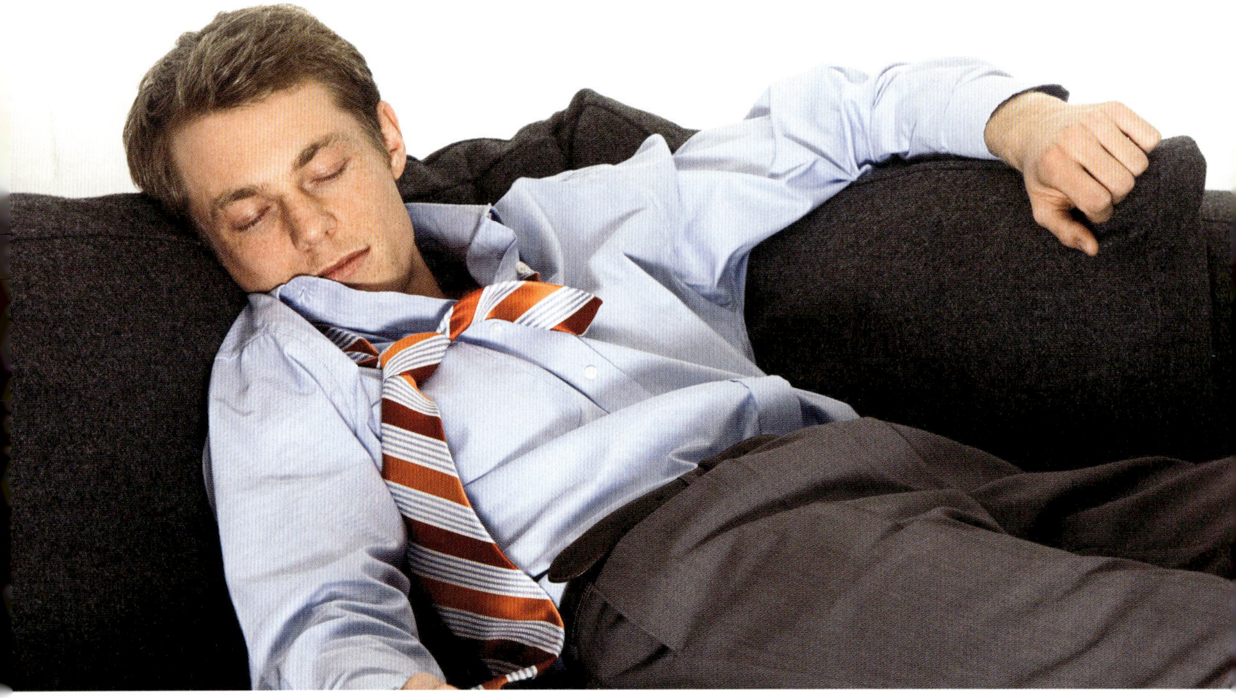

TIPPS FÜR EINEN GERUHSAMEN SCHLAF

Wenn Sie erschöpft sind, aber zu wach, um einzuschlafen, erscheint Ihnen die Schlaflosigkeit vielleicht unüberwindbar. In Wirklichkeit aber lässt sich das Problem bei vielen Menschen relativ einfach lösen – ohne Medikamente. Hier die Ratschläge für einen gesunden Nachtschlaf:

- Das Schlafzimmer sollte dunkel sein, ruhig gelegen und kühler als die anderen Räume in der Wohnung.
- Das Schlafzimmer ist zum Schlafen da. Sehen Sie im Bett nicht fern, und arbeiten Sie nicht im Bett.
- Bewegen Sie sich tagsüber mehr. Regelmäßiger Sport, am besten an der frischen Luft, lässt Sie besser schlafen. Falls Sie schlecht schlafen, sollten Sie sich am späten Nachmittag bewegen. Etwa fünf bis sechs Stunden nach körperlicher Anstrengung fällt die Körpertemperatur meist leicht ab, was das Einschlafen erleichtert. Treiben Sie in den zwei oder drei Stunden vor dem Zubettgehen keinen Sport, denn das könnte Sie wach halten.
- Gehen Sie jeden Abend zur gleichen Zeit ins Bett, und stehen Sie jeden Morgen zur selben Uhrzeit auf.
- Achten Sie darauf, dass Sie zur Ruhe kommen und entspannt zu Bett gehen. Vermeiden Sie in den letzten beiden Stunden vor dem Schlafengehen aufregende Fernsehprogramme.
- Trinken Sie abends nichts Koffeinhaltiges wie Tee oder Kaffee. Rauchen Sie nicht (Nikotin hält wach). Alkohol sollten Sie, wenn überhaupt, nur in Maßen genießen.
- Essen Sie abends keine üppigen Mahlzeiten.
- Kurz vor dem Zubettgehen sollten Sie einen kleinen Imbiss zu sich nehmen, der viel Tryptophan enthält. Diese Aminosäure (ein Eiweißbaustein) soll den Serotoninwert im Gehirn erhöhen. Diese Wohlfühlsubstanz hilft auch gegen Schlaflosigkeit und ist z. B. in Putenfleisch, Huhn, Fisch, Bananen, Weizenkeimen, Avocados, Eiern und Käse enthalten.
- Trinken Sie Kamillentee, oder versuchen Sie es mit Baldriandragees.

Konsequent bleiben

In den Schritten 1–9 des Aktionsplans haben Sie nun gelernt, was Schlaganfall und Herzinfarkt eigentlich sind, welche Risikofaktoren es gibt und was man zur Vorbeugung und Heilung tun kann – von der Ernährung über die Bewegung bis hin zur geistig-seelischen Haltung. Damit diese Strategien Sie fortan lebenslang schützen, sollten Sie sie konsequent in Ihren Alltag integrieren. Davon handelt Schritt 10.

Aktionsplan SCHRITT 10

Sie haben nun wichtige Schritte unternommen, um Ihren persönlichen Plan zum Schutz vor Herzinfarkt und Schlaganfall zu entwickeln und umzusetzen, und sicher fühlen Sie sich bereits besser.

Damit die positiven Wirkungen von Dauer sind, sollten die Änderungen im Lebensstil fester Bestandteil Ihres Alltags werden. Dafür gibt Schritt 10 Ihnen praktische Tipps. Denn schließlich wollen Sie bis ins Alter aktiv und gesund bleiben!

Das Ziel im Blick behalten

Wenn Sie mit Ihren Bemühungen, sich vor einem Herzinfarkt oder Schlaganfall zu schützen, bis hier gekommen sind, haben Sie sehr viel gelernt. Wenn Sie Ihr Wissen umgesetzt haben, sollten Sie sich entspannter und aktiver fühlen, mehr Energie haben und glücklicher sein.

Es ist wichtig, dass Sie Freude haben an Ihrem neuen Leben. Genauso wichtig ist es aber, dass Sie sich mit dem Erreichten noch nicht zufrieden geben. In den folgenden Monaten verliert man die Ziele leicht aus den Augen, weil die Motivation abnimmt. In Schritt 10 finden Sie Tipps, wie Sie den langfristigen Plan mit stets neuen, positiven Strategien lebendig halten.

Wenn Sie sich besser fühlen, weil Ihre Arterien freier, Ihre Cholesterinwerte und Ihr Blutdruck niedriger sind, denken Sie daran: Dies ist eine unmittelbare Folge von Entscheidungen, die Sie tagtäglich treffen.

Motiviert bleiben

Behalten Sie Ihre Ziele und den Lohn Ihrer Bemühungen immer im Blick, denn nur so bleiben Sie motiviert. Erinnern Sie sich immer wieder daran, welche Vorteile Ihre neue Lebensweise hat: Sie haben mehr Energie, sind körperlich fitter und kräftiger, und Sie werden sicher auch länger leben.

Erstellen Sie einen klaren Plan, wie Sie Ihre Ziele auch weiterhin verfolgen wollen. Falls Sie einen Teil Ihres Plans streichen müssen, sollten Sie einen Ausgleich an anderer Stelle schaffen, der genauso viele Vorteile hat und ebenso leicht durchzuführen ist. Ein Beispiel: Schließt z. B. das Hallenbad in Ihrer Nähe, gehen Sie stattdessen in ein Fitnessstudio. Schieben Sie so etwas nicht auf die lange Bank, sondern planen Sie bereits für die nächste Woche eine gleichwertige Aktivität. Tun Sie sich mit Gleichgesinnten zusammen, um nicht vom Kurs abzukommen: Fahren Sie mit der Gruppe Rad, gehen Sie gemeinsam kegeln oder walken.

SCHRITT FÜR SCHRITT ZUM ERFOLG

Motivation lebt davon, dass man vorankommt. Sie haben bestimmt Fortschritte gemacht, seit Sie dieses Buch zum ersten Mal in die Hand genommen haben. Wahrscheinlich haben Sie aber noch nicht alle Ziele zu Ihrer völligen Zufriedenheit erreicht. Vielleicht haben Sie fünf Kilo abgenommen, wollten aber zehn abnehmen, Ihr Ruhepuls ist immer noch etwas höher, als Sie es sich vorgenommen haben, oder Sie sollten noch ein paar Zentimeter mehr um die Taille verlieren. Bleiben Sie bei der Stange, indem Sie große Ziele in kleinere Schritte unterteilen. Wenn Sie fünf Kilo abnehmen möchten, versuchen Sie, Ende der Woche ein halbes Kilo leichter zu sein oder eineinhalb Kilo am Ende des Monats.

Sie können neue Elemente in Ihren Plan aufnehmen: Entdecken Sie eine gesunde Art zu kochen, erlernen Sie eine Sportart, entwickeln Sie neue Interessen, schließen Sie Bekanntschaften. In Ihrem Plan für Gesundheit und Lebensfreude sollte die Entwicklung nie zum Stillstand kommen.

TAKTISCHE UNTERSTÜTZUNG

Erinnern Sie sich an die nützlichen Strategien, die es Ihnen erleichtern, Ihre Ziele zu erreichen: Treppen steigen, frühstücken, die Sonne genießen, aber auch Musik, ein Glas Wein, Yoga, Lachen, Schokolade, Schlaf und Freunde. Es gibt immer und überall Möglichkeiten, etwas für Ihre Gesundheit zu tun. Notieren Sie die Dinge, die für Sie am hilfreichsten sind oder die Ihnen am meisten Spaß machen. Hängen Sie die Liste dort auf, wo Sie häufig hinschauen. Der Plan macht Spaß, wenn er lebendig und dynamisch ist. Sie sollten stets offen sein für Ideen, die weiterhelfen.

Freunde, Lachen, Sonnenschein, Schokolade, Musik – die schönen Dinge im Leben werden Sie unterstützen.

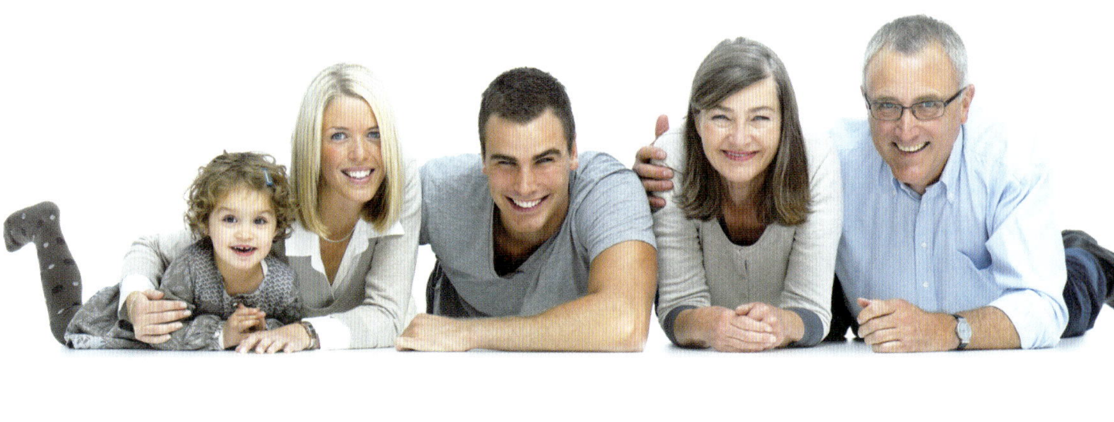

Expertenwissen

Glauben Sie an sich

Wenn Sie an sich glauben, ist es leichter, Ihre neue, gesunde Lebensweise aufrecht zu erhalten. Je mehr Sie sich zutrauen, regelmäßig Sport zu treiben, umso eher werden Sie Spaß daran haben und umso geringer ist auch die Wahrscheinlichkeit, dass Sie aufgeben. Das sagen kanadische Gesundheitsforscher, die mehr als 5000 Menschen befragt haben. Der andere Schlüssel zum Erfolg ist Motivation: das Ziel, das Sie sich bei Ihren körperlichen Betätigungen setzen. Wenn Sie Selbstvertrauen haben und motiviert sind, werden Sie auch körperlich aktiv bleiben.

„Ich schaffe das!"

Wie in Schritt 9 dargelegt, bekommen Optimisten seltener Herz-Kreislauf-Krankheiten als Pessimisten. Optimisten haben meist das Gefühl, die Kontrolle über Ihr Leben zu haben. Um eine positive Haltung zu entwickeln, konzentrieren Sie sich am besten auf das, was Sie gut können. Wichtig sind:

- **Positive Ziele** Stellen Sie sich in eleganter Abendgarderobe vor, oder in den Jeans, die Sie immer tragen wollten, oder am Strand mit dem Körper, den Sie sich immer ersehnt haben. Vergessen Sie das Bild einer übergewichtigen Person, das Sie gestern aus dem Spiegel anschaute. Sagen Sie sich: „So schlank werde ich sein!" und nicht: „Leider bin ich jetzt noch so dick!"
- **Selbstvertrauen** Konzentrieren Sie sich auf Ihre Ziele. Geben Sie Zweifeln keine Chance. Denken Sie oft an das, was Sie erreicht haben. Schreiben Sie Ihre Erfolge auf, egal wie klein. Immerhin haben Sie schon Schritt 10 in diesem Buch erreicht. Sie wissen wahrscheinlich schon viel mehr über Herzinfarkte und Schlaganfälle und wie man sich dagegen schützen kann als viele Ihrer Freunde und Nachbarn.
- **Kleine Schritte** Um ein langfristiges Ziel zu erreichen, sollten Sie große Aufgaben in kleine, überschaubare Schritte unterteilen. Dadurch wird es leichter, diese Schritte einzuhalten. So vermeiden Sie auch, Dinge aufzuschieben, was viele Pläne zunichte macht.

NICHT VON RÜCKSCHLÄGEN UNTERKRIEGEN LASSEN

Falls Sie Ihre nächsten Ziele nicht wie erwartet erreichen, ist es umso wichtiger, optimistisch zu bleiben. Oft hat man die besten Absichten, sich an eine gesündere Lebensweise zu halten, schafft es eine Weile, fällt dann aber wieder in den alten Trott zurück. Dadurch kann das ursprüngliche Problem sogar noch schlimmer werden. Erinnern Sie sich an die Warnungen in

Schritt 6 über den Jo-Jo-Effekt bei Diäten (siehe S. 126)? Seien Sie sich bewusst, dass solche Rückschläge mit großer Wahrscheinlichkeit auf Sie zukommen werden, und planen Sie schon jetzt, wie Sie damit umgehen. Wenn Sie in schlechte Angewohnheiten zurückfallen, sollten Sie über Ihre ursprüngliche Motivation nachdenken. Haben Sie sie aus dem Blick verloren? Wie können Sie sie wieder stärken?

Wichtig ist in Zeiten eines Rückschlags, dass Sie überprüfen, ob Ihre Ziele deutlich genug formuliert sind. Eine allgemeine Vorstellung davon, dass man abnehmen sollte, ist nicht genug. Sie brauchen klare Ziele, am besten in schriftlicher Form. Beispiele: Ich esse nur einen Schokoriegel diese Woche. Ich esse dreimal in der Woche beim Abendessen eine Extraportion Gemüse statt Kartoffeln oder Nudeln. Ich gehe mittwochs nach der Arbeit schwimmen. Ich mache mit den Kindern am Samstagnachmittag eine Fahrradtour.

INNEHALTEN UND NACHDENKEN

Bevor Sie eine Packung mit Schokoladenkeksen öffnen oder sich die nächste Zigarette anzünden, sollten Sie sich fragen, warum Sie das tun. Sehr oft ist der Auslöser, der unsere guten Absichten scheitern lässt, mit Stress verbunden. Wenn Sie im Job unter Druck stehen oder sich mit Ihrem Partner gestritten haben, ist die Versuchung groß zu sagen „Vergiss es!", sich über die Kekse herzumachen oder sich Alkohol einzuschenken.

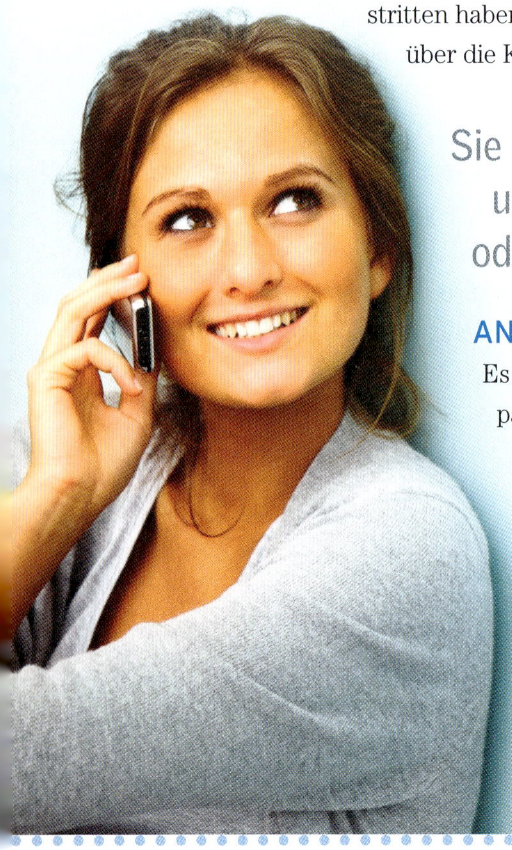

Sie fühlen sich schlecht oder stehen unter Druck? Rufen Sie eine Freundin oder einen Freund an.

ANTI-STRESS-TAKTIK

Es ist wichtig, eine Taktik gegen Stress für die Momente parat zu haben, in denen Sie schwach zu werden drohen. Überlegen Sie, was Sie tun wollen, wenn es Ihnen schlecht geht oder Sie unter Druck stehen. Sie könnten einen Spaziergang machen, Ihren Lieblingsfilm auf DVD schauen, heiß duschen oder sich ein luxuriöses Wannenbad gönnen. Telefonieren Sie mit einer guten Freundin oder einem guten Freund. Sie werden sehen, dass Sie sich danach besser fühlen. Das Bedürfnis, etwas zu essen, wird fast verschwinden. In Schritt 9 (siehe S. 210) finden Sie mehr Tipps, wie man schwierige Zeiten meistert. Sollten Sie dennoch schwach geworden sein, machen Sie sich keine Vorwürfe. Denken Sie daran, dass Sie schon Fortschritte gemacht haben. Ermuntern Sie sich, verfolgen Sie Ihr persönliches Programm weiter, konzentrieren Sie sich darauf, voranzukommen.

DEN KÖRPER KENNEN

Ziele einzuhalten fällt leichter, wenn Sie sich vorstellen können, wie Ihr Körper von einer gesünderen Lebensweise profitiert. Deshalb wurden die Schritte in diesem Buch so gewählt, dass ein Gesamtbild entsteht. Schritt 5 erklärte beispielsweise, wie unser Körper von bestimmten Lebensmitteln profitiert. In Schritt 7 erfuhren Sie, dass wir wie unsere steinzeitlichen Ahnen dafür gemacht sind, aktiv zu sein. Zu langes Sitzen fördert die Ansammlung von Blutfetten in den Arterien, die sich langfristig als Plaques an den Arterienwänden festsetzen (siehe S. 146).

Wichtig

SMARTE ZIELE SETZEN

Es gibt eine Formel, die Ihnen helfen wird, Ihre Ziele zu erreichen. Sie kann nahezu jeden Menschen erfolgreicher machen. Ziele, die **SMART** sind, formulieren Sie folgendermaßen:

Spezifisch „Ich gehe jeden Donnerstag um 16 Uhr für eine Stunde ins Fitnessstudio." (Nicht: „Ich werde mich mehr bewegen.")

Messbar „Ich werde diese Woche jeden Tag einen Schokoriegel gegen eine Portion Obst austauschen." (Nicht: „Ich werde von jetzt an mehr Obst essen.") Um herauszufinden, ob Ihr Ziel messbar ist, fragen Sie sich z. B. „Wie viel?", „Wie oft?", oder „Wie werde ich wissen, dass es geklappt hat?"

Ausführbar „Ich werde auf fettes Fleisch, Frittiertes und Fast Food verzichten." (Nicht: „Ich werde alle gesättigten Fette meiden.")

Realistisch „Ich werde tief durchatmen, wann immer ich mich über meinen Partner ärgere." (Nicht: „Ich werde nie wieder streiten.")

Termingebunden „Am Montag fange ich eine Diät an, mit der ich bis zum 1. Mai ein paar Zentimeter um die Taille verlieren will." (Nicht: „Ich will eine 66-cm-Taille.")

ALARMSIGNALE

Während Sie Ihren Körper fit machen, damit das Herzinfarkt- und Schlaganfallrisiko so gering wie möglich ist, sollten Sie immer auch auf die in Schritt 1 beschriebenen Auslöser achten. Ungesunde Faktoren führen auf lange Sicht zu Herz-Kreislauf-Erkrankungen. Doch die beschriebenen Auslöser können auch kurzfristig wirken und einen Herzinfarkt oder Schlaganfall bei Menschen begünstigen, die bereits anfällig sind.

Bei Ihrer langfristigen Planung für ein gesundes Leben sollten Sie sich immer wieder ins Gedächtnis rufen, wo die Gefahren lauern, damit Sie diese meiden oder ihnen entgegenwirken können:

- Akuter Stress, ausgelöst z. B. durch das Scheitern Ihrer Firma oder einen extrem knappen Fertigstellungstermin
- Unkontrollierte Wut
- Eine sehr fette, schwere Mahlzeit

- Extreme Kälte
- Frühes Aufstehen (vor allem montags)
- Ein mühsamer Anfahrtsweg zur Arbeit
- Extremer Lärm
- Ungewohnte körperliche Anstrengung
- Luftverschmutzung
- Ein traumatisches Erlebnis.
- Der Tod eines geliebten Menschen
- Exzessiver Genuss von Alkohol
- Grippe und schwere Atemwegserkrankungen

KOMPLEXE ZUSAMMENHÄNGE

Die Grundprinzipien, mit denen sich eine Herz-Kreislauf-Erkrankung verhüten lässt, sind einfach: Ernähren Sie sich gesund, schlafen Sie genug, vermeiden Sie Stress, bewegen Sie sich regelmäßig, und halten Sie Ihr

Expertenwissen

Risiken richtig einordnen

Bei gesundheitlichen Risiken ist es schwer, die Größenordnungen richtig einzuschätzen. Sie haben z. B. Angst, beim Geschlechtsverkehr einen Herzinfarkt zu erleiden, denn in einem Zeitungsartikel haben Sie gelesen: „Das Herzinfarktrisiko eines gesunden Mannes ist bis zu zwei Stunden nach dem Sex doppelt so hoch wie normal." Das klingt dramatisch, doch Zahlen wie „doppelt so hoch" können in die Irre führen, und zwar aus folgendem Grund: Für einen Mann ist das Herzinfarktrisiko in jeder beliebigen Stunde eins zu einer Million. Und selbst wenn sich dieses Risiko auf zwei zu einer Million verdoppelt, ist es immer noch enorm gering. Die Wahrscheinlichkeit eines Herzinfarkts beim Sex ist für einen durchschnittlichen Mann etwa so hoch wie beim Gehen mit einer Geschwindigkeit von 3,5 bis 7 km pro Stunde. Solange Sie also mühelos zum Briefkasten gehen können, brauchen Sie sich wahrscheinlich über einen Herzinfarkt beim Sex keine Sorgen zu machen.

Sind Sie anfälliger für einen Herzinfarkt, weil Sie schon einmal einen hatten? In diesem Fall verzehnfacht sich zwar Ihr Grundrisiko, und dieses verdoppelt sich nach dem Sex, und trotzdem liegt die Gefahr nur bei zehn zu einer Million ohne Sex und 20 zu einer Million mit.

Je mehr Sie sich bewegen (und dazu zählt auch Sex), umso weniger wahrscheinlich ist es, dass es überhaupt zu einem Herzinfarkt kommt. Ihr Gesamtrisiko sinkt, je fitter Sie werden.

Aus diesem Grund unterscheiden Ärzte zwischen absolutem Risiko, also eins zu einer Million, und relativem Risiko, also der Verdoppelung oder Verzehnfachung. Relative Risiken sind gut für Schlagzeilen, aber auch eine Verzehnfachung kann immer noch ein sehr geringes absolutes Risiko bedeuten. Wenn Sie also eine Risikostatistik lesen, sollten Sie stets hinterfragen, ob es sich um ein absolutes oder ein relatives Risiko handelt.

Gewicht innerhalb gewisser Grenzen. Doch die Umsetzung ist nicht ganz so einfach. Dieses Buch will die Zusammenhänge für Sie entwirren und Ihnen verschiedene Vorschläge unterbreiten, wie Sie persönlich am besten Ihre Ziele erreichen können.

Beim Lesen von *Dem Schlaganfall und Herzinfarkt keine Chance geben!* haben Sie auch viel über die verborgenen Faktoren gelernt, die Ihr Risiko beeinflussen können. Das reicht von den Gefahren einer Zahnfleischerkrankung oder dem Wohnen an einer Hauptverkehrsstraße bis hin zu schützenden Faktoren wie Freundschaften und Lachen.

DEN PLAN IMMER WIEDER PRÜFEN UND ERGÄNZEN

Sie wissen mittlerweile, welche hier behandelten Themen für Sie persönlich am wichtigsten sind. Ob es also gesundheitliche Faktoren sind, um die Sie sich kümmern müssen, oder vorbeugende Strategien. Notieren sie diese Dinge jetzt. Ergänzen sie die Liste in den kommenden Monaten und Jahren. Schließlich werden Sie und Ihre Lebensbedingungen nicht gleich bleiben.

ANDEREN HELFEN

Wenn jemand in Ihrer Umgebung einen Herzinfarkt oder Schlaganfall erleidet, sollten Sie nach dem Lesen dieses Buches die Anzeichen so gut kennen, dass Sie schnell und entschlossen helfen können. Deshalb ist es gut, sich von Zeit zu Zeit die Symptome für einen Herzinfarkt oder Schlaganfall erneut vor Augen zu führen (Schritt 2, S. 40–45). Nehmen Sie auch an einem Erste-Hilfe-Kurs teil, oder frischen Sie Ihr Wissen über Wiederbelebungsmaßnahmen auf.

Soziale Kontakte

Unterschätzen Sie nicht, wie wichtig Beziehungen innerhalb der Familie, zu Freunden und sogar zu Nachbarn sind, wenn es darum geht, Herz-Kreislauf-Erkrankungen abzuwenden. Der Mensch ist schließlich ein geselliges Wesen, und gute Freundschaften spielen für die Erhaltung der Gesundheit eine viel größere Rolle, als die meisten von uns glauben.

Nehmen wir Stress. Viele Studien belegen, dass sich chronischer Stress negativ auf den Körper auswirkt. Er verstärkt Herzprobleme, weil er den Blutdruck erhöht und die Blutgerinnung verstärkt. Ein paar gute Freunde, mit denen Sie über alles reden können, mindern Stress und dessen schädigende Wirkung auf Ihren Körper. Sie sollten sich auch an die Forschungsergebnisse erinnern, die aufgezeigt haben, wie sich das Glücksgefühl innerhalb einer Gruppe von Freunden ausbreitet (siehe S. 217). Unter den vielen Studien gibt es einige, deren Ergebnisse besonders ins Auge fallen. Zum Beispiel werden Glücksgefühle mehr von unseren Freunden beeinflusst als von unseren Partnern oder Geschwistern.

UNSER EINFLUSS AUF ANDERE

Wissenschaftler stellten auch fest, dass sich Gemütszustände und Verhaltensweisen wie Infektionen innerhalb sozialer Gruppen ausbreiten können. Dabei liegt die Erklärung dafür nicht in unserer Tendenz, uns Freunde auszusuchen, die uns ähnlich sind. Bestimmte Gemütszustände wirken sich auf die Menschen aus, mit denen man Kontakt hat. Diese Wirkung setzt sich um drei Ecken fort. Ihre Freundin wird Sie am meisten beeinflussen, aber deren Freundin beeinflusst Sie auch, und sogar die Freundin einer Freundin spielt noch eine gewisse Rolle für Sie.

Die Ergebnisse der „Glücksstudie" gehen sogar so weit zu behaupten, dass dieses Phänomen auch für das Rauchen gilt. Untersuchungen legen sogar nahe, dass die Beeinflussung über drei Ecken auch für Depression, Angst, Einsamkeit, Alkoholkonsum, Ernährung, Bewegungsverhalten und andere Gefühlszustände und Verhaltensweisen gelten könnte.

SICH INS SOZIALE UMFELD EINBRINGEN UND KONTAKTE PFLEGEN

Unsere Körper reagieren auf eine große Bandbreite sozialer Kontakte. Sogar unsere Beziehungen zu den Nachbarn beeinflussen unser Glücksgefühl auf erstaunliche Weise. Weil wir sie jeden Tag sehen, geben sie uns möglicherweise ein Zugehörigkeitsgefühl und einen gewissen Rückhalt in der Gemeinschaft. Und das wirkt sich stark auf unsere Lebenszufriedenheit aus.

Denken Sie also daran, wie wichtig es für Ihre Herz-Kreislauf-Gesundheit ist, sich in Ihrer Umgebung einzubringen. Erweitern Sie Ihren Freundeskreis, reden Sie mit den Nachbarn, engagieren Sie sich in Ihrer Gemeinde, werden Sie Mitglied in einem Verein, suchen Sie sich ein neues Hobby, und treffen Sie sich regelmäßig mit anderen.

Sie können sich auch von anderen dabei helfen lassen, gesünder zu leben. Sagen Sie Ihren Freunden, dass Sie mit dem Rauchen aufhören möchten. Lassen Sie sich beim Abnehmen unterstützen. Fragen Sie einen Freund, ob er mit Ihnen ins Fitnessstudio geht, oder zum Schwimmen, Fahrradfahren oder Walken.

„Herzfreundliche“ Entspannung

Hier sind noch ein paar Ideen für die Verbesserung Ihres Herz-Kreislauf-Systems, die auf neuesten Forschungsergebnissen beruhen.

- **Hören Sie fröhliche Musik.** Beim Hören von leichter Musik oder Liebesliedern erweitern sich die Blutgefäße um 26 Prozent. Das ergaben Ultraschalluntersuchungen der Blutgefäße von Menschen, die verschiedene Arten von Musik hörten. Heavy Metal wirkte umgekehrt: Diese Musik verengte die Gefäße, was Gefäßverkalkung begünstigen könnte.
- **Hören Sie Entspannungs-CDs.** Eine kleine Studie mit Bewohnern eines Altenheims zeigte, wie das Hören einer Entspannungs-CD – eine beruhigende Stimme mit Meeresrauschen im Hintergrund – den Blutdruck um 6,4 Prozent senkte. Die Teilnehmer hatten vier Monate lang dreimal wöchentlich die zwölfminütige CD gehört. Regelmäßiges Hören einer Mozart-Sonate senkte den Blutdruck um etwas weniger als fünf Prozent.
- **Lernen Sie Autogenes Training.** Diese von dem Psychiater Johannes Heinrich Schultz vor über 80 Jahren entwickelte Entspannungsmethode hat sich vielfach bewährt. Es geht darum, über einen ersten Schritt der Muskel-und Gefäßentspannung zu einer geistig-seelischen Ruhe zu finden. Das alles geschieht, wenn man die Grundlagen der Technik beherrscht, durch Selbstbeeinflussung. Man kann das AT leicht selbst erlernen, indem man sich eine CD mit Begleitheft kauft, aber empfehlenswerter ist die Anleitung durch einen qualifizierten Lehrer. Erkundigen Sie sich bei Ihrer Gemeinde oder Volkshochschule, wo Kurse angeboten werden, oder fragen Sie Ihren Hausarzt nach einem geeigneten Kurs.

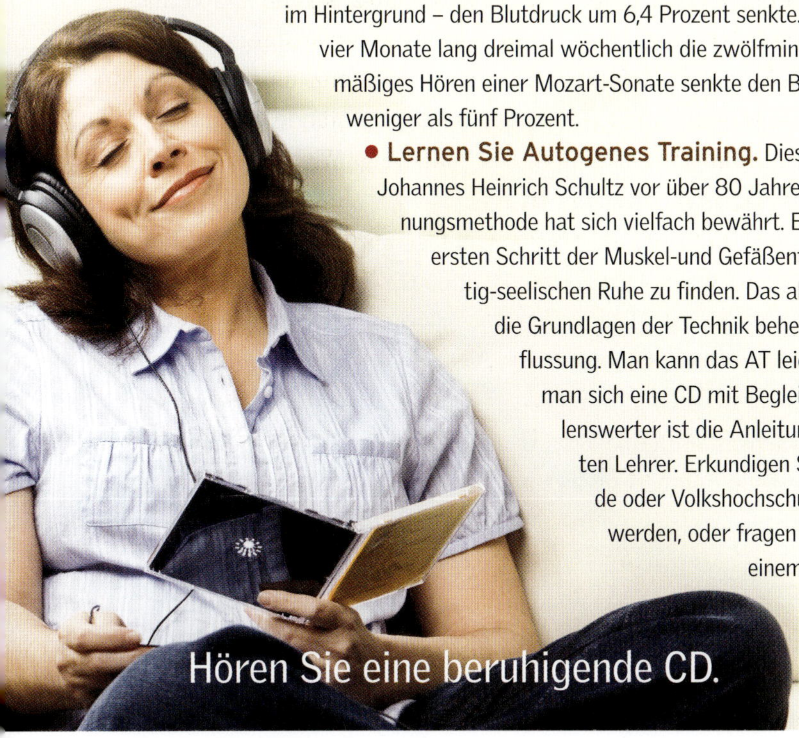

Hören Sie eine beruhigende CD.

Bleiben Sie dran!

Ihr neuer Lebensstil ist kein Schnellschuss. Sie müssen ihn beibehalten. Feiern Sie Ihre Siege. Behalten Sie erfolgreiche Veränderungen bei, und ändern Sie, was nicht funktioniert. Nehmen Sie weiterhin kleine Anpassungen vor. Ihr Plan sollte nicht Ihr ganzes Leben bestimmen, aber auch nicht daraus verschwinden, sobald Sie dieses Buch fertig gelesen haben. Er sollte ein ganz selbstverständlicher Teil Ihres täglichen Lebens werden. Halten Sie das Buch griffbereit, frischen Sie gelegentlich Ihre Erinnerung auf, und bleiben Sie auch in Zukunft am Ball.

Ein Wort zum Schluss

Dieses Buch hat Ihnen gezeigt, wie einfache Änderungen der Lebensweise das Risiko für eine Herz-Kreislauf-Erkrankung, einen Herzinfarkt oder Schlaganfall deutlich senken können. Was Sie selbst dazu beitragen, kann Ihr Risiko genauso positiv beeinflussen wie Medikamente oder andere medizinische Behandlungen. Ihr Arzt kann Ihnen blutdrucksenkende Medikamente verschreiben, aber es könnte auch genügen, wenn Sie etwas abnehmen und weniger Salz essen. Vielleicht denken Sie, Sie bräuchten nichts weiter zu tun, als brav ihre Tabletten zu nehmen, aber sich gesünder zu ernähren ist immer von Vorteil.

Dasselbe gilt für cholesterinsenkende Mittel. Zwar erhöhen sie die Lebenserwartung von Menschen mit einem hohen Cholesterinspiegel, doch man kann das Problem auch bei der Wurzel packen. Weniger gesättigte Fette zu essen verhindert die Bildung von Ablagerungen in den Arterien. Auch wenn die moderne Medizin einen Herzinfarkt- oder Schlaganfallpatienten vermutlich retten kann – warum sollte man das Risiko eingehen, wenn diese Gefahr vermeidbar ist?

Und noch ein wichtiges Argument spricht dafür, die Ernährung umzustellen. Medikamente und Ergänzungsmittel enthalten lediglich einen oder mehrere genau definierte Wirkstoffe, während natürliche Lebensmittel Ihrem Körper stets Hunderte von Substanzen liefern, die in ihrer Gesamtheit viel mehr ausrichten können als ein einzelner Wirkstoff.

DAS GEHEIMNIS GESUNDER MENSCHEN

Eine gesunde Lebensweise besteht natürlich nicht nur in gesundem Essen. War es die Steinzeitdiät, die unsere Vorfahren vor Herz-Kreislauf-Erkrankungen bewahrte, oder nicht doch eher das Jagen und die mit dem ständigen Überlebenskampf verbundene Aktivität? Wie viel trug das Verfolgen wilder Tiere oder das Sammeln von Früchten, Nüssen und anderem Essbaren dazu bei?

Wenn man sich Kulturen anschaut, in denen sich Zivilisationskrankheiten wie Herz-Kreislauf-Erkrankungen weniger ausgebreitet haben, stellt sich in vielen Fällen heraus, dass sich die Menschen dort gesünder ernähren. Und oftmals beinhaltet ihre Lebensweise noch weitere schützende Faktoren. So weiß man zum Beispiel, dass die Mittelmeerdiät das Herz-Kreislauf-Risiko senkt (siehe S. 108/109). Außerdem ist bekannt, dass viele Zutaten mediterranen Essens, z. B. Olivenöl, Fisch, Obst, Gemüse und Rotwein, eine schützende Wirkung haben. Aber zur Mittelmeerdiät gehören auch selbstgekochtes Essen, gemütliche Mahlzeiten im Kreis der Familie oder mit Freunden, das Lachen, die Siestas und der Sonnenschein. In diesen Ländern ist Essen mehr als nur reine Nahrungsaufnahme. Mahlzeiten sind eng mit Lebensfreude, einer angenehmen Umgebung und netter Gesellschaft verbunden. Vergleichen Sie das mit einem hastig verschlungenen Hamburger aus der Styroporschachtel oder einer zu salzigen und zu fetten Fastfood-Mahlzeit, die man vor dem Fernseher isst. Das bedeutet: Das gesamte Ereignis des Essens, die entspannte, heitere Atmosphäre ist genauso wichtig wie die Nahrung selbst.

Sogar die Zubereitung von Tee wirkt sich positiv aus – wenn Sie nicht einfach einen Beutel ins heiße Wasser werfen. In einer Studie mit 3000 Frauen im Alter von 50 Jahren oder älter lebten jene, die regelmäßig eine gepflegte Teestunde mit Grünem Tee abhielten, länger als andere, die das nicht taten. Nun enthält Grüner Tee Catechine und Theanin, welche die Gesundheit fördern, doch die „Teezeremonie“ ist noch mehr: Man gießt den Tee auf, lässt ihn ziehen und trinkt ihn schließlich. Der gesundheitliche Nutzen beruht wahrscheinlich nicht nur auf den Inhaltsstoffen des Tees, sondern auch auf der beruhigenden und entspannenden Wirkung des Rituals.

DAS KOMPLETTE PAKET

Da die Wissenschaft nicht alle Fragen beantworten kann, sollten Sie selbst herausfinden, welche der zehn in diesem Buch geschilderten Schritte in Ihrem Fall als erste in Angriff genommen werden sollten. Wenn Sie aber einmal den Einstieg gefunden haben, sollten Sie sich Ihr Programm aus dem kompletten Aktionsplan zusammenstellen und auch langfristig dabei bleiben. Mit diesem Plan können Sie sich sogar richtig verwöhnen – z. B. mit Schokolade, netter Gesellschaft und Freude am Leben. Sie werden nicht nur körperlich fit sein, länger und gesünder leben, sondern auch ein glücklicheres und erfüllteres Leben führen. Das ist die Botschaft von *Dem Schlaganfall und Herzinfarkt keine Chance geben!*

Die Redaktion

Rat & Hilfe

Deutsche Gefäßliga Postfach 4038, 69254 Malsch bei Heidelberg. Tel.: 07253 – 262 28. E-Mail: info@deutsche-gefaessliga.de, Internet: www.deutsche-gefaessliga.de

Deutsche Gesellschaft für Angiologie – Gesellschaft für Gefäßmedizin Luisenstraße 58/59, 10117 Berlin. Tel.: 030 – 531 48 58 20. E-Mail: info@dga-gefaessmedizin.de. Internet: www.dga-gefaessmedizin.de

Deutsche Gesellschaft für Prävention und Rehabilitation von Herz-Kreislauferkrankungen (DGPR) Friedrich-Ebert-Ring 38, 56068 Koblenz. Tel.: 0261 – 30 92 31. E-Mail: info@dgpr.de, Internet: www.dgpr.de

Deutsche Herzstiftung Vogtstraße 50, 60322 Frankfurt am Main. Tel.: 069 – 95 51 28-0. E-Mail: info@herzstiftung.de, Internet: www.herzstiftung.de

Deutsche Schlaganfall-Gesellschaft Reinhardtstraße 14, 10117 Berlin. Tel.: 030 – 531 43 79 31. E-Mail: geschaeftsstelle@dsg-berlin.org, Internet: www.dsg-info.de

European Stroke Organisation (ESO) Peter Merian-Strasse 80, CH-4002 Basel. Tel.: 061 – 686 77 76. E-Mail: esoinfo@congrex.com, Internet: www.eso-stroke.org

Kompetenznetz Schlaganfall Charité Campus Mitte, Chariteplatz 1, 10117 Berlin. Tel.: 030 – 45 05 60-145. E-Mail: info@schlaganfallnetz.de, Internet: www.kompetenznetz-schlaganfall.de

Stiftung Deutsche Schlaganfall-Hilfe Carl-Miele-Straße 210, 33311 Gütersloh. Tel.: 01805 – 09 30 93. E-Mail: info@schlaganfall-hilfe.de, Internet: www.schlaganfall-hilfe.de

Wiener Schlaganfall-Arbeitsgruppe Prof. Dr. W. Lang, Universitäts-Klinik für Neurologie, Währinger Gürtel 18-20, A-1090 Wien. E-Mail: wilfried.lang@univie.ac.at

Prävention

Bundesverband Schlafapnoe und Schlafstörungen Deutschland (BSD) – Verbund der Selbsthilfen Geschäftsstelle: Werner Waldmann, Panoramastraße 6, 73760 Ostfildern. E-Mail: info@bsd-selbsthilfe.de, Internet: www.bsd-selbsthilfe.de

Bundesvereinigung Prävention und Gesundheitsförderung (BVPG) Heilsbachstraße 30, 53123 Bonn. Tel.: 0228 – 987 27-0. E-Mail: rg@bvpraevention.de, Internet: www.bvpraevention.de

Deutscher Diabetiker Bund Goethestraße 27, 34119 Kassel. Tel.: 0561 – 703 47 70. E-Mail: info@diabetikerbund.de, Internet: www.diabetikerbund.de

Deutsche Gesellschaft zur Bekämpfung von Fettstoffwechselstörungen und ihren Folgeerkrankungen DGFF (Lipid-Liga) Waldklausenweg 20, 81377 München. Tel.: 089 – 719 10 01. E-Mail: info@lipid-liga.de, Internet: www.lipid-liga.de

Deutsche Hochdruckliga Berliner Straße 46, 69120 Heidelberg. Tel.: 06221 – 588 55-0. E-Mail: hochdruckliga@t-online.de, Internet: www.hochdruckliga.de. Experten am Herz-Kreislauf-Telefon: 06221 – 58 85 55, Montag – Freitag 9–17 Uhr

Kompetenznetz Adipositas. Klinik für Ernährungsmedizin im Else-Kröner-Fresenius-Zentrum für Ernährungsmedizin Klinikum rechts der Isar der TU München, Ismaningerstraße 22, 81675 München. Tel.: 089 – 41 40 67 75. E-Mail: kompetenznetz-adipositas@lrz.tu-muenchen.de, Internet: kn-adipositas.de

Ernährung

Deutsche Gesellschaft für Ernährung (DGE) Godesberger Allee 18, 53175 Bonn. Tel.: 0228 – 37 76-600. Internet: www.dge.de

Verband der Diätassistenten Postfach 104062, 45040 Essen. Hausanschrift: Susannastraße 13, 45136 Essen. Tel.: 0201 – 94 68 53 70. E-Mail: vdd@vdd.de, Internet: www.vdd.de

Verein zur Förderung der gesunden Ernährung und Diätetik (VFED) Kalkbergstr. 53, 52080 Aachen. Tel.: 0241 – 50 73 00. E-Mail: info@vfed.de, Internet: www.vfed.de

Alkohol & Suchtfragen

Anonyme Alkoholiker im deutschsprachigen Raum Waldweg 6, 84177 Gottfrieding-Unterweilnbach,. Tel.: 08731 – 325 73-0. E-Mail: aa-kontakt@anonyme-alkoholiker.de, Internet: www.anonyme-alkoholiker.de

Anonyme Alkoholiker Österreich Barthgasse 5, A-1030 Wien. Tel.: 01 – 799 55 99 (täglich von 18–21 Uhr). E-Mail: info@anonyme-alkoholiker.at, Internet: www.anonyme-alkoholiker.at

Anonyme Alkoholiker Schweiz Wehntaler Straße 560, CH-8046 Zürich-Affoltern, Tel.: 044 – 370 13 83. E-Mail: aaschweiz@swissonline.ch, Internet: www.anonyme-alkoholiker.ch

Bundeszentrale für gesundheitliche Aufklärung Ostmerheimer Straße 220, 51109 Köln. Tel. 0221 – 89 92-0. E-Mail: poststelle@bzga.de, Internet: www.bzga.de

Deutsche Hauptstelle für Suchtfragen (DHS) Westenwall 4, 59065 Hamm. Tel.: 02381 – 90 15-0. Mail: info@dhs.de, Internet: www.dhs.de

Fachverband Drogen und Rauschmittel Odeonstraße 14, 30159 Hannover. Tel: 0511 – 183 33, E-Mail: mail@fdr-online.info

Fachverband Sucht, German Council on Alcohol and Addiction (GCAA) Walramstraße 3, 53175 Bonn. Tel.: 0228 – 26 15 55. E-Mail: sucht@sucht.de, Internet: www.sucht.de

Raucherentwöhnung

Das Rauchertelefon des Deutschen Krebsforschungszentrums Im Neuenheimer Feld 280, 69120 Heidelberg. Tel.: 06221 – 42 42 00. Internet: www.rauchertelefon.de

Rauchfrei - Info-Portal der Bundeszentrale für gesundheitliche Aufklärung Tel.: 01805 – 31 31 31. Internet: www.rauchfrei-info.de

Sport und Entspannung

Berufsverband der Yogalehrenden in Deutschland (BDY) Bürgerstraße 44, 37073 Göttingen. Tel.: 0551 – 79 77 44-0. E-Mail: info@yoga.de, Internet: www.yoga.de

Bundesverband für Autogenes Training und Entspannungstherapie Postfach 4, 61373 Friedrichsdorf. Tel.: 06081 – 677 79. E-Mail: info@batev.de, Internet: www.batev.de

Deutscher Dachverband für Qigong & Taijiquan (DDQT) Am Leinekanal 4, 37073 Göttingen. Tel.: 05 51 – 201 99 00. E-Mail: info@ddqt.de, Internet: www.ddqt.de

Deutsche Gesellschaft für Entspannungsverfahren (DG-E) Blanckstraße 3, 23564 Lübeck. Tel.: 03212 – 707 05 33. E-Mail: geschaeftsstelle@dg-e.de, Internet: www.dg-e.de

hoho-haha - Verband der deutschen Lach-Yoga-Therapeuten Preysingstraße 10, 81667 München. Tel.: 089 – 480 19 05. E-Mail: info@hoho-haha.de oder info@lacheinfach.com, Internet: www.hoho-haha.de

Interessenvertretung der Qigong-, Taiji Quan- und Yi Quan-Lehrenden Österreichs (IQTÖ) Gilgegasse 15/13, A-1090 Wien. Tel.: 0664 – 420 75 50. E-Mail: buero@iqtoe.at, Internet: www.iqtoe.at

Kneipp-Bund Adolf-Scholz-Allee 6–8, 86825 Bad Wörishofen. Tel.: 08247 – 30 02-0. E-Mail: bundesverband@kneippbund.de, Internet: www.kneippbund.de

Schweizerische Gesellschaft für Autogenes Training (SAT) Postfach 408, CH-3000 Bern 25. Tel.: 031 – 331 70 28. E-Mail: info@sat-verband.ch, Internet: www.sat-verband.ch

Glossar

Aerobische Übungen Übungen, die den Sauerstoffverbrauch steigern, sodass man schneller atmet; sie fördern die kardiovaskuläre Fitness

Aneurysma Ausbuchtung einer Arterie, verursacht von einer Schwächung der Gefäßwand

Angina pectoris Brustschmerzen infolge einer koronaren Arterienkrankheit

Angiogramm Röntgenvideo, aufgenommen nach der Injektion eines Kontrastmittels, das die Blutgefäße sichtbar macht

Angioplastie Erweiterung einer verengten Arterie, indem der Arzt einen dünnen Schlauch in das Herzgefäß einführt und es mit einem Ballon aufdehnt

Aorta Große Körperschlagader

Arrhythmie Herzrhythmusstörung

Arterien Blutgefäße, die sauerstoffreiches Blut zu den Organen und Geweben transportieren

Arteriosklerose Ablagerung von Plaques an den Gefäßwänden, sodass die Gefäße sich verengen und verhärten, was zu einer kardiovaskulären Krankheit führt; auch Arterienverkalkung genannt

Blutgerinnung Verklumpung von Blut, die wichtig für die Wundheilung ist, aber auch gefährlich, wenn dadurch eine Arterie verstopft wird und es zum Herzinfarkt oder Schlaganfall kommt

Blutplättchen Zellen, die eine wichtige Rolle bei der Blutgerinnung spielen; auch Thrombozyten genannt

BMI (Body Mass Index) Maßzahl für das Körpergewicht im Verhältnis zur Körpergröße

Bypass-Operation Überbrückung der Verengung in einer Koronararterie durch eine Umleitung („Bypass") mit einem gesunden, an einer anderen Stelle des Körpers entnommenen Blutgefäß

Cholesterin Wachsartige Substanz aus Zellmembranen und Hormonen; zu viel davon im Blut kann zur Bildung von Plaques führen

Cortisol Stresshormon, das der Körper vermehrt bei körperlichem oder seelischem Stress freisetzt

Dezibel (dB) Einheit zur Lautstärke-Messung; 10 dB mehr bedeutet: Ein Geräusch ist zehnmal so laut

Diabetes Eine Störung der Insulin- und Blutzuckerwerte

Diastolischer Blutdruck Die auf die Arterienwände ausgeübte Kraft, wenn der Herzmuskel zwischen zwei Schlägen erschlafft

EKG Elektrokardiogramm – Untersuchung der elektrischen Aktivität des Herzens

Embolie Verschluss eines Gefäßes durch einen mit dem Blutstrom eingeschleppten Stoff (Embolus), z. B. ein Gerinnsel, ein Fetttropfen oder eine Luftblase

Endorphine Vom Körper gebildete chemische Stoffe mit schmerzstillender und stimmungsaufhellender Wirkung; gehören zu den Glückshormonen

Entzündung Reaktion der Körpergewebe auf Verletzung, Reizung oder Infektion

Fibrinogen Protein, das bei der Blutgerinnung eine wichtige Rolle spielt

Gangrän Absterben von Körpergewebe, z. B. der Zellen eines Zehs bei Diabetikern

Gesättigte Fette Fette, die in tierischen Produkten vorkommen und bei Raumtemperatur fest sind

Glukose Zucker, der bei der Verdauung entsteht und vom Körper als Energielieferant genutzt wird

Hämorrhagischer Schlaganfall Platzen einer Arterie, die das Gehirn mit Blut versorgt

HDL-Cholesterin (High-Density Lipoprotein oder Lipoprotein hoher Dichte) – das „gute" Fett, das das „schlechte" LDL-Cholesterin aus dem Blutstrom entfernt

Herzinfarkt Verschluss einer der Arterien, die den Herzmuskel mit Blut versorgen, durch ein Blutgerinnsel oder Plaques

Herzstillstand Das Herz hört auf zu schlagen und kann kein Blut mehr pumpen; ohne schnellstmögliche Behandlung stirbt der Betroffene

HLW Herz-Lungen-Wiederbelebung – Maßnahmen, mit denen versucht wird, das Herz wieder zum Schlagen zu bringen

Hypertonie Bluthochdruck

Instabile Angina Schwere Symptome einer Angina pectoris, die im Ruhezustand nicht nachlassen und Vorbote eines Herzinfarkts sein können

Insulin Von der Bauchspeicheldrüse gebildetes Hormon, das den Blutzuckerspiegel reguliert

Insulinresistenz Verringerte Fähigkeit der Körperzellen, auf Insulin zu reagieren und so den Blutzucker richtig zu verstoffwechseln

Ischämischer Schlaganfall Blockierter Blutfluss einer Arterie, die das Gehirn versorgt, durch ein Blutgerinnsel; auch Hirninfarkt genannt

Kalium Chemischer Stoff im Blut, der die Wirkung von Natrium (Salz) im Körper ausgleicht

Kardiovaskuläre Krankheit Herz-Kreislauf-Erkrankung

Koronararterien Herzkranzgefäße (lat. corona = Kranz); feine Blutgefäße, die sich wie ein Kranz um das Herz legen

Koronare Arterienkrankheit Kardiovaskuläre Krankheit; sie betrifft die Arterien, die den Herzmuskel mit Blut versorgen

LDL-Cholesterin (Low-Density Lipoprotein oder Lipoprotein geringer Dichte) – das „schlechte" Fett, das sich im Blutstrom ansammeln und zur Bildung von Plaques führen kann

Lipide Fette im Blut

Lipoprotein Fett-Eiweiß-Verbindung

Metabolisches Syndrom Stoffwechselsyndrom

Metabolismus Stoffwechsel

Myokardinfarkt Herzinfarkt

Natrium Teil eines Salzmoleküls (Natriumchlorid)

Omega-3-Fettsäuren Essenzielle Fettsäuren; sind in fetthaltigem Fisch und einigen Pflanzen enthalten

Omega-6-Fettsäuren Essenzielle Fettsäuren; finden sich oft in verarbeiteten Nahrungsmitteln

Periphere Arterienerkrankung Arteriosklerose der Arterien in den Beinen, die zu krampfartigen Schmerzen beim Gehen führt

Placebo Scheinarzneimittel ohne Wirkstoff

Plaques Ablagerungen in den Blutgefäßwänden

Raffinierte Kohlenhydrate Nicht vollwertige Nährstoffe der Kohlenhydratgruppe (zu der u. a. Zucker und Stärke gehören), wie sie in stark verarbeiteten Nahrungsmitteln enthalten sind, z. B. in weißem Mehl oder poliertem Reis

Schlafapnoe Atemstillstände während des Schlafes, verbunden mit lautem Schnarchen

Schlaganfall Folge einer Unterbrechung der Gehirndurchblutung oder einer Blutung im Gehirn

Statine Cholesterinsenkende Medikamente

Stent Feines Drahtgerüst, das die Gefäßwand einer Arterie nach einer Erweiterung stützt

Stoffwechselsyndrom Bündel von Risikofaktoren, darunter anormale Blutfettwerte, Bauchfett, Bluthochdruck und gestörte Glukoseverwertung

Systolischer Blutdruck Der auf die Arterienwände ausgeübte Druck, wenn das Herz sich anspannt und Blut in die Arterien pumpt

Thrombolytische Therapie Behandlung mit Medikamenten, die Blutgerinnsel bei einem Herzinfarkt oder Schlaganfall auflösen

Thrombose Verschluss eines Blutgefäßes durch ein Blutgerinnsel (Thrombus)

Thrombozyten Blutplättchen

Transfette Künstlich gehärtete Fette, die sich im Körper wie gesättigte Fette verhalten

Transitorische ischämische Attacke (TIA) Vorübergehende Unterbrechung der Versorgung eines Teils des Gehirns mit Blut; „Mini-Schlaganfall"

Ungesättigte Fette In Fisch und Pflanzen vorkommende Fettart; ist bei Raumtemperatur flüssig

Zerebrovaskuläre Störung Störung der Durchblutung des Gehirns, u. a. ischämischer Schlaganfall und Hirnblutung

Register

A

B

C

D

E

F

G

H

I

J

K

L

M

N

O

P

Q

R

S

T

U

V

W

Y

Z

Bildnachweis

Einbandvorderseite: Getty Images/Yury Kuzmin

2 ShutterStock, Inc/Monkey Business Images; 15 Jacey; 18 Science Photo Library/John Barosi; 19 Liz Scarff; 21 ShutterStock, Inc/Kravchenko Marina; 23 ShutterStock, Inc/Mirenska Olga; 25 Fotolia.com/ Sylvie Maillard; 26 ShutterStock, Inc/Mehmet Dilsiz; 28 R Getty Images/ Christopher Robbins/DigitalVision; 29 ShutterStock, Inc/ Michelangelo Gratton; 31 ShutterStock, Inc/Sighard Fraundorfer; 33 L ShutterStock, Inc/Viktor Pryymachuk; 35 iStockphoto.com/ Gethin Lane; 38 ShutterStock, Inc/Monkey Business Images; 42 ShutterStock, Inc/Liv Friis-Larsen; 43 Fotolia.com/Artyom Rudenko; 44 Getty Images/©Image Source; 51 Fotolia.com/© robynmac; 52 ShutterStock, Inc/Monkey Business Images; 55 Getty Images/Randy Faris/Corbis; 59 ShutterStock, Inc/Yuri Arcurs; 60 Jupiter Images/I love images; 64 Fotolia.com/Mark FGD; 68 © Readerís Digest; 69 Fotolia.com/© Andres Rodriguez; 82 ShutterStock, Inc/Pritmora Svetlana; 83 ShutterStock, Inc/Monkey Business; 85 Fotolia.com/drx; 86 Fotolia.com/© robynmac; 89 Fotolia.com/ Dragana Djorovic; 91 Fotolia.com/ Kelvin Cantlon; 95 Fotolia.com/Joe Gough; 96 Fotolia.com/Lansera; 98 iStockphoto.com/ Mark Wragg; 98 Getty Images/Jose Luis Pelaez Inc; 100 ShutterStock, Inc/Galushko Sergey; 101 Fotolia.com/dinostock; 105 Fotolia.com/photomic; 107 Fotolia.com/ExQuisine; 108 Fotolia.com/ Michael Nivelet; 109 ShutterStock, Inc/Anna Kaminska; 111 Corbis/Roy McMahon/Flame; 112 Fotolia.com/ © robynmac; 113 Fotolia.com/Norman Pogson; 114 Photo Alto; 115 Fotolia.com/Marc Dietrich; 118 ShutterStock, Inc/Ljupco Smokovski; 120 ShutterStock, Inc/Tyler Olson; 121 Getty Images/Punchstock/ Westend61; 124 ShutterStock, Inc/Hintau Aliaksei; L Fotolia.com/Michael Nivelet; CL, CR, R Fotolia.com/ robynmac; 125 ShutterStock, Inc/Monkey Business Images; 127 ShutterStock, Inc/IKO; 128 Fotolia.com/ Monkey Business; 133 Fotolia.com/Alexey Stiop; 135 Fotolia.com/Mitarart; 138 Fotolia.com/ Jason Stitt; 142 ShutterStock, Inc/Monkey Business Images; 144 Getty Images/Juice Images; 146 www.trekdesk.com; 146-147 iStockphoto.com/ Jacob Wackerhausen; 148 ShutterStock, Inc/Diego Cervo; 153 iStockphoto.com/ Nikolay Suslov; 154 Fotolia.com/Springfield Gallery; 156 iStockphoto.com/Eliza Snow; 162 Getty Images/ Image Source; 165 Fotolia.com/Monkey Business; 166 Fotolia.com/Pavel Losevsky; 167 iStockphoto.com/Oleg Filipchuk; 168 © Readerís Digest/Mark Winwood; 169 Fotolia.com/Elliot Westacott; 170 ShutterStock, Inc/ Mandy Godbehear; 174 Fotolia.com/Monkey Business; 177 Getty Images/ Valueline; 179 Fotolia.com/Photosani; 181 Fotolia.com/snaptitude; 183 iStockphoto.com/Kristian Gehradte; 187 iStockphoto.com/best-photo; 189 Fotolia.com/anna; 190 Fotolia.com/yummy; 192 Fotolia.com/dip; 193 Fotolia.com/Donald Joski; 195 iStockphoto.com/Stephan Zabel; 197 Fotolia.com/Claudia Paulussen; 199 iStockphoto.com/Steven Robertson; 204 iStockphoto.com/forestpath; 209, 210 Fotolia.com/Yuri Arcurs; 213 ShutterStock, Inc/kwest; 214 Fotolia.com/Yuri Arcurs; 217 iStockphoto.com/Megan Lorenz; 219, 224 Fotolia.com/Yuri Arcurs; 226 Getty Images/Image Source; 230 Fotolia.com/Yuri Arcurs; 232 ShutterStock, Inc/Yuri Arcurs; 237 ShutterStock, Inc/AVAVA